JN254445

今すぐ始めたい

# 婦人科 がん領域における 緩和医療の実践

〈編集〉

**鈴木　直**
聖マリアンナ医科大学 産婦人科学

**藤村正樹**
東京医科大学茨城医療センター 産婦人科

**宮城悦子**
横浜市立大学附属病院 産婦人科

**東口髙志**
藤田保健衛生大学医学部 外科・緩和医療学講座

金原出版株式会社

# 巻 頭 言

　WHOの定義（1990年）では緩和ケアとは「治癒を目指した治療の有効性がなくなった患者に対する積極的な全人的ケアである」とされていたが，2002年には「生命を脅かす様な疾患に直面している患者とその家族に対して，早期より，痛みや身体的，心理社会的，スピリチュアルな問題の同定と評価，治療を行うことにより，予防や苦痛を軽減したりすることで，QOLを改善するためのアプローチである」と再定義された。これを受け，国内では癌治療の早期からの緩和医療導入の重要性を認め，2007年に施行された「がん対策基本法」にこの考えを取り入れた。日本婦人科腫瘍学会では私が学会長であった2008年の学術講演会には保坂 隆先生（現聖路加国際病院）を招いて精神腫瘍学の講演をして頂いた。2012年の婦人科がん会議でも東口髙志先生（藤田保健衛生大学）を招き，緩和医療について解り易く講演して頂いた。また同年には，有志で「婦人科腫瘍の緩和医療を考える会」を立ち上げ，藤村正樹先生（東京医科大学）に理事長に就いて頂き，第1回の講演セミナーを開催し，私も監事かつ御意見番としてこれに加わった。さらに日本婦人科腫瘍学会の『卵巣がん治療ガイドライン』2015年版には，林 和彦先生（東京女子医科大学）執筆による緩和ケアの項も新たに追加された。振り返れば会の立ち上げから既に5年，このたび婦人科では初となる緩和医療の指南書が発刊されるに至ったことは大いなる慶びである。

　WHOの新たな定義でも触れられている様に，現在緩和ケアとは積極的な癌治療の一方で，病気の初期段階から適用され，多職種（医師，看護師，薬剤師，社会福祉士，理学療法士，臨床心理士，歯科医師，管理栄養士，メディカルソーシャルワーカー等）でチーム医療を行うことにより，各種の苦痛（全人的苦痛）に対し，患者と家族の意向を十分に尊重しつつ，彼らの側面から生活の質を支援・改善する環境を提供することにある。

　婦人科がんではその臓器特性より，様々な要因が複雑に絡み合い，早期から緩和ケアを必要とする症例も少なくなく，家庭内や経済上の問題等による社会的苦痛に対しても，これまで以上に踏み込んだ緩和ケアが要求されることから，本書では婦人科腫瘍の治療医と，緩和ケア医および関連他科やパラメディカルの方々が概ね半々で共同執筆した。

　近い将来，婦人科がんでも多職種によるチーム医療と，地域の受け皿である病院や在宅医，訪問看護師，ケアマネージャー等との緊密な地域連携が図られ，診断時から，治療を受けた病院を離れて自宅や施設で過ごし，さらには看取りまでの切れ目ない緩和ケア（全人的医療）を提供する体制が整うことが望まれる。そのためにも若手婦人科医を含め，婦人科腫瘍に携わる多くの医師が緩和医療に興味を持って本書を読まれることを願って止まない。

　2017年3月10日

藤田保健衛生大学名誉教授，獨協医科大学特任教授

宇田川 康博

# 企画者のことば

　従来，緩和ケアは「看取りの医療」と捉えられる傾向があり，あるいはその様な印象を持たれている医療従事者も依然少なくないのではないかと考える。しかしながら，緩和ケアは病期や治療の場所を問わず，患者の苦痛緩和のためにいつでもどこでも提供される必要があり，2007年に施行されたがん対策基本法の中でも「治療早期からの緩和医療導入の重要性」が述べられている。すなわち緩和ケアは，ギアチェンジ後の積極的治療が不可能となった状態になってからのがん患者に提供する医療であるだけではなく，がんと初めて診断されたその時から可能な限り早期に提供すべき医療であることを改めて認識すべきである。一方，WHOの2002年の定義では「身体や心のつらさ」に焦点が当てられており，がん患者に対する精神腫瘍学的アプローチの重要性も認識すべきである。がんの告知は患者に死を連想させ，非常に大きな心理的ストレスとなることから，がん患者は不安や抑うつを中心とした精神症状を多く呈することとなるが，がん患者に対する精神状態の評価が見過ごされている現状が少なくない。適切な早期の精神腫瘍学的介入は，患者の苦痛の軽減，生活の質の向上，がん治療における患者の適切な意思決定，家族の負担の軽減という観点から重要である。

　婦人科がんは，身体面，機能面，社会面，心理面，ホルモンの欠落による問題など多くの面で患者の生活の質に影響を与えることとなり，特に若年がん患者にとって妊孕性温存が不可能となる場合には，さらなる苦痛を与えることとなる。加えて，女性としてのみならず母として妻として家庭や家族のことを考えなければならない場合もある婦人科がん患者にとって，精神的な負担も大きくなることから，婦人科がん診療における緩和医療の早期の実践は大変重要である。近年，婦人科がん診療の進歩はめざましいものがあるが，しかしその一方で，様々な苦痛に対する治療の評価や患者の心のケアなど，エビデンスだけでは語ることのできない緩和医療の確実な実践も忘れてはならない。婦人科腫瘍医としてEBM（evidence based medicine）に基づいた積極的治療を行う専門家であることは当然であるが，NBM（narrative based medicine）に関わる緩和ケアに関する専門知識も十分に有することが真の意味での腫瘍の専門家となり得ると考える。

　以上より，この度婦人科がん領域にも一部特化した緩和医療の適切な実践を目指した本書の企画を計画・立案させて頂いた。なお，本書の企画から出版まで数年以上の年月をかけて情熱を込めてご担当された，金原出版株式会社編集部の安達友里子様に衷心より御礼申し上げます。さらに，本書を専門的見地からご高閲頂きました東口髙志教授に深謝申し上げます。また，婦人科がん領域の緩和医療における本邦の中心的役割を担っておられ，本書の編集にご参画頂きました藤村正樹教授，宮城悦子教授に深く御礼申し上げます。最後に，婦人科がん領域の緩和医療の実践に関するご指南を賜り，長い間ご指導を頂いております恩師　宇田川康博先生に御礼申し上げます。

　2017年2月25日

編者を代表して　鈴木　直

# 執筆者一覧 (50音順)

**編集**
| | | |
|---|---|---|
| 鈴木　直 | 聖マリアンナ医科大学 | 産婦人科学 |
| 東口　髙志 | 藤田保健衛生大学医学部 | 外科・緩和医療学講座 |
| 藤村　正樹 | 東京医科大学茨城医療センター | 産婦人科 |
| 宮城　悦子 | 横浜市立大学附属病院 | 産婦人科 |

**執筆**
| | | |
|---|---|---|
| 青木　大輔 | 慶應義塾大学医学部 | 産婦人科学教室 |
| 明智　龍男 | 名古屋市立大学大学院医学研究科 | 精神・認知・行動医学 |
| 浅野　悠 | 杏林大学医学部 | 形成外科 |
| 安部　正和 | 静岡県立静岡がんセンター | 婦人科 |
| 網谷　真理恵 | 鹿児島大学大学院医歯学総合研究科 | 心身内科学分野 |
| 荒井　保典 | 聖マリアンナ医科大学 | 放射線医学講座 |
| 池永　昌之 | 淀川キリスト教病院 | 緩和医療内科 |
| 石垣　靖子 | 北海道医療大学 | |
| 伊藤　彰博 | 藤田保健衛生大学医学部 | 外科・緩和医療学講座 |
| 伊藤　明美 | 藤田保健衛生大学病院 | 食養部 |
| 乾　明夫 | 鹿児島大学大学院医歯学総合研究科 | 心身内科学分野 |
| 上園　保仁 | 国立がん研究センター研究所 | がん患者病態生理研究分野 |
| 植田　優実 | 藤田保健衛生大学病院 | 食養部 |
| 大石　徹郎 | 鳥取大学医学部 | 生殖機能医学 |
| 大浦　紀彦 | 杏林大学医学部 | 形成外科 |
| 大熊　加惠 | 東京大学医学部附属病院 | 放射線科 |
| 岡本　愛光 | 東京慈恵会医科大学 | 産婦人科学講座 |
| 織田　克利 | 東京大学大学院医学系研究科 | 産婦人科学講座生殖腫瘍学 |
| 加賀谷　肇 | 明治薬科大学 | 臨床薬剤学研究室 |
| 加賀谷　優 | 杏林大学医学部 | 形成外科 |
| 梶山　広明 | 名古屋大学・大学院医学系研究科 | 産婦人科教室講座 |
| 角　暢浩 | 静岡県立静岡がんセンター | 婦人科 |
| 楠瀬　公章 | 国立長寿医療研究センター | 内科総合診療部・呼吸機能診療科 |
| 倉地　功 | 杏林大学医学部 | 形成外科 |
| 黒田　高史 | 東京慈恵会医科大学 | 産婦人科学講座 |
| 黒田　浩 | 東京慈恵会医科大学 | 産婦人科学講座 |
| 黒星　晴夫 | 京都府立医科大学大学院 | 女性生涯医科学 |
| 斉藤　隆文 | 杏林大学医学部 | 形成外科 |
| 櫻井　学 | 筑波大学医学医療系 | 産科婦人科学 |
| 佐藤　慎也 | 鳥取大学医学部 | 生殖機能医学 |
| 鮫島　奈々美 | 鹿児島大学大学院医歯学総合研究科 | 心身内科学分野 |
| 塩川　満 | 総合病院聖隷浜松病院 | 薬剤部 |
| 島田　宗昭 | 東北大学病院 | 婦人科 |
| 助川　明子 | 横浜市立大学医学部 | 産婦人科 |
| 鈴木　直 | 聖マリアンナ医科大学 | 産婦人科学 |
| 進　伸幸 | 慶應義塾大学医学部 | 産婦人科学教室 |

高宮 有介　　　昭和大学医学部　医学教育学講座

多久嶋 亮彦　　杏林大学医学部　形成外科

多田 朋子　　　杏林大学医学部　形成外科

田部 宏　　　　東京慈恵会医科大学　産婦人科学講座

丹波 光子　　　杏林大学附属病院　看護部

月山 淑　　　　和歌山県立医科大学附属病院腫瘍センター　緩和ケアセンター

辻 哲也　　　　慶應義塾大学医学部　リハビリテーション医学教室／腫瘍センターリハビリテーション部門

鍔本 浩志　　　兵庫医科大学　産科婦人科

出浦 伊万里　　鳥取大学医学部　生殖機能医学

戸澤 晃子　　　聖マリアンナ医科大学　難病治療研究センター

内藤 宏　　　　藤田保健衛生大学医学部　精神神経科学講座

中川 恵一　　　東京大学医学部附属病院　放射線科

中島 信久　　　東北大学大学院医学系研究科医科学専攻　外科病態学講座緩和医療学分野

仲村 勝　　　　慶應義塾大学医学部　産婦人科学教室

奈須 家栄　　　大分大学医学部　産科婦人科学

楢原 久司　　　大分大学医学部　産科婦人科学

西尾 真　　　　久留米大学医学部　産科婦人科学教室

西川 満則　　　国立長寿医療研究センター　地域医療連携室／エンドオブライフケアチーム

西木戸 修　　　聖マリアンナ医科大学　緩和医療寄附講座／昭和大学横浜市北部病院　緩和医療科

野中 道子　　　鳥取大学医学部　生殖機能医学

野村 弘行　　　慶應義塾大学医学部　産婦人科学教室

林 章敏　　　　聖路加国際大学聖路加国際病院　緩和ケア科

東口 髙志　　　藤田保健衛生大学医学部　外科・緩和医療学講座

樋口 比登実　　昭和大学病院　緩和医療科

藤村 正樹　　　東京医科大学茨城医療センター　産婦人科

藤原 潔　　　　天理よろづ相談所病院　産婦人科

二村 昭彦　　　藤田保健衛生大学七栗記念病院　薬剤課

細川 豊史　　　京都府立医科大学　疼痛・緩和医療学

松井 英男　　　川崎高津診療所

松本 治伸　　　大分大学医学部　産科婦人科学

三浦 彩子　　　聖マリアンナ医科大学　産婦人科学

御牧 由子　　　静岡県立静岡がんセンター　疾病管理センターよろず相談MSW

宮城 悦子　　　横浜市立大学附属病院　産婦人科

宮野 加奈子　　国立がん研究センター研究所　がん患者病態生理研究分野

村上 優　　　　総合相模更生病院　産婦人科

山内 貴志人　　東京慈恵会医科大学　産婦人科学講座

山上 亘　　　　慶應義塾大学医学部　産婦人科学教室

横山 和彦　　　昭和大学横浜市北部病院　緩和医療科

吉原 雅人　　　名古屋大学・大学院医学系研究科　産婦人科教室講座

吉村 美音　　　東京警察病院　看護部

渡利 英道　　　北海道大学医学部　産婦人科

今すぐ始めたい
婦人科がん領域における緩和医療の実践

# 目　次

## 第3章 各論（治療）

# 第4章 症例呈示

# 第1章 総論

# *1* 婦人科医の立場から

東京医科大学茨城医療センター　産婦人科　藤村 正樹

　がん診療の現場において，緩和医療の重要性が叫ばれるようになって既に久しい。国は2006年にがん対策基本法を制定，2007年には厚生労働省が「がん対策推進基本計画」を策定し，「治療の初期段階からの緩和ケアの実施」が重点的に取り組むべき課題として位置付けられるようになってきている。そこでは，がん患者とその家族が可能な限り質の高い療養生活を送れるよう，身体症状の緩和や精神心理的な問題への援助などが，終末期だけでなく治療の初期段階から行われることが求められている。そして，がんと闘う治療と，生活の質（quality of life；QOL）を保つことを目的とした緩和医療の両者が，対等にがん医療の大切な要素として整備される必要があることが示されている。しかしながら，がんで亡くなる患者は今後増え続けることが予想され，医療現場における緩和病棟のベッド数は限られており，さらに行政の主導する急性期病床の減少と在宅支援体制整備も未だ十分とは言い難い現状から，今後のがん臨床の現場では，再発し亡くなり行く患者がどのように管理され，どのようなケアが提供されることになるのかについては，かなりの混乱が予想される。

　この状況において，我々婦人科がんの現場にいる臨床医は，どのように患者と関わり，どのような「緩和医療」を提供することができるのか，極めて喫緊の課題として考えていく必要があるだろう。本稿では，婦人科がんの臨床現場からみた緩和医療の現状と考え得る今後の展望について述べていきたい。

## ◆ 婦人科がんの治療成績

　婦人科がんは大きく分けて，子宮頸がん，子宮体がん，卵巣がん，そして外陰がんや腟がんなどをまとめたその他のがんの4つに分類される。近年の新たな治療法の導入や，がん治療ガイドラインの整備に伴うがん治療の均てん化によって，婦人科領域においても各種がんの治療成績は改善してきていると考えられる。

　日本産科婦人科学会の婦人科腫瘍委員会報告，第57回治療年報（2009年に治療した子宮頸がん，子宮体がん，卵巣悪性・境界悪性腫瘍の5年治療成績）[1]によると，子宮頸がんは全体の5年生存率（5YSR）が71.1％，そのうち担がん（alive with cancer）患者は2.8％，子宮体がんでは5YSRは77.3％，そのうち担がん患者は2.9％，卵巣がんでは5YSRは58.6％，そのうち担がん患者は7.1％となっている（**表1**）。卵巣がんの予後は進行期症例を中心に改善してきているとは考えられるが，婦人科の2つの他がん腫と比べる

**表1** 2009年に治療を受けた患者の治療成績

| | 5年生存率 | うち担がん生存率 |
|---|---|---|
| 子宮頸がん | 71.1% | 2.8% |
| 子宮体がん | 77.3% | 2.9% |
| 卵巣がん | 58.6% | 7.1% |

（文献1より作成）

と未だ圧倒的に悪いと言える。さらに担がん生存患者の割合は，子宮頸がん2.8%，子宮体がん2.9%に比して卵巣がん7.1%と，卵巣がん患者では高い特徴がある。これは，卵巣がんでは抗がん薬が比較的奏効しやすく，担がん状態でありながら5年を生存する患者が多いことを意味すると思われる。これら担がん患者の生命予後は極めて悪いと考えられるため，卵巣がんの最終的な生存者は実質患者全体の5割程にとどまると思われ，これは子宮頸がんの約7割，子宮体がんの約8割が生存することと比較して明らかに悪いと言える。すなわち，近年の治療をもってしても，まだまだ卵巣がんの予後は十分に改善されていないと言える。現時点でも，多くの婦人科がん患者，特に卵巣がん患者が死亡していることがわかる。

### ◆ がん患者は病院で死ねない時代になる？

　がん患者に対する緩和医療は，がん治療の初期段階から提供されるべきであることががん対策推進基本計画に述べられていることは既に述べたが，より濃厚な緩和医療が必要となるのはやはり，病状が進み，いよいよ看取りが現実味を帯びてきた時点からである。末期患者の多くが在宅で最期の時を迎えたいと望むことはよく知られた事実であるが，現状において，果たしてどのくらいの患者が在宅で亡くなっているのであろうか。また，緩和病床で亡くなっている患者はどのくらいいるのであろうか。

　緩和病床数は年々増加しているものの（図1），がんによる死亡患者数も増加しており，2016年のがんによる推定死亡者数約374,000人[2] をもとに，緩和病床での平均在院日数33.4日，平均稼働率75.8%（2015年の状況）として計算してみると，緩和病床で死亡できる患者は，実際にがんで死亡する患者数の16%程に過ぎないことがわかる（表2）。事実，日本ホスピス・緩和ケア研究振興財団「ホスピス緩和ケア白書2016」によると，近年在宅で亡くなっているがん患者は，がんで死亡する患者全体の9.9%を占めるに過ぎず，また，濃度の濃い緩和医療を提供できる緩和病棟で死亡している患者は10.6%である[3]。言い換えれば，残りのほぼ80%のがん患者は，緩和ケア病棟以外の病棟で亡くなっていることになる（図2）。さらに，現在厚生労働省が進める病床の役割分化・連携強化，在宅医療の推進（2014年度から実施）政策では，現在の7：1病床（約32万床）および10：1病床（約25万床）を高度急性期病床（18万床）および一般急性期病床（35万床）に移行し，高度な医療を提供する病床の割合を極めて小さくすることになっている[4]。しかし

## 図1 日本の緩和ケア病棟数・病床数の推移

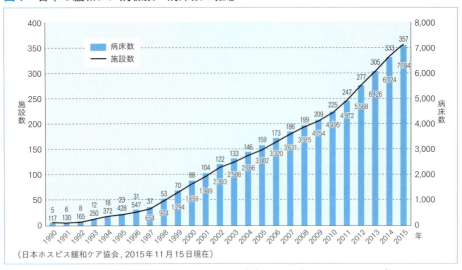

（日本ホスピス緩和ケア協会，2015年11月15日現在）

（日本ホスピス・緩和ケア研究振興財団. ホスピス緩和ケア白書2016. 青海社，2016，p64より）

## 表2 ホスピスで死ねるのはがん死する人のうちどのくらい？

| | |
|---|---|
| がんによる2016年の年間推定死亡数（男女） | 374,000人 [2] |
| 日本におけるホスピス病床数 | 7,184床 [3] |
| ホスピス病床の平均稼働率 | 75.8% [3] |
| ホスピス病床の平均在院日数 | 33.4日 [3] |

以上より，374,000人のがん死者を7,184床で受け入れようとして，平均在院日数33.4日，平均病床稼働率75.8%で運用すると，実際に受け入れ可能な患者数は59,508人と実際のがん死患者数の約16%に過ぎない。

## 図2 日本のがん患者の死亡場所

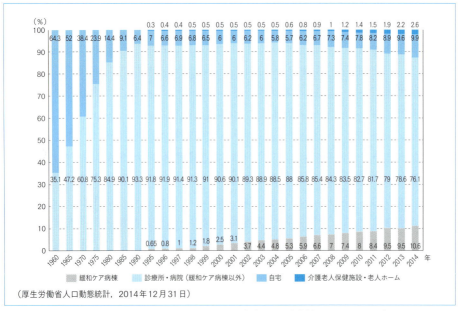

（厚生労働省人口動態統計，2014年12月31日）

（日本ホスピス・緩和ケア研究振興財団. ホスピス緩和ケア白書2016. 青海社，2016，p74より）

ながら，現在おそらく多くのがん患者が，手術を受けたのと同じ科の同じ病棟で，再発に対する医療や，場合によっては緩和医療・ケアや看取りのケアを受けていると想像される。すなわち，現在かなりのがん患者が最期を迎えていると推測される急性期病床では，これからの時代は「死ねない」時代となってきていると言える。こういった状況で，我々はあふれ来るがん患者に今後どのように対処していくかを考える必要がある。

## 婦人科腫瘍医がおかれている現状

このような現状の中，婦人科がんに携わる臨床医がおかれた現状は極めて厳しいと言える。各種がん治療ガイドラインの整備が進む中，以前に多数見受けられた，いわゆる「俺の治療」は影を潜め，日本全国でがん医療の均てん化が進んだ結果，がん患者は日本全国どの地域にいても一定以上の質のがん医療を享受できるようになってきた。しかしながら，時代の進歩は速く，身につけなければならない知識の量と質は飛躍的に増大してきている。

さらに，患者との良好なコミュニケーションのもと，十分に説明と同意を得られた治療法を選択してもらうために費やす労力と時間は膨大になってきた。こうした状況の中，がん患者数は増加し，多くの手術，化学療法，放射線治療が現場で行われるようになってきた。現場で働く臨床医は，新しい治療法の開発と技術・知見の習得に極めて多くの時間を割かざるを得なくなり，患者のもとを訪れる頻度や時間を確保することが難しくなっている。また，比較的早期に緩和病床等に患者を送ることができた場合であっても，患者の治療に関わる中で知り得た患者自身の人生の物語（ナラティブ）や生活環境等を，紹介先の主に緩和を専門とする医師にうまく引き継ぐことが困難な場合が多いと思われる。

こうした状況を鑑みると，大変に忙しい中においても，診断から治療，そして緩和医療に至るまで，一人のがん患者を一つの人生の物語（ナラティブ）をもつ人間として受け入れ，その患者の人生にもできるだけ関わっていこうとする臨床医の姿勢が大事ではないかと思われる。以前と比べて現場の負担が極めて多くなっている現状において，このようなことを述べることが妥当かどうかは読者の皆さまの判断にお任せするしかないが，手術や化学療法といった，がん診療を形成する「パーツ」に過ぎない一つひとつの専門領域のエキスパートだけを目指すより，診断からがんに対する治療，そして患者のナラティブから緩和医療にまで広く実力を有する現場の医師が，今必要とされてきているのではないだろうか。

現場には，薬剤師や看護師，メディカルソーシャルワーカー（MSW），臨床心理士など，たくさんのコメディカルスタッフもいることを忘れず，彼らの力を引き出し，総力を挙げて患者の人生を支えるシステムの構築を行っていくことによって，現場の医師の負担も軽減され，さらに医師には欠けている視点で患者をみていくことができるようになるであろう。

## ◆◆ 婦人科がん臨床の現場から見た緩和医療の現状：
## 婦人科がんに特有な緩和医療とは？

　筆者は現在，特定非営利活動法人 婦人科腫瘍の緩和医療を考える会の理事長を仰せつかっているが，本会の設立理念の一つが，この命題に対する答えを明らかにすることであった。

　本会の設立に関する詳細については本会設立時の発起人でもある村上 優理事の稿（**345頁〜**）に譲るが，発足前に6名の発起人が集まり，この会を立ち上げる妥当な理由があるかどうかについて議論した際に，この問題点をはっきりさせなければならないという結論に到達し，本会の立ち上げが本格的に決まったことは事実である。現在，この命題を明らかにすべく，まず日本での現状についての調査研究が進められている。**表3**には現時点で筆者が考えている婦人科がんに特徴的な緩和医療の側面をまとめて示す。婦人科に特有な緩和医療には，大まかに，①肉体的側面の問題，②女性がおかれている社会的立場を背景とした精神的側面の問題，そして場合によっては，その両者が存在すると思われる[5]。今後はこれらの細かい側面についての研究が進み，そうした点についても配慮をしつつ，緩和医療・ケアを提供していくことが求められるであろう。

**表3　婦人科がん患者の緩和医療における特徴**

1. **肉体的側面**
   ・性器出血や瘻形成等に起因する女性性器症状
   ・主に卵巣がんの末期症状として頻度の高いがん性腹膜炎・腹水貯留と腸閉塞
   ・閉経前に施行された両側付属器摘出術による早期の更年期症候の出現
   ・上記に伴う若年期の骨粗鬆症発症
   ・子宮全摘出術や両側付属器摘除術に伴う妊孕性の喪失　など

2. **社会的立場を背景とした精神的側面**
   ・女性の社会的立場や女性としての尊厳を背景とした社会的・精神的苦痛
   ・婦人科がん手術に伴う妊孕性の喪失とその精神的苦痛
   ・がん治療後の性生活に伴う問題　など

## ◆◆ 婦人科がんの臨床の現場から思うこと：今後がん治療に
## 携わる産婦人科医師に求められることとは？

　既述のごとく，がん診療を取り巻く周辺の状況は急速に変化している。婦人科がんの診療に携わる現場の医師は，各種取扱い規約に則って進行期や病理診断を確認し，その結果に基づき各種治療ガイドラインに則った精度の高いがん治療を，患者に納得のいく治療として説明と同意のもとで提供しつつ，さらに昨今の急速な医療供給体制の変化に合わせて，患者をどのように地域へ帰していくかを考えなければならない。

　現場の医師にとっては非常につらい現況であるとは思われるが，目の前にいるがん患者は，自身のがんとの闘い自体に疲れ，ネット上やマスコミから流される錯綜した様々な玉石混淆の情報に振り回され，さらにつらい状況にあることを思い起こし，その状況を共に乗り切るために立ち上がってほしいと考えている。

●文献 ••••••••••••••••••••••••••••••••••••••••••••••••••••••••••••••••••••••••••••••••

1）日本産科婦人科学会婦人科腫瘍委員会報告. 第57回治療年報. 日産婦誌 2016; 68: 1116-1231
2）国立がんセンター. がん登録・統計. 2016年のがん統計予測
　　http://ganjoho.jp/reg_stat/statistics/stat/short_pred.html
3）宮下光令, 今井涼生. データで見る日本の緩和ケアの現状. 日本ホスピス・緩和ケア研究振興財団「ホスピス緩和ケア白書」編集委員会 編. ホスピス緩和ケア白書2016. 青海社, 大阪, 2016, pp64-89
4）厚生労働省. 社会保障制度改革の全体像
　　http://www.mhlw.go.jp/seisakunitsuite/bunya/hokabunya/shakaihoshou/dl/260328_01.pdf
5）藤村正樹, 清水基弘. 71. 緩和医療. 婦人科診療ハンドブック. 中外医学社, 東京, 2014, pp442-447

# 2 緩和ケア医の立場から

藤田保健衛生大学医学部　外科・緩和医療学講座　東口 髙志（ひがしぐち たかし）

　わが国の高齢化は歴史上類をみない速度で進行しており，わが国の年間死亡者数は2011年には120万人であったが，30年後には170万人に達する。一方，わが国の医療施設数や病床数は減少しつつあり，＋50万人の患者の命をどのように守っていくかが大きな課題となる[1]。なかでもがんによる死亡は，年間34万人を超え今も増加の一途をたどっており，男性では2人に1人が，女性では3人に1人ががんに罹患するといわれている。当講座が最近経験した終末期がん患者の集計では，婦人科領域の子宮がん，卵巣がんが占める割合は7%に過ぎない。しかし，その特異な進展様式によって腹腔内播種，骨転移，肺転移などを来しやすく，そのため腹部膨満，食欲不振，疼痛，呼吸困難などの多彩な症状の発現を認め，早期からの緩和ケアを必要とする症例が多い。また，生命予後を決定する臓器への直接浸潤が少ないことから，ときに長期の闘病，あるいは悪液質発現による全身衰弱を強いられ，以前より本領域での緩和ケアの積極的な導入が強く望まれている。

　2006年，わが国においても「がん対策基本法」が制定され，①がんに対する研究の推進，②がん医療の均てん化の促進，③がん患者の意向を十分に尊重したがん医療提供体制の整備が盛り込まれた。このように，がん医療体制の早急な構築が必須の背景として，がん患者に対する全人的医療の確立が叫ばれている。最近では，単に疼痛を緩和するだけではなく，先に述べたようにがんの進展に伴う様々な症状を一つひとつ制御しつつ，人生を全うできる医療が望まれている。また，悪液質に対する早期からの対応や，身体に直接侵襲を加える外科治療，化学療法，放射線治療などによる健常組織への生体侵襲の対策を含め，たとえ根治的治療が困難であっても，がん以外の健常な機能の維持・向上に努めつつ精神的ケアにも十分な配慮を行った，総合的なアプローチが求められている（図1）[2,3]。

## ◆◆ がん進展に伴う疼痛対策

　がん患者の苦痛は全人的苦痛であるという側面ももっており[4]，身体的な苦痛だけでなく，精神的・社会的・スピリチュアルな苦痛を除去することも大切である。しかし，身体的な苦痛の除去なくしては全人的苦痛の緩和は得られないことも事実である。したがって，がん患者の疼痛管理においては，まず身体的苦痛の緩和が急務であり，そのためには鎮痛薬の適正使用が必要である。鎮痛薬の使い方は，WHOが提唱する鎮痛薬使用法の5原則（**69頁**），すなわち，「by mouth」，「by the clock」，「by the ladder」，「for the individual」，「attention to detail」に準拠するのが最も効果的な方法と考えられる[5]。なかでも我々は

**図1　がん対策基本法によって求められるがん治療の新しい形**

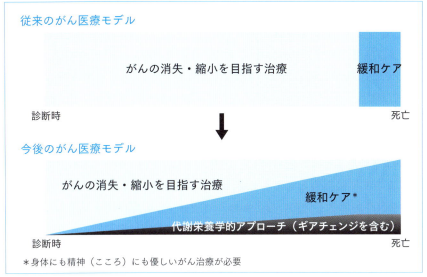

（東口髙志. 身体にも精神にも優しいがん治療の実践とその効果　新しいタイプの外科医育成を目指して. 癌の臨床 2009; 55: 637-643 より, 一部改変）

「by mouth」が, 栄養管理と同様に極めて重要であると考えている。患者自身が理解して自ら経口的に鎮痛薬を服用することは, 患者に痛みのセルフ・コントロールの実感を与えるとともに, セルフ・コントロールに対する患者の意識を高めるため, 鎮痛薬の使用法に関する理解も向上し, 在宅への移行に意欲的となる[2]。

　がん疼痛の薬物治療に関しては, 日本緩和医療学会から『がん疼痛の薬物療法に関するガイドライン2010年版』が出版された[6]。このガイドラインは, 痛みを有するすべてのがん患者を対象に, 医師, 薬剤師, 看護師などを含む医療チームを使用者として, がん疼痛に対する標準的な薬物治療の指針を提示することを目的としている。しかし, がん治療に関わるすべての医療従事者が, オピオイドを含む多様な薬剤を適正に使用し, 患者のQOLを損なうことなく疼痛緩和を図ることは容易ではない。

　オピオイドを用いたがん疼痛治療を行う場合, 定時投与で持続痛をコントロールする徐放製剤と, 突出痛を速やかに緩和する速放製剤の2種類の製剤を準備するのが基本である。この2種類の製剤については, 同一成分, 同一投与経路のオピオイドを用いることが望ましい。すなわち, 確実な鎮痛効果が期待でき, 副作用にも対処しやすく, さらには速放製剤のレスキュー・ドーズを活用した徐放製剤の用量調節も容易である[7]。これらのメリットを考慮して, 我々はオキシコドンの徐放製剤と速放製剤を組み合わせたオピオイドクリニカルパス（opioid clinical pathway；OCP）を作成している（表1）。本OCPは, ①2日以内の夜間良眠の確保, ②3日以内の安静時疼痛の消失, ③5日以内の体動時痛の消失, ④副作用の発現抑制および早期発見を目標としている。その効果を, OCPを用いなかった非OCP群と対比すると, ①2日以内の夜間良眠の確保：両群とも60％で差はなか

った，②3日以内の安静時疼痛の消失：OCP群では75％に有効で，非OCP群の20％に比して有意の効果が得られた。③5日以内の体動時痛の消失：OCP群では55％に認められ，非OCP群の10％に比べ有意に良好な成績が得られた[8]。

　一方，オピオイドの使用に際しては副作用対策が不可欠である。一般にオキシコドンはモルヒネと比較してその効果に差はなく，副作用は同等かそれ以下であるとされている[9,10]。しかし眠気，嘔気，便秘などのオピオイドに共通の副作用発現のリスクはもっているので，制吐薬や緩下薬などを用いた副作用対策が必要である。当講座では，オキシコドン服用患者に対し，グルタミン・水溶性ファイバー・オリゴ糖からなる栄養剤（GFO）を投与している。GFO療法によって，唾液分泌の促進から口腔内が清浄化され，腸管の蠕動運動も改善されるので便秘対策としての効果も期待できる[11]。しかし，患者の副作用について十分な聞き取りができていない場合もあり，便秘などの副作用を見逃している可能性もあるので，メディカルスタッフ全員で常に早期発見や予防に努めることが肝要である。

## ◆◆ がん患者の栄養管理

　がん患者に対する栄養管理は，①がん治療に伴う生体侵襲に対する代謝学的緩和と早期回復を目指した栄養管理，②がん自体の進行に伴う悪液質などの代謝変動に対する栄養管理，③終末期の病態・患者環境・倫理感に配慮した栄養管理，④食を中心とするQOLを人生の最後まで担保，維持する社会的な栄養管理などがある[3]。①では各種がん治療が有する身体への代謝学的影響と，副作用による栄養素の摂取障害による比較的急性期の栄養不良に対する対応が求められる。②では①の治療による影響に加えて，がん自体の進行による原発巣や転移巣の大きさや数，占拠部位，さらに悪液質のもたらす種々の栄養障害に対する栄養サポートが重要で，十分量のエネルギー補給に加え，サルコペニアの予防として蛋白・アミノ酸の投与とリハビリテーションの併施や各種微量栄養素の補充が必要である。③終末期は最近の多くの研究により，不可逆的悪液質（refractory cachexia）のカテゴリーが徐々に明瞭化されつつある（図2）[12]。すなわち，終末期においては，エネルギー消費量の減衰，インスリン抵抗性の増悪，蛋白合成の低下と，それに伴う種々の臨床症状の発現が指摘されており，これらに対して過負荷にならず，患者・家族の真の利益や倫理的な配慮を重視した適切な栄養管理が求められる[3]。さらに④に関しては，がんだけでなく高齢化を見据え，栄養管理を駆使した社会福祉体制をいかに構築するかが課題となる。その意味で，診療報酬としての「基本的栄養管理のルーチン化」と「栄養サポートチーム（nutrition support team；NST）加算」は本邦のみならず，社会的に同じ悩みを有するアジア，欧米諸国からも高く評価されている。

**表1　がん性疼痛に対する麻薬導入パス**

CP開始日　／　　　患者番号　　　　　患者氏名　　　　　生年月日　　　　　性別

| | CP導入 | CP2 | CP3 | CP4 | CP5 | CP6 | CP7 | CP8 | CP9 | CP10 | CP11 | CP12 | CP13 | CP14 |
|---|---|---|---|---|---|---|---|---|---|---|---|---|---|---|
| | ／ | ／ | ／ | ／ | ／ | ／ | ／ | ／ | ／ | ／ | ／ | ／ | ／ | ／ |
| **目標** | | 夜間睡眠の確保ができる | | | | | | | | | | | | |
| | | 安静時の痛みがなくなる | | | | | | | | | | | | |
| | | 体動時の痛みがなくなる | | | | | | | | | | | | |
| | | | | | | 副作用なく内服できる | | | | | | | | |
| **説明** 治療方針 | ●処方 | | | | | | | | | | | | | |
| 服薬指導 | □医師 □薬剤師 □看護師 □管理栄養士 | | | | | | | | | | | | | |
| 疼痛管理記録 | | | | | | | | | | | | | | |
| 栄養指導 | ● | ○ | | | | | | | | | | | | |
| **検査** 胸部単純写真 | ● | ○ | | | | | | | | | | | | |
| 腹部単純写真 | ● | ○ | | | | | | | | | | | | |
| 血液・生化学 | ● | | | | | | | | | | | | | |
| **内服** オキシコドン散 | ●処方 | ●処方 | | | | | | | | | | | | |
| オキシコドン錠（設定） | | | | | | | | | | | | | | |
| **レスキュー（設定）** | ●処方（オキシコドン散） | ●処方（オキシコドン散）投与法1, 2に準拠 | | | | | | | | | | | | |
| **支持療法薬** 非ステロイド性鎮痛薬 | ●処方 | ●処方（設定） ○指示準拠 | | | | | | | | | | | | |
| 緩下薬 | ●GFO | ●GFO（設定） ○指示準拠 | | | | | | | | | | | | |
| 制吐薬 | ●処方 | ●処方（設定） ○指示準拠 | | | | | | | | | | | | |
| 鎮痛補助薬 | ● | ○指示準拠 | | | | | | | | | | | | |
| **観察評価項目** 痛み部位 | ● | | | | | | | | | | | | | |
| 痛みの性状 | ● | | | | | | | | | | | | | |
| 痛み | ● | | | | | | | | | | | | | |
| 倦怠感 | ● | | | | | | | | | | | | | |
| 呼吸困難 | ● | | | | | | | | | | | | | |
| 気分の落ち込み | ● | | | | | | | | | | | | | |
| 食欲不振 | ● | | | | | | | | | | | | | |
| 不眠 | ● | | | | | | | | | | | | | |
| 嘔気 | ● | | | | | | | | | | | | | |
| 便秘 | ● | | | | | | | | | | | | | |
| 口渇 | ● | | | | | | | | | | | | | |
| **栄養管理（食事・点滴）** | ●栄養スクリーニング | ●栄養管理計画立案・実施 | | | | | | ●栄養再評価 | | | | | | |
| **V/S** | ○通常 | ○通常 | | | | | | | | | | | | |
| **清潔** | ●制限なし | ●介助浴（月・木）、温かいタオルによる清拭（火・水・金） | | | | | | | | | | | | |
| **安静度** | ●制限なし（医師の指示があれば外出・外泊・退院可能） | | | | | | | | | | | | | |

注記：
- 内臓痛、体性痛、神経障害性疼痛
- GFO投与しても排便なければ緩下薬併用
- 1日2回定期投与時とレスキュー時
- 嘔気なければ制吐薬中止
- 疼痛管理用紙に患者自身が記入し、看護師が電子カルテに入力。レスキューの回数に応じて麻薬の定期投与量が決定される

●必須項目，ルーチンとする項目　○オプション項目，変更の可能性のあるもの　□チェックボックス

**図2　悪液質の段階**

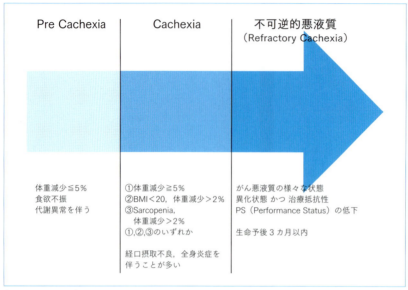

| Pre Cachexia | Cachexia | 不可逆的悪液質<br>（Refractory Cachexia） |
|---|---|---|
| 体重減少≦5%<br>食欲不振<br>代謝異常を伴う | ①体重減少≧5%<br>②BMI＜20，体重減少＞2%<br>③Sarcopenia,<br>　体重減少＞2%<br>①,②,③のいずれか<br><br>経口摂取不良，全身炎症を<br>伴うことが多い | がん悪液質の様々な状態<br>異化状態 かつ 治療抵抗性<br>PS（Performance Status）の低下<br><br>生命予後 3 カ月以内 |

（文献12より改変）

## ◆◆ 悪液質の定義

　悪液質（cachexia）はがんに限らず，呼吸不全や心不全などの慢性消耗性疾患において
みられる栄養不良の終末像であり，栄養不良により衰弱した状態を指す言葉として古くか
ら用いられてきた。Cachexiaはギリシャ語の「悪い」を意味するkakosと「状態」を意味
するhexisに由来しており，生体が種々の疾患により衰弱する病態を意味する。とりわけ
がんにおいては悪液質の発症が多く，がん患者に認められる悪液質をがん悪液質（cancer
cachexia）という[13]。

　悪液質は，悪性腫瘍，感染症，炎症性疾患などの基礎疾患に伴う体重減少による症候群
である[13]。その発症には食欲不振と代謝異常が相互に関係を及ぼしながら複雑に絡み合
っている。最近では悪液質を代謝学的立場から消耗性の慢性炎症と捉えようとする試みが
なされており，代謝異常には炎症反応の亢進，筋肉の崩壊，蛋白合成の低下と脂質・糖質
の代謝異常などが認められる[14,15]。

　がん悪液質の症状は多岐にわたり，進行性の体重減少，無気力状態，食欲不振，貧血，
皮膚の乾燥や浮腫，骨格筋の萎縮と体脂肪の減少，内臓蛋白の減少，免疫能障害などが認
められる。がん悪液質の出現率はがん患者の約2〜5割とされるが，がんの種類により異
なり，膵がんと胃がんで最も高く，婦人科領域がんでは卵巣がんでの発症を認めることが
多い[14]。一方，悪液質の定義については，最近まで国や地域あるいは研究者個々で異な
る，あいまいな概念であった。しかし，2006年に米国ワシントンで行われたコンセンサ
ス会議で，「悪液質は基礎疾患に関連して生ずる複合的代謝異常の症候群で，脂肪量の減

少の有無にかかわらず筋肉量の減少を特徴とする。臨床症状として成人では体重減少，小児では成長障害がみられる」と定義された[16]。しかし，ワシントンの定義はがんに限らず慢性疾患全般を対象としていたため，がん悪液質の定義や診断基準として，Fearonらは①10%以上の体重減少，②1,500kcal/日未満の経口摂取，③全身の炎症反応，CRP > 1.0mg/dLの3項目を提唱した[17]。その後，European Palliative Care Research Collaborative（EPCRC）から「がん悪液質とは，栄養療法で改善することは困難な著しい筋肉量の減少がみられ（脂肪量の減少の有無にかかわらず），進行性に機能障害をもたらす複合的な栄養不良の症候群で，病態生理学的には，栄養摂取量の減少と代謝異常によってもたらされる蛋白およびエネルギーの喪失状態である」[17]と，がん悪液質についての定義が提唱された。この定義は，ステージ分類とともに広く利用され，わが国でも日本緩和医療学会の『終末期がん患者の輸液療法に関するガイドライン2013年版』[18]をはじめ，がん悪液質の標準的な定義として用いられている。

##  悪液質に対するアプローチ

### ❶栄養療法

　経口摂取は最上の栄養摂取法であり，消化管が使用可能であれば，がん患者においても経口・経腸栄養を原則として選択する[3]。しかし，消化管閉塞や抗がん治療による影響で，静脈栄養を必要とすることも少なくない。種々の理由による経口摂取の低下に対し，栄養補助食品や経管栄養，静脈栄養を適切に用いることは，がん患者の飢餓による低栄養の進行を防ぎ，QOLを維持・改善する上で不可欠である[3,13]。しかし，腫瘍の進展の結果生じた代謝障害に基づく低栄養に対しては，これらの栄養投与による改善は困難と考えられている[16]。特に終末期で，高度な代謝異常がみられるrefractory cachexiaの状態では，投与した栄養は著しい異化亢進により有効に利用されず，低栄養にもかかわらず高血糖や高脂血症が惹起されることもある。

　これまで，がんの悪液質におけるエネルギー消費量の研究は明確には行われておらず，特に終末期においては多くの症例が感染症を併発するために，実際にがんによるrefractory cachexiaの病態下での正しい測定が困難であった。しかし，適切な全身管理でがん以外の併発疾患を有さず発症したrefractory cachexiaでのエネルギー消費量は，死に向かい明らかに低下することが報告されている（図3）[3,18]。したがって，この時期における過剰なエネルギー投与は逆に生体への負荷となり，同時に過度な輸液は全身浮腫や，胸水・腹水の増悪，喀痰の増量を招き，QOLを低下させることが多い[3,18]。すなわち，最終末期に向けて栄養投与量や輸液量の調整を行う必要がある[3,18]。

　がん患者の低栄養の可逆性の判断が困難な場合は，通常の栄養投与量を基にした栄養管理を行い（time-limited trial），その効果を注意深く観察し調整することで，栄養投与不足と過剰投与を回避することが可能である[18]。

**図3　エネルギー消費量とがんの進展**

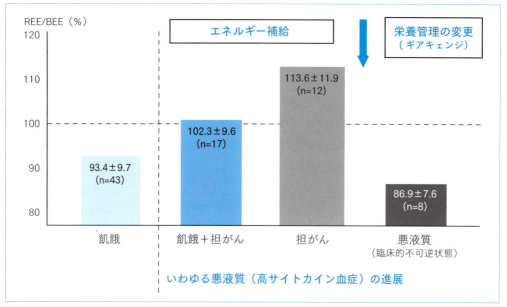

REE/BEE：1日あたりの安静時エネルギー消費量（間接熱量計による）/基礎代謝エネルギー消費量（ハリス・ベネディクトの式による）

（東口髙志, 森居 純, 伊藤彰博, ほか. 全身症状に対する緩和ケア. 外科治療 2007; 96: 934-941 より改変）

## ❷薬物療法

　悪液質の機序が徐々に解明され，薬剤や特殊な栄養素を用いて，がん患者の低栄養状態を改善する試みがなされてきた。悪液質は炎症性サイトカインが，その代謝障害，食欲不振に重要な役割を担っており，Cox阻害薬から抗サイトカイン療法など，多くの抗炎症作用をもつ薬剤等の投与が試みられている。抗炎症作用薬であるグルココルチコイドは，悪液質患者の食欲不振に対し用いられ，体重やQOLの維持における効果が報告されてきた。しかし，4週以上の長期投与では効果が減弱し，筋萎縮や免疫能低下，体液貯留を来すなどの副作用を生ずるため，最近では漫然とした継続的投与は推奨されていない。

　非ステロイド性抗炎症薬（NSAIDs）は集学的治療の一つとして，悪液質の進展予防に寄与すると考えられてきたが，むしろ，がん性疼痛に対する医療用麻薬の補助薬として投与されることが多い。しかし，悪液質が高度に進展した状態では，体液貯留などの有害事象を引き起こすことが指摘されており，慎重な投与が望まれる。

　エイコサペンタエン酸（eicosapentaenoic acid；EPA）は，抗炎症作用や骨格筋の分解阻止効果があり，悪液質患者のQOL維持における有用性が報告され，わが国においてもがん患者に対し，広く用いられつつある。EPA単独での効果は意見が分かれ[13]，現段階では集学的治療の一つとして有望と考えられている。

　また，メトクロプラミド（プリンペラン®），エリスロマイシン誘導体，グレリンあるいはその分泌や有効性を高めるとされる六君子湯などの消化管運動改善薬は，食欲不振，

消化管蠕動不全に対し有効との報告がある。合成プロゲステロン製剤であるmegestrol acetate（MA）やmedroxyprogesterone acetate（MPA）はグルココルチコイドと同様に，サイトカイン合成抑制とともに視床下部の食欲促進因子を活性化し，食欲を増進させることが報告されている。

がん悪液質においては食欲抑制に働くセロトニン活性が増加しており，それを抑制する分岐鎖アミノ酸（branched-chain amino acids；BCAA）やシプロヘプタジン（ペリアクチン）の投与も，食欲不振の改善や蛋白崩壊抑制，合成促進などによる悪液質改善効果が期待されている。さらに，インスリン，サリドマイド，カンナビノイドなどについても，抗炎症作用や食欲増進作用による悪液質に対する改善効果が報告されつつあるが，現時点では，いずれも限定的なエビデンスにとどまっている。

## ❸腹水・胸水への対応

婦人科領域がんや膵がん，あるいは転移性腹膜炎を呈する腫瘍では，悪液質の進展とともに，がん性腹水を来すことが多い。また，肺がんや乳がんなどの胸膜播種を起こしやすいがん種では，胸水の発症が患者の苦痛を増長する。これらに対しては利尿薬の投与が第一選択であるが，高度進展の病態では対応が困難となる。そこで，腹水や胸水を穿刺ドレナージすることで病状の改善を図るのであるが，多量の水分と電解質ならびに蛋白が喪失されることになり，著しい蛋白とエネルギーの消耗を惹起させる。そこで当講座では，2003年より腹水濾過濃縮再静注法（cell-free and concentrated ascites reinfusion therapy；CART）を実施して良好な成績を得ている。対象となる疾患では，最近経験した178例でみると，膵がんが43例（24％），胃がん32例（18％）で，卵巣がんと子宮がんは合わせて30例（17％）であった。いずれも全身の消耗を予防しつつ腹胸水のドレナージが可能であった。

## ❹運動療法

がん患者は，種々の要因で活動性が低下しており，運動不足による骨格筋萎縮を生じやすい。この筋肉量の減少は倦怠感を惹起し，さらに活動性の低下をもたらすという悪循環を生ずるため，状態に応じて散歩などの軽い運動を勧め，筋肉量の減少を予防することが重要である[3]。

## ❺患者・家族教育

栄養管理を中心に，生活に関する指導やカウンセリングを患者および家族に対して行うことが，QOLに良い効果を与えると考えられている[3,18]。特に栄養管理については，がん患者自身がその重要性を認識していないため，栄養摂取をおろそかにしたり，迷信や周囲の不適切なアドバイスによって偏った食事をとり，栄養状態を悪化させていることも少なくない。食事内容や摂取法，栄養補助食品の利用等について，適切な指導を行うことが重

要である。

## ❻集学的チームアプローチ

　がん患者に対するサポートは，疼痛制御，食事や輸液のみならず，栄養指導や運動療法等，多くのものが含まれる。現在，複合的な代謝異常症候群である悪液質を改善することは困難であるが，チーム医療により多方面から集学的にアプローチすることが，悪液質の進行を遅らせ，がん患者のQOLや予後の向上につながると考えられている[3,18]。

## おわりに

　婦人科領域がんでは他の領域に比べて，がんの進展による悪液質を発現しやすく，また解剖学的に生命に直接危機をもたらすことが比較的少ない。そのために，長期に及ぶがんとの闘いや共存を余儀なくされることが少なくなく，緩和ケアの一環として栄養管理や症状制御のアプローチが重視される。悪液質をはじめとするがんの進展に伴う代謝変動の研究は，最近著しい勢いで進められている。本稿では，婦人科領域のがん緩和ケアに必要な，がんの悪液質の定義とその対応，ならびに症状制御の有用性について，特に栄養療法や疼痛管理を中心に述べた。

●文献 ┈┈┈┈┈┈┈┈┈┈┈┈┈┈┈┈┈┈┈┈┈┈┈┈┈┈┈┈┈┈┈┈┈┈┈┈┈┈┈┈┈┈┈┈┈┈┈┈┈┈┈┈

1）辻 哲夫，東口髙志，岡田晋吾，他．食べて治す。食べて癒す。医療における栄養療法の位置づけ 現状と問題点．臨床医薬 2011; 27: 3-36
2）東口髙志．実践！がん患者の栄養管理と疼痛管理．癌の臨床 2007; 53: 199-209
3）東口髙志．がん悪液質の代謝動態からみた栄養管理．臨床栄養 2008; 113: 602-607
4）Twycross R, Wilcock A. Symptom Management in Advanced Cancer. 3rd edition. Radcliffe Medical Press Ltd, Oxford, 2001, pp17-68
5）世界保健機関 編．がんの痛みからの解放 WHO方式がん疼痛治療法．第2版．金原出版，東京，1996
6）日本緩和医療学会緩和医療ガイドライン作成委員会 編．がん疼痛の薬物療法に関するガイドライン2010年版．金原出版，東京，2010
7）二村昭彦，東口髙志．がん疼痛治療におけるレスキュードーズ．医薬ジャーナル 2008; 44: 142-148
8）東口髙志，二村昭彦．癌性疼痛緩和におけるオピオイド導入クリニカルパスの有用性．Pharma Medica 2012; 30: 135-142
9）Lauretti GR, Oliveria GM, Pereira NL. Comparison of sustained-release morphine with sustained-release oxycodone in advanced cancer patients. Br J Cancer 2003; 89: 2027-2030
10）Bruera E, Belzile M, Pituskin E, et al. Randomized, double-blind, cross-over trial comparing safety and efficacy of oral controlled-release oxycodone with controlled-release morphine in patients with cancer pain. J Clin Oncol 16：3222-3229,1988
11）柴田賢三，東口髙志，二村昭彦，他．医療用麻薬投与中の終末期がん患者におけるGlutamine-Fiber-Oligosaccharide（GFO）投与の効果に関する臨床的研究．日本緩和医療薬学雑誌 2012; 5: 1-5
12）Fearon K, Strasser F, Anker SD, et al. Definition and classification of cancer cachexia: an international consensus. Lancet Oncol 2011; 12: 489-495

13）Bozzetti F, Mariani L. Defining and classifying cancer cachexia: a proposal by the SCRINIO Working Group. JPEN J Parenter Enteral Nutr 2009; 33: 361-367

14）Tisdale MJ. Mechanisms of cancer cachexia. Physiol Rev 2009; 89: 381-410

15）東口髙志, 伊藤彰博, 村井美代, 他. 末期癌患者の輸液療法. 日本医師会雑誌 2004; 132: 61-64

16）Evans WJ, Morley JE, Argilés J, et al. Cachexia: a new definition. Clin Nutr 2008; 27: 793-799

17）Fearon KC, Voss AC, Hustead DS; Cancer Cachexia Study Group. Definition of cancer cachexia: effect of weight loss, reduced food intake, and systemic inflammation on functional status and prognosis. Am J Clin Nutr 2006; 83: 1345-1350

18）日本緩和医療学会緩和医療ガイドライン委員会 編. 終末期がん患者の輸液療法に関するガイドライン2013年版. 金原出版, 東京, 2013

第 **2** 章　各論（症状）

# 3 婦人科がんの診断と治療

東京慈恵会医科大学　産婦人科学講座　黒田 高史, 岡本 愛光

## ◆◆ 子宮頸がん cervical cancer

### ❶疫学・統計

　子宮頸がんの罹患率は17.3人/10万人（2011年），死亡率は4.1人/10万人（2013年）と報告されている[1]。組織学的には扁平上皮癌が約75%，腺癌が約25%を占める[2]。20代後半から30代後半まで増加し，それ以降は横ばいになり，70代後半から再び増加する[3]。罹患率，死亡率ともに若年層で増えており，患者の妊孕性温存の不安やその心のケアは付随する問題である。

### ❷診断

#### a. 臨床症状

　早期の子宮頸がんの臨床症状は月経以外あるいは閉経以降にみられる少量の不正性器出血で性交時あるいはその直後の出血が多い。進行した子宮頸がんでは帯下の増量，悪臭のある膿血性帯下，多量の不正性器出血，骨盤に限局した疼痛が挙げられる。さらに進行した症例では発育・浸潤した腫瘍によってもたらされる閉塞性尿路障害に伴う諸症状である背部痛や腰痛，循環障害や血栓形成に起因する下肢腫脹が生じる。

#### b. 検査

　細胞診は子宮頸がんのスクリーニング法としては非常に有効である。異常が認められた場合にはコルポスコピーや組織診を行う。コルポスコピーによる検査を行い，病巣の程度，局在，広がりを確認し，組織を採取する。診断を目的に子宮頸部円錐切除術が選択されることもある。腟鏡診，双合診，腟直腸診で肉眼的な広がりや病巣の範囲や硬さ，腟壁の伸展性や粘膜面の平滑性，子宮傍結合織の抵抗性と子宮の可動性を評価する。

　がん腫の広がりを確認するために骨盤MRIや血行性あるいはリンパ行性転移を評価する目的で全身CTが汎用されている。また膀胱・直腸浸潤の評価のために膀胱鏡や直腸鏡，排泄性尿路造影を行うこともある。子宮頸がんの血清腫瘍マーカーとして扁平上皮癌はSCC抗原やCEAなど，腺癌ではCEA，CA125やCA19-9などが進行例で高値を示すことがある[3]。

### ❸進行期分類

　子宮体がんや卵巣がんを含めて多くのがんでは手術的・病理学的結果に基づいて進行期

**表1　子宮頸がん臨床進行期分類（日産婦2011，FIGO 2008）**

| | |
|---|---|
| Ⅰ期 | 癌が子宮頸部に限局するもの（体部浸潤の有無は考慮しない） |
| ⅠA期 | 組織学的にのみ診断できる浸潤癌。肉眼的に明らかな病巣は，たとえ表層浸潤であってもⅠB期とする。浸潤は，計測による間質浸潤の深さが5mm以内で，縦軸方向の広がりが7mmをこえないものとする。浸潤の深さは，浸潤がみられる表層上皮の基底膜より計測して5mmをこえないものとする。脈管（静脈またはリンパ管）侵襲があっても進行期は変更しない。 |
| ⅠA1期 | 間質浸潤の深さが3mm以内で，広がりが7mmをこえないもの |
| ⅠA2期 | 間質浸潤の深さが3mmをこえるが5mm以内で，広がりが7mmをこえないもの |
| ⅠB期 | 臨床的に明らかな病巣が子宮頸部に限局するもの，または臨床的に明らかではないがⅠA期をこえるもの |
| ⅠB1期 | 病巣が4cm以下のもの |
| ⅠB2期 | 病巣が4cmをこえるもの |
| Ⅱ期 | 癌が子宮頸部をこえて広がっているが，骨盤壁または腟壁下1/3には達していないもの |
| ⅡA期 | 腟壁浸潤が認められるが，子宮傍組織浸潤は認められないもの |
| ⅡA1期 | 病巣が4cm以下のもの |
| ⅡA2期 | 病巣が4cmをこえるもの |
| ⅡB期 | 子宮傍組織浸潤の認められるもの |
| Ⅲ期 | 癌浸潤が骨盤壁にまで達するもので，腫瘍塊と骨盤壁との間にcancer free spaceを残さない，または腟壁浸潤が下1/3に達するもの |
| ⅢA期 | 腟壁浸潤は下1/3に達するが，子宮傍組織浸潤は骨盤壁にまでは達していないもの |
| ⅢB期 | 子宮傍組織浸潤が骨盤壁にまで達しているもの，または明らかな水腎症や無機能腎を認めるもの |
| Ⅳ期 | 癌が小骨盤腔をこえて広がるか，膀胱，直腸粘膜を侵すもの |
| ⅣA期 | 膀胱，直腸粘膜への浸潤があるもの |
| ⅣB期 | 小骨盤腔をこえて広がるもの |

（日本産科婦人科学会ほか編．子宮頸癌取扱い規約 第3版．金原出版，2012, p4より）

が決定されているが，子宮頸がんの進行期は臨床的検査結果により決定される（表1）。

## ❹治療

　ⅠA1期の脈管侵襲を認めない症例に対しては，骨盤リンパ節郭清を省略した単純子宮全摘出術が推奨される（妊孕性温存を強く希望する症例では，脈管侵襲がなく切除断端が陰性であれば子宮頸部円錐切除のみで子宮温存が可能である）。脈管侵襲がある場合には，単純もしくは準広汎子宮全摘出術と骨盤リンパ節郭清を行う場合もある。ⅠA2期では骨盤リンパ節郭清を含む準広汎子宮全摘出術もしくは広汎子宮全摘出術が推奨される（脈管侵襲のみられない症例については，リンパ節郭清の省略を考慮できる）。ⅠB1期，ⅡA1期では広汎子宮全摘出術あるいは根治的放射線治療が推奨されており，ⅠB2期，ⅡA2期，ⅡB期では広汎子宮全摘出術（＋補助療法）あるいは同時化学放射線療法が推奨されている。Ⅲ期またはⅣA期では原則手術療法は推奨されず，放射線治療単独よりも同時化学放射線療法が推奨される。ⅣB期では全身状態が良好かつ臓器機能が保たれている症例に対しては，全身化学療法が考慮される。また，原因病巣に対する緩和的放射線治療も考慮される[4]。

### ❺緩和ケアの必要性

2015年の報告では子宮頸がんはⅠ期55％，Ⅱ期23％，Ⅲ期11％，Ⅳ期11％であり，5年生存率はそれぞれ93％，75％，55％，24％とされている[2]。子宮頸がんは比較的若年で診断されることも多く，早期発見と治療計画の進歩により延命効果が得られている。しかし，手術や放射線治療を施行し，再発なく経過した症例でも，治療の合併症により症状緩和が必要となることがある。手術単独または集学的治療を受けた生存症例において，下腹部痛，尿失禁，更年期症状，性生活に関する問題は頻度の多い症状である。放射線治療を受けた症例は，手術または化学療法を受けた患者よりQOLが低下することがあり，QOLの低下は数年持続する場合がある。放射線治療を受けた症例では，頻尿，尿失禁，便失禁，重度の下痢，性交痛を伴うことがあり，膀胱・腟瘻孔では難治性骨盤痛を引き起こすことがある[5]。

Ⅱ期以降では手術の適応がない症例もある。手術療法が選択できない時点で，腫瘍残存の可能性がある。そのような症例では，感染した壊死腫瘍から出る悪臭を伴う帯下の対処に難渋することもある[6]。

子宮頸がんは主に隣接組織への直接浸潤，リンパ行性転移によって拡大進展する。がん原発巣の部位は疼痛部位の重要な因子とされている。子宮頸がんのⅢ期以上で骨盤壁や閉鎖筋などの骨盤内臓器への局所浸潤があれば，骨盤痛や股関節運動に伴う疼痛が生じ，仙骨部への浸潤では，重度の背部痛となることがある。Ⅳ期で膀胱への浸潤があれば，様々な尿路系の症状（排尿困難，頻尿，血尿など）を伴うことがある。

腰仙骨神経叢への腫瘍浸潤が生じると重度の神経因性疼痛となることがある。

骨盤リンパ節転移を認める症例では，リンパ管閉塞による下腿浮腫，転移巣の腫瘍圧迫による深部静脈血栓症を呈することもある。傍大動脈リンパ節腫脹では背部痛を生じる可能性がある。切除不能な骨盤壁への腫瘍浸潤がある子宮頸がんでは，片側性浮腫，坐骨神経痛，尿管閉塞症を伴う可能性がある[5]。

## ◆◆ 子宮体がん endometrial cancer

### ❶疫学・統計

子宮体がんの罹患率は22.5人/10万人（2011年），死亡率は3.3人/10万人（2013年）と報告されている[1]。エストロゲン暴露によるtype 1と，エストロゲン暴露とは関係のないtype 2がある。Type 1では動物性脂肪の過剰摂取，肥満，糖尿病，少妊少産，エストロゲン産生性腫瘍の合併，タモキシフェン内服や更年期障害に対するエストロゲン単独投与などが発がんリスクとなる。40代後半から増加し，50代から60代にピークを迎える[3]。

## ❷診断

### a．臨床症状

　子宮体がん患者のほとんどが不正性器出血や過多月経，腹痛，帯下異常などの自覚症状を有する。特に不正出血は体がん患者の90％以上に認められる。少量の出血の場合は褐色から黄色帯下となり，また子宮内感染を伴えば膿性となる。体がんが進行して頸部に及ぶと頸管の狭窄・閉鎖が生じ子宮腔内には膿性帯下が貯留し子宮留膿症を来す。他には貧血や過多月経などの症状を伴うことがある[3]。

### b．検査

　不正性器出血や月経異常を伴う場合は積極的に内膜細胞診検査を行うべきである。子宮内膜細胞診が陽性・偽陽性のいずれかであれば，子宮内膜組織診を行う必要がある。また，不正性器出血，閉経後の子宮腫大，子宮内膜肥厚，子宮留膿症など子宮体がんが疑われる場合は積極的に子宮内膜組織診を行うことが望ましい。経腟超音波断層法で内膜の肥厚度を測定する方法が子宮体がんの診断に役立つとされている。画像検査としてはMRI検査やCT検査が挙げられる。MRI検査は内膜肥厚の程度，筋層浸潤，頸部への進展，膀胱・直腸など周囲臓器への浸潤，腹水貯留などに対して極めて有用な検査である。CT検査はリンパ節転移，胸腹水貯留，腹膜播種病変，遠隔転移などの転移巣の検出に大きな役割を果たす。子宮体がんの血清腫瘍マーカーは治療の効果判定や再発の早期発見のための指標となり，一般にCA125が第一選択とされる[3]。

## ❸進行期分類

　子宮体がんの進行期分類は**表2**の通りである。

**表2　子宮体がん手術進行期分類（日産婦2011，FIGO 2008）**

| Ⅰ期 | 癌が子宮体部に限局するもの |
| --- | --- |
| ⅠA期 | 浸潤が子宮筋層1/2 未満のもの |
| ⅠB期 | 浸潤が子宮筋層1/2 以上のもの |
| Ⅱ期 | 癌が頸部間質に浸潤するが，子宮をこえていないもの |
| Ⅲ期 | 癌が子宮外に広がるが，小骨盤をこえていないもの，または所属リンパ節へ広がるもの |
| ⅢA期 | 子宮漿膜ならびに/あるいは付属器を侵すもの |
| ⅢB期 | 腟ならびに/あるいは子宮傍組織へ広がるもの |
| ⅢC期 | 骨盤リンパ節ならびに/あるいは傍大動脈リンパ節転移のあるもの |
| ⅢC1期 | 骨盤リンパ節転移陽性のもの |
| ⅢC2期 | 骨盤リンパ節への転移の有無にかかわらず，傍大動脈リンパ節転移陽性のもの |
| Ⅳ期 | 癌が小骨盤腔をこえているか，明らかに膀胱ならびに/あるいは腸粘膜を侵すもの，ならびに/あるいは遠隔転移のあるもの |
| ⅣA期 | 膀胱ならびに/あるいは腸粘膜浸潤のあるもの |
| ⅣB期 | 腹腔内ならびに/あるいは鼠径リンパ節転移を含む遠隔転移のあるもの |

（日本産科婦人科学会ほか編．子宮体癌取扱い規約 第3版．金原出版，2012，p4より一部改変）

### ❹治療

　一般に子宮体がんは閉経後出血という症状で早期に見つかることが多く，子宮頸がんに比べ放射線感受性が低いと考えられることや，卵巣がんほど抗がん薬の標準治療の確立が進んでいない点から，子宮体がんでは外科手術が治療法の第一選択である。

　進行期決定のためには後腹膜リンパ節の検索を含めた手術術式を選択することが必要となる。

　子宮体部に限局しており類内膜腺癌 Grade 1，2かつ筋層浸潤1/2未満と考えられる症例に対しては子宮全摘出術，腹腔細胞診が推奨される。2014年より早期子宮体がんに対して腹腔鏡下子宮体がん根治術が保険適用となった。また，子宮内膜に病変が限局し，類内膜腺癌 Grade 1相当の症例では子宮内膜全面掻爬術を含む黄体ホルモン療法も考慮される。

　上記以外の症例では子宮全摘出術，両側付属器摘出術，後腹膜リンパ節郭清，腹腔細胞診が推奨される。組織型によっては大網切除術を考慮する。

　高齢や合併症などの理由による手術不能例に対しては，放射線治療や化学療法が選択される。腹腔外転移や肝転移を有する症例であっても，出血などの症状を取り除く目的で子宮全摘出術を施行することがある。

　高リスク群（表3）に対しては術後化学療法が推奨され，中リスク群に対しては術後化学療法が考慮される[7]。

### ❺緩和ケアの必要性

　2015年の報告では子宮体がんはⅠ期72％，Ⅱ期7％，Ⅲ期14％，Ⅳ期7％で，5年生存率はそれぞれ96％，93％，81％，36％であり，他の婦人科がんと比較して早期発見が多く，予後も良好である[2]。しかし，進行症例では局所症状・全身症状の両方を呈することがある。局所の進行病変は骨盤痛や腰背部痛，尿管の閉塞による腎障害の諸症状，尿路や直腸からの出血を引き起こす。また，全身症状は悪液質や倦怠感といった症状がある。腹水やがん性腹膜炎，肺・中枢神経系・骨格などに転移して症状を認めることがある[6]。

**表3　子宮体がん術後再発リスク分類**

| 低リスク群 | 中リスク群 | 高リスク群 |
|---|---|---|
| 類内膜腺癌G1あるいはG2で筋層浸潤1/2未満<br>子宮頸部間質浸潤なし<br>脈管侵襲なし<br>遠隔転移なし | 類内膜腺癌G1あるいはG2で筋層浸潤1/2以上<br>類内膜腺癌G3で筋層浸潤1/2未満<br>漿液性腺癌，明細胞腺癌で筋層浸潤なし<br>子宮頸部間質浸潤なし<br>脈管侵襲あり<br>遠隔転移なし | 類内膜腺癌G3で筋層浸潤1/2以上<br>漿液性腺癌，明細胞腺癌で筋層浸潤あり<br>付属器・漿膜・基靭帯進展あり<br>子宮頸部間質浸潤あり<br>腟壁浸潤あり<br>骨盤あるいは傍大動脈リンパ節転移あり<br>膀胱・直腸浸潤あり<br>腹腔内播種あり<br>遠隔転移あり |

（日本婦人科腫瘍学会 編. 子宮体がん治療ガイドライン2013年版. 金原出版, 2013, p18より）

# ◆◆ 卵巣がん ovarian cancer

## ❶疫学・統計

　卵巣がんの罹患率は14.2人/10万人（2011年），死亡率は7.3人/10万人（2013年）と報告されている[1]。40代から増加し，50代前半でピークを迎えてほぼ横ばいになり，80代からまた増加する。卵巣は骨盤内臓器であることから初期の段階では自覚症状に乏しい[3]。進行期が重要な予後因子とされている[8]。卵巣がんのうち約10％が遺伝性乳がん卵巣がん（hereditary breast and ovarian cancer；HBOC）との報告もある[9]。

## ❷診断

### a. 臨床症状

　卵巣は解剖学的に骨盤腔の深部に位置するため初期病変の検出が内診や触診では困難であり，周囲臓器への圧迫症状が現れにくい。卵巣腫瘍の進行過程においてはほかの腫瘍と異なり，早期に腹膜播種を呈するという大きな特徴を有する。このため，卵巣がんは進行がんになって初めて発見され，下腹部腫瘤感や腹部膨満感などの症状を伴う[3]。

### b. 検査

　卵巣腫瘍の良悪性の鑑別には腫瘍が囊胞性か充実性かが重要であり，超音波検査が有効である。腫瘍の内部や腫瘤壁に辺縁不整な充実性部位を伴う場合には悪性の可能性が高くなる。

　MRI検査は腫瘍全体の大きさや形状を把握できるというメリットがあり，内部に貯留している液体の質的評価も可能である。CT検査では隣接臓器への浸潤，リンパ節転移，肝実質への転移などの所見の有無を判読することができる。その他病変の拡がりや転移・再発部位の検索などの場合はPET-CT検査も有用である。

　血清腫瘍マーカーに関しては，腹膜に関連する抗原であるCA125が卵巣がん患者の80％以上で陽性となる。

　卵巣がんはほかの婦人科がんと異なり，手術時に初めて正確な診断が決定される。暫定的ではあるが術中の迅速凍結標本により診断され，確定診断は永久標本の診断により決定される[3]。

## ❸進行期分類

　卵巣がん・卵管がん・腹膜がんの新FIGO進行期分類（FIGO 2014）が2014年から発行になり，わが国でも卵巣がん・卵管がん・腹膜がん手術進行期分類（日産婦2014，FIGO 2014）に改訂された（表4）。

**表4　卵巣がん・卵管がん・腹膜がん手術進行期分類（日産婦2014，FIGO 2014）**

| | |
|---|---|
| Ⅰ期 | 卵巣あるいは卵管内限局発育 |
| ⅠA期 | 腫瘍が一側の卵巣（被膜破綻がない）あるいは卵管に限局し，被膜表面への浸潤が認められないもの。腹水または洗浄液の細胞診にて悪性細胞の認められないもの |
| ⅠB期 | 腫瘍が両側の卵巣（被膜破綻がない）あるいは卵管に限局し，被膜表面への浸潤が認められないもの。腹水または洗浄液の細胞診にて悪性細胞の認められないもの |
| ⅠC期 | 腫瘍が一側または両側の卵巣あるいは卵管に限局するが，以下のいずれかが認められるもの |
| ⅠC1期 | 手術操作による被膜破綻 |
| ⅠC2期 | 自然被膜破綻あるいは被膜表面への浸潤 |
| ⅠC3期 | 腹水または腹腔洗浄細胞診に悪性細胞が認められるもの |
| Ⅱ期 | 腫瘍が一側または両側の卵巣あるいは卵管に存在し，さらに骨盤内（小骨盤腔）への進展を認めるもの，あるいは原発性腹膜癌 |
| ⅡA期 | 進展ならびに/あるいは転移が子宮ならびに/あるいは卵管ならびに/あるいは卵巣に及ぶもの |
| ⅡB期 | 他の骨盤部腹腔内臓器に進展するもの |
| Ⅲ期 | 腫瘍が一側または両側の卵巣あるいは卵管に存在し，あるいは原発性腹膜癌で，細胞学的あるいは組織学的に確認された骨盤外の腹膜播種ならびに/あるいは後腹膜リンパ節転移を認めるもの |
| ⅢA1期 | 後腹膜リンパ節転移陽性のみを認めるもの（細胞学的あるいは組織学的に確認） |
| ⅢA1（ⅰ）期 | 転移巣最大径10mm以下 |
| ⅢA1（ⅱ）期 | 転移巣最大径10mmをこえる |
| ⅢA2期 | 後腹膜リンパ節転移の有無にかかわらず，骨盤外に顕微鏡的播種を認めるもの |
| ⅢB期 | 後腹膜リンパ節転移の有無にかかわらず，最大径2cm以下の腹腔内播種を認めるもの |
| ⅢC期 | 後腹膜リンパ節転移の有無にかかわらず，最大径2cmをこえる腹腔内播種を認めるもの（実質転移を伴わない肝および脾の被膜への進展を含む） |
| Ⅳ期 | 腹膜播種を除く遠隔転移 |
| ⅣA期 | 胸水中に悪性細胞を認める |
| ⅣB期 | 実質転移ならびに腹腔外臓器（鼠径リンパ節ならびに腹腔外リンパ節を含む）に転移を認めるもの |

（日本産科婦人科学会，日本病理学会 編．卵巣腫瘍・卵管癌・腹膜癌取扱い規約 臨床編 第1版．金原出版，2015，pp4-5より）

## ❹治療（図1）

　原則としてまず開腹手術が推奨されている。組織型の確定と正確なsurgical stagingのためにはstaging laparotomyを含む基本術式を施行し，進行例では可能な限り残存病巣が小病巣になるように可及的腫瘍減量術（debulking surgery）を行うべきである。基本術式とは両側付属器摘出術，単純子宮全摘出術，大網切除術であり，staging laparotomyには腹腔細胞診，腹腔内各所の生検，骨盤・傍大動脈リンパ節郭清が含まれる。初回手術でoptimal surgery（最大残存腫瘍径1cm未満）が不可能と予想される進行卵巣がんに対して，術前化学療法と化学療法後の腫瘍減量術は選択肢として勧められる。妊孕性温存を希望する場合は十分なインフォームド・コンセントを行い，患側付属器摘出術，大網切除術，腹腔細胞診を行うことが勧められる[8]。卵巣がんは他がん腫と比較し，血栓塞栓症の発症リ

**図1　卵巣がんの治療**

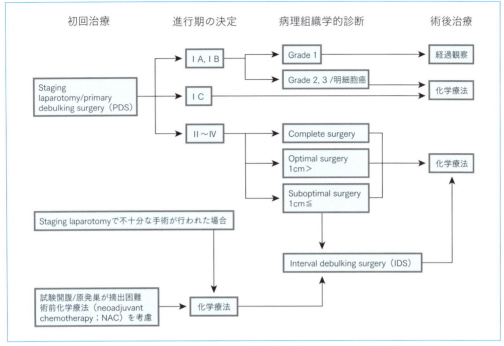

（日本婦人科腫瘍学会 編. 卵巣がん治療ガイドライン 2015 年版. 金原出版, 2015, p19 より改変）

スクが高く，周術期管理には注意が必要である[10]。

　Staging laparotomy によって確定したⅠA 期かつⅠB 期かつ組織型が Grade 1 の症例では術後化学療法が省略可能である。

　それ以外の症例では術後化学療法が必要である。初回化学療法のレジメンは TC 療法（conventional TC 療法：パクリタキセル＋カルボプラチン）が強く勧められている。TC 療法を施行できない場合，初回化学療法は DC 療法（ドセタキセル＋カルボプラチン）を選択肢とする。TC 療法に対して生存期間の延長を認めたレジメンはパクリタキセルの毎週投与法（dose-dense TC 療法）である。Ⅱ～Ⅳ期の primary debulking surgery（PDS）症例に対して dose-dense TC 療法と同量のカルボプラチン腹腔内投与とを比較する試験（JGOG3019 試験）が 2010 年から開始されている。また，化学療法と併用する治療薬として，分子標的治療薬であるベバシズマブが 2013 年に承認された。初回治療，再発治療のどの状況においても，ベバシズマブの上乗せ効果として無増悪生存期間（progression free survival；PFS）の延長を認めている[8]。

## ❺緩和ケアの必要性

　2015 年の報告では卵巣がんはⅠ期 43％，Ⅱ期 9％，Ⅲ期 30％，Ⅳ期 8％で，5 年生存率はそれぞれ 91％，83％，49％，41％である。他の婦人科がんと比較してⅢ期以上の頻度が高く，予後も不良である[2]。

卵巣がんは，腹腔内播種，リンパ節転移，局所浸潤によって進展する。卵巣がんは病変が既に腹腔内全体に進展した後に診断されることが多い。播種性病変は腹腔内全体に進展し，大網や横隔膜へも転移し，腹水貯留を来すこともある。腹水貯留により低アルブミン血症を来すと褥瘡発生のリスクとなり得る。腹腔内播種性病変によるがん性腹膜炎や腫瘍の局所浸潤によって腸閉塞となることがあり，閉塞部位の外科的切除が必要になることがある。静脈を圧迫するような大きな骨盤内腫瘤性病変では血栓症を生じる可能性がある。リンパ節転移は，後腹膜リンパ節から鼠径部や横隔膜を越えて胸腔・縦隔へと拡大することもある。Ⅳ期症例で胸水貯留を来すと呼吸困難を呈することもある。疾患の進行とともに腫瘍の腰仙骨神経叢への浸潤，または骨盤内血管の閉塞によるリンパ浮腫が生じ，下肢痛の原因となる[5]。

●文献 ••••••••••••••••••••••••••••••••••••••••••••••••••••••••••••••••••••••••••

1）国立がん研究センターがん情報サービス「がん登録・統計」
　　http://ganjoho.jp/reg_stat/statistics/stat/index.html
2）Yamagami W, Aoki D. Annual report of the Committee on Gynecologic Oncology, the Japan Society of Obstetrics and Gynecology. J Obstet Gynaecol Res 2015; 41: 167-177
3）岡井 崇，綾部琢哉 編. 標準産科婦人科学. 医学書院, 東京, 2011
4）日本婦人科腫瘍学会 編. 子宮頸癌治療ガイドライン 2011年版. 金原出版, 東京, 2011
5）中根 実 監訳. がんの痛み. メディカル・サイエンス・インターナショナル, 東京, 2013
6）後明郁男, 中村隆文 監訳. 婦人科がんの緩和ケア. 医学書院, 東京, 2011
7）日本婦人科腫瘍学会 編. 子宮体がん治療ガイドライン2013年版. 金原出版, 東京, 2013
8）日本婦人科腫瘍学会 編. 卵巣がん治療ガイドライン2015年版. 金原出版, 東京, 2015
9）NCCNガイドライン婦人科がん日本語版
　　http://www.tri-kobe.org/nccn/index.html
10）Iodice S, Gandini S, Löhr M, et al. Venous thromboembolic events and organ-specific occult cancers: a review and meta-analysis. J Thromb Haemost 2008; 6: 781-788

# 4 婦人科がん治療後の合併症

慶應義塾大学医学部 産婦人科学教室 山上 亘, 仲村 勝, 野村 弘行, 進 伸幸, 青木 大輔

婦人科がんに対する治療は，前項で述べられているように，手術療法，化学療法，放射線治療に加えて，近年保険適用となった分子標的治療等が挙げられる。どの治療においても細心の注意を払ったとしても一定の確率で有害事象を伴うため，その理解と対処が重要である。本稿では，それぞれの治療法に伴って生じる有害事象（合併症）について解説したい。

## ◆◆ 手術に伴う合併症

婦人科がんに対する手術の多くは開腹手術であったが，近年早期子宮体がんに対する腹腔鏡下手術が保険適用となった他，子宮頸がんに対する腹腔鏡下手術やロボット支援手術についても先進医療として認められており，これらの低侵襲手術が増加しつつある。開腹手術においても良性腫瘍に比べ，拡大術式を要する悪性腫瘍手術では有害事象は多い傾向にある。開腹手術同様の根治性が担保された腹腔鏡下手術やロボット支援手術は，さらにその操作性の制限やエネルギーデバイスの使用等を要因として合併症のリスクが上昇するため，慎重に手術適応を決定し，また術中術後合併症について十分に配慮する必要がある。下記に主な合併症を示す。

### ❶腸閉塞

一般に腹腔内手術を行う上で，避けることのできない合併症である。開腹手術に比べ，鏡視下手術では頻度は低い[1,2]。腸閉塞は大きく分けて，癒着性腸閉塞，麻痺性腸閉塞があるが，術後合併症としては麻痺性腸閉塞が多い。症状としては腹痛，嘔気・嘔吐を初発症状とし，腹部所見や腹部X線検査で診断される。閉塞部位や虚血性変化の有無を調べるには造影CT検査が必須である。麻痺性腸閉塞は比較的軽症であり，絶食，補液の上，早期離床や歩行の励行，腸管運動亢進を目的とした薬物療法などで軽快することが多い。一方，癒着性腸閉塞ではイレウスチューブ挿入による減圧等で保存的に軽快することもあるが，改善なく外科的治療を要することも少なくない。特に，血流障害を伴う絞扼性腸閉塞では腸管の壊死を伴うこともあるため，緊急手術が必要であり注意が必要である。

### ❷深部静脈血栓症，肺血栓塞栓症

リスク因子は長期臥床，肥満，血栓塞栓症の既往，血栓性素因などであるが，婦人科悪

**表1　婦人科手術における深部静脈血栓塞栓症の予防法**

|  | リスク因子 | 予防法 |
|---|---|---|
| 低リスク | 30分以内の小手術 | 早期離床＋積極的な運動 |
| 中リスク | 良性疾患手術<br>悪性疾患で良性疾患に準じる手術<br>ホルモン療法中の患者の小手術 | 弾性ストッキング or 間欠的空気圧迫法 |
| 高リスク | 骨盤内悪性腫瘍手術<br>静脈血栓塞栓症の既往あるいは血栓性素因のある良性疾患手術 | 間欠的空気圧迫法 or 抗凝固療法 |
| 最高リスク | 静脈血栓塞栓症の既往あるいは血栓性素因のある悪性腫瘍手術 | 抗凝固療法＋間欠的空気圧迫法<br>or 抗凝固療法＋弾性ストッキング |

抗凝固療法：低用量未分画ヘパリン，低分子ヘパリン，Xa阻害薬

性腫瘍自体もリスク因子である。本邦の調査では婦人科疾患の0.23％，婦人科悪性腫瘍では0.7％に認められたと報告されている[3]。進行がん，特に卵巣明細胞癌ではリスクが高いため，注意が必要であり，進行がんや骨盤を占拠するような大きな病変を有する場合，また上記のリスク因子を要する場合には，術後のみならず術前の血栓塞栓症についても除外診断を要する。婦人科手術のリスク評価と予防法については**表1**に示す[4]。下肢深部静脈血栓症の症状は，下肢浮腫，腫脹，発赤，熱感，圧痛などであるが，術後の長期臥床を契機に発症増悪し，歩行開始時に遊離した血栓が移動して肺塞栓を発症すると，胸部症状（胸部痛，呼吸困難など）を呈する。これらの症状については医療者のみならず患者への情報提供を行うことで，早期発見，早期治療につながる。深部静脈血栓症／肺塞栓症のスクリーニングにはD-dimer値が有用であり，臨床症状で血栓塞栓症を疑った場合にまず測定する。D-dimer高値の場合には胸部〜四肢のDynamic CTを施行し，血栓塞栓症の存在診断を行う。造影剤アレルギーや喘息のある患者の場合は，下肢静脈超音波検査や換気血流シンチグラフィ等で代用する。血栓塞栓症を認めた場合は，速やかに抗凝固療法を開始すべきである。

## ❸感染

　婦人科手術は準清潔操作を伴う手術であり，術創からの感染の他に，子宮摘出時の腟の開放により腟内細菌の上行性感染のリスクがある。また，進行がんで，腫瘍量が多い場合には，腫瘍壊死巣に感染を伴うことがあり，それに起因した感染も起こりうる。また，進行卵巣がんの手術，特にprimary debulking surgeryではしばしば腸管合併切除を要する症例があり，腸内細菌による腹膜炎や膿瘍形成を伴うことも経験する。予防には術中の腹腔内や創部の洗浄や，抗菌薬投与を行うが，漫然とした抗菌薬の長期投与は勧められない。治療は抗菌薬投与を行うが，重症感染や感染の遷延が考えられる際には，静脈血や尿等の培養検査や内診，造影CT等による感染巣の同定を行った上で，膿瘍ドレナージや膿瘍切除等外科的治療の適応も検討する。

## ❹排尿障害／排便障害

　主に，手術操作が下腹神経や骨盤内臓神経の近傍に及び，これらの神経が障害された場合に生じ，子宮頸がんに対して施行される広汎子宮全摘出術の際，特に基靭帯や膀胱子宮靭帯後層の処理の際に発生しやすい。広汎子宮全摘出術後3年以上経過した症例での調査では，尿の貯留感がわからない（32％），腹圧を使って排尿する（56％）などと報告されている[5]。近年では，根治性を損なわずこれらの神経を温存する機能温存手術の工夫[6-8]がなされてきており，以前に比較すると排尿／排便障害の頻度は減少してきている。しかし，局所進行がんの場合では，根治性のために神経温存が不可能な場合も多く，そのような場合には不可避となる。広汎子宮全摘出術後は尿道カテーテルを長めに留置した上で，抜去後は必ず残尿測定を行い，排尿機能の評価を行うべきである。排便障害を伴うこともあるが，排尿障害に比べ軽度であり，一般的には緩下薬の使用により対応可能である。

## ❺リンパ浮腫

　リンパ節郭清を要する手術後や放射線治療後に，下肢からのリンパ流の途絶が原因として起こる続発性変化で，下腹部や下肢に浮腫が生じる。一般的には，リンパ節生検であればリンパ流が温存されることが多く，起こりにくい。リンパ浮腫の診断の定義にばらつきがあるため，報告された頻度も0.7〜38％とばらつきがある[9,10]。発症当初，軽症時は可逆性であることが多いが，晩期，重症化，特に，蜂窩織炎を併発した場合にはリンパ浮腫は不可逆性となることもある。治療についての詳細は『リンパ浮腫診療ガイドライン』[11]を参照されたい。

## ❻リンパ嚢胞

　リンパ節郭清，生検を伴う手術後に発生しやすく，骨盤内や大動脈／下大静脈周囲に嚢胞性病変を形成する。一般的には無症状であることが多く，フォローアップの内診，経腟超音波検査，CT検査で発見される。症状としてはかなり増大した場合には圧迫症状（腹部膨満感，頻尿等）が出現し，尿管が圧排され通過障害が発生すると水腎症を生じることもある。また，感染を伴い，膿瘍化することで，疼痛，発熱が生じて顕在化することもある。

　圧迫症状が強い場合や，抗菌薬不応の感染を伴う場合は穿刺ドレナージを行う。リンパ嚢胞の予防にはリンパ節郭清後，後腹膜を無縫合とする方法が有効であると考えられているが，その予防効果は限定的であるといった報告もある[12]。

## ❼乳び腹水

　傍大動脈リンパ節郭清を施行した際に，乳び槽付近のリンパ管の損傷により生じる。術直後の絶食時は症状がないが，術後食事開始後に乳び漏が発生し，乳び腹水が貯留することがある。傍大静脈リンパ節郭清時にリンパ管を離断する際に，結紮またはクリッピング

することで発症頻度は減少するといわれているが，それでも発症することがあり注意を要する。留置したドレーンの排液の量や性状で増悪，軽快の判定が可能であり，多くは絶食ないし脂肪制限食によって保存的に軽快するが，難治性の場合には酢酸オクトレオチド投与や手術療法も検討すべきである。

### ❽尿路合併症

婦人科臓器との解剖学的位置関係から決して稀ではない合併症であり，腹部手術における尿路合併症全体の発生率は0.33〜4.8％と報告されている[13,14]。危険因子は骨盤内癒着や悪性腫瘍手術，放射線治療の既往などが挙げられる。術中に尿路損傷に気が付けば修復可能であるが，しばしば術後に発見され，特に，尿管腟瘻や膀胱腟瘻は治療がしばしば困難なことがある。癒着例では尿管の走行を確認して，切除部位から十分に分離し，また尿管周囲でのエネルギーデバイスの安易な使用を控える。また，閉腹前にインジゴカルミンなどを静注し，腹腔内への漏出がないことを確認する等，十分に注意を払うことが肝要である。

 ## 化学療法に伴う合併症

### ❶血液毒性

血液毒性は骨髄細胞の分裂能の低下により生じる有害事象であり，白血球（特に好中球）減少，貧血，血小板減少を含む。好中球減少症が最も多くみられるが，婦人科がんで頻用されるTC療法（パクリタキセル＋カルボプラチン）では血小板減少，dose-dense TC療法では貧血や血小板減少がみられることもある。一般的には，サイクル数が増すごとに，増悪していくことが多く，投与量の減少や投与開始の延期の原因となる。

好中球減少に対してはG-CSF製剤が有効な薬剤である。本邦では好中球数500/$\mu$L未満または，好中球数1,000/$\mu$L未満で発熱を伴う場合は保険適用となるため，安易にG-CSF製剤が投与される傾向にあるが，『G-CSF適正使用ガイドライン』に則って投与を行うべきである。『G-CSF適正使用ガイドライン』[15]によれば，一次予防的投与としては発熱性好中球減少症（febrile neutropenia；FN）のリスクが20％以上または10％以上でFN高リスク因子を有する患者で推奨または考慮される。二次予防的投与としては，G-CSF未使用でFNあるいは好中球減少に伴う用量制限毒性がみられ，かつ化学療法の減量・延期が望ましくない場合にのみ考慮される。治療的投与としては，FNを発症し，かつ予防的G-CSFの適応患者またはFNが重篤化するリスクの高い患者に限って考慮されるべきとされている。産婦人科領域の多くのレジメンではFNのリスクは10％未満であるため，予防的投与が考慮されるべき状況は少ないと考えられる。

貧血，血小板減少に対しては本邦では今のところ輸血以外に治療法がないため，有症状時，重症時には輸血を考慮する。

## ❷消化器症状

　悪心・嘔吐は抗がん薬が患者のQOLや治療コンプライアンスの低下につながる重要な有害事象であり，催吐性リスクについては薬剤やその投与用量ごとに高度催吐性リスク（high emetic risk：催吐頻度＞90％），中等度催吐性リスク（moderate emetic risk：催吐頻度30〜90％），軽度催吐性リスク（low emetic risk：催吐頻度10〜30％），および最小度催吐性リスク（minimal emetic risk：催吐頻度＜10％）と分類される[16]（**表2**）。

　また，発現時期により，投与後数時間以降24時間以内に消失する急性悪心・嘔吐と，24時間以降に発症する遅発性悪心・嘔吐，および化学療法や放射線治療の経験がある患者が投与前に発症する予期性悪心・嘔吐に分類される。悪心・嘔吐の予防には5HT3受容体拮抗薬，アプレピタント，コルチコステロイドなどがあり，また予期性悪心・嘔吐では抗不安薬が有効である。化学療法に伴う悪心・嘔吐に対する対処の詳細については，『制吐薬適正使用ガイドライン』[16]を参照されたい。

　また，イリノテカン（CPT-11）の投与では遅発性下痢がみられる。CPT-11の代謝物SN-38がグルクロン酸転移酵素であるUGT1A1によりグルクロン酸抱合を受けて解毒されるが，UGT1A1の活性低下の遺伝子多型をもつ患者では有害事象（好中球減少や下痢）が重症化するので注意が必要である。他に5-FUやシスプラチンでも下痢を生じることがある。

## ❸脱毛

　産婦人科領域で頻用される薬剤では，タキサン系（パクリタキセル，ドセタキセルなど），アルキル化剤（シクロホスファミド，イホスファミド），ドキソルビシン，CPT-11などで高度な脱毛が発症する。脱毛は数日から数カ月で始まり，当該薬剤投与を中止するまで継続する。有効な予防法はなく，女性には特にQOLに関わる有害事象であるため，脱毛の可能性が高い薬剤の投与の前には，医療用ウィッグやカツラの準備を勧めるなど，

**表2　催吐性リスクと婦人科頻用薬剤**

| リスク分類 | 催吐頻度 | 薬剤 |
|---|---|---|
| 高度（催吐性）リスク | ＞90％ | シスプラチン，シクロホスファミド（≧1,500mg/m²），ダカルバジン |
| 中等度（催吐性）リスク | 30〜90％ | アクチノマイシンD，イホスファミド，イリノテカン，エピルビシン，カルボプラチン，シクロホスファミド（＜1,500mg/m²），ダウノルビシン，ドキソルビシン，ネダプラチン，ピラルビシン，メトトレキサート（≧250mg/m²） |
| 軽度（催吐性）リスク | 10〜30％ | エトポシド，エリブリン，ゲムシタビン，ドキソルビシン リポソーム，ドセタキセル，ノギテカン，パクリタキセル，フルオロウラシル，マイトマイシンC，メトトレキサート（50〜250mg/m²） |
| 最小度（催吐性）リスク | ＜10％ | ブレオマイシン，ベバシズマブ，メトトレキサート（≦50mg/m²） |

配慮が必要である。

### ❹末梢神経障害

産婦人科領域で頻用される薬剤では，シスプラチンやパクリタキセルの投与により生じ，TC療法では特に高頻度でみられる。主な症状は手足の末端を中心としたしびれであり，運動神経障害は軽度なことが多い。重症度の客観的指標に乏しいが，蓄積性に症状が増悪し，ときに日常生活にも影響が出るため，注意が必要である。治療としては，ビタミンB$_{12}$，漢方（ブシ末を含む薬剤，牛車腎気丸など），プレガバリン，デュロキセチン※，ガバペンチン※などが症状緩和に用いられている（※は本邦では保険適用外）。

### ❺腎・泌尿器系障害

腎排泄型の薬剤，特に産婦人科領域ではシスプラチンが該当し，特に腎機能障害を有する患者に投与する際には注意が必要である。シスプラチンの腎障害の予防のために，入院による大量輸液が必要とされていたが，最近では輸液と経口補液を併用し，外来投与を行っている施設が増えている。

また，イホスファミドや大量のシクロホスファミドの投与時，肝代謝により有害副産物アクロレインが産生されるため，出血性膀胱炎や排尿障害が認められる。これらの薬剤の投与時はメスナの併用投与を行い，有害事象の予防を行う。

### ❻心筋毒性

特にアントラサイクリン系薬剤（ドキソルビシン，リポソーム化ドキソルビシンなど）の投与では注意が必要であり，心エコーによる左室駆出分画（left ventricular ejection fraction；LVEF）の評価が必要である。

蓄積性があり，ドキソルビシンの総投与量として500mg/m$^2$を超えると，有害な心毒性が増加すると添付文書に記載されており，長期投与を要する際には注意が必要である。

### ❼皮膚・粘膜症候群

皮膚症状としては，リポソーム化ドキソルビシンやドセタキセル投与後に起こる手足症候群が代表的である。特にリポソーム化ドキソルビシンは約80％で認められるとされており，腫脹，疼痛，紅斑，手足の皮膚の落屑を特徴とする手掌・足底の皮疹が出現する。予防としては点滴中の局所（手首足首）冷却，ピリドキシン塩酸塩（ビタミンB$_6$）の経口投与，ステロイド系抗炎症薬の経口・静脈内投与の有効性を示す報告がある。手足症候群に対しては減量や投与延期を検討するとともに，ステロイド外用などを行う。

また，口内炎が，メトトレキサートやリポソーム化ドキソルビシン，5-FUなどで発症する。口腔内の感染源の除去や衛生管理などの予防が重要である。

表3　抗がん薬の漏出リスク

| リスク | 薬剤名 |
|---|---|
| 壊死性 | ドキソルビシン，エピルビシン，マイトマイシンC，ビンクリスチン，パクリタキセル，ドセタキセルなど |
| 炎症性 | シスプラチン，シクロホスファミド，ダカルバジン，エトポシド，フルオロウラシル，ゲムシタビン，イホスファミド，カルボプラチン，ネダプラチン，イリノテカンなど |
| 非壊死性 | ブレオマイシン，メトトレキサート，ペプロマイシンなど |

## ❽肺毒性

　産婦人科領域では卵巣胚細胞腫瘍に投与されるブレオマイシンにて注意が必要な有害事象である。用量依存性であり，総投与量が300mgを超えると間質性肺炎や肺線維症のリスクが伴うため，注意が必要である。肺機能検査や血液ガス検査にて評価を行いながら，投与を行う。

## ❾アレルギー

　抗がん薬のみならず，すべての薬剤で起こりうる副作用として認識する必要があるが，特に発症高リスクの抗がん薬としては，パクリタキセルが挙げられる。パクリタキセル初回投与時は特にアレルギーの可能性やそれに伴う症状を患者に説明しておくとともに，初回投与時は投与開始後15分程度はベッドサイドで患者を観察するのが望ましい。症状出現時は速やかに投与を中止し，重症度により対処を行う。パクリタキセル投与時は添付文書に従い，ステロイド，H1阻害薬，H2阻害薬などの投与を行う。また，カルボプラチンは長期投与時に発症することがあるため，注意が必要である。アレルギーを発症した場合の次回投与としては，当該薬の中止，変更が基本ではある。脱感作にて投与可能であったという報告も散見されるが，安全性や有効性は確立されていない。

## ❿血管外漏出

　抗がん薬の血管外漏出のリスクは，①壊死性，②炎症性，③非壊死性に分類される。
　産婦人科領域で頻用される薬剤を表3に示すが，特に①の漏出，もしくは②の大量漏出の際には壊死や潰瘍形成のリスクがあるため，速やかに薬剤投与を中止し，患肢挙上，静注ラインからの薬液の吸引を行い，加えて漏出部位へのステロイドの局注，冷却，ステロイド軟膏の外用を行うとともに，皮膚科医に診察依頼を考慮する。

## 🔷 放射線治療に伴う合併症[17]

　放射線による有害事象は，急性反応と晩期反応に分類される。急性反応は細胞再生系の細胞や組織の反応であり，粘膜，皮膚，骨髄，腸上皮などが標的となる。多くは照射が終了すれば一定期間を経て軽快消失する。一方，晩期反応は急性反応が軽快し，2～4カ月

の潜伏期を経てから出現する。微小血管系や間質結合織の反応とそれに続く不可逆的な変化が生じる。

子宮頸がんの根治的治療に伴う代表的な有害事象を下記に列挙する。

> **（1）急性期有害事象**
> 悪心（放射線宿酔），下痢，膀胱炎，皮膚炎，白血球減少症
> **（2）晩期有害事象（Grade 3 以上の頻度）**
> 直腸炎・直腸出血（4～10%），膀胱炎・血尿（5%以下），腸閉塞（5%以下），皮下組織の線維化・浮腫，下肢浮腫，腟粘膜の癒着・潰瘍，卵巣機能低下・更年期症状，瘻孔形成（膀胱腟瘻，直腸腟瘻），骨折，二次性がん

## ◆◆ 分子標的治療に伴う合併症

現時点において，産婦人科領域で保険適用となっている分子標的治療薬は卵巣がん，子宮頸がんに対するベバシズマブと，子宮肉腫に対するパゾパニブである。分子標的治療薬は本邦では頻用されているとは言いがたく，また化学療法と異なり，薬剤ごとに特異的な有害事象が認められるため，投与時には注意が必要である。

### ❶ベバシズマブ

ベバシズマブはVEGF受容体に対するヒトモノクローナル抗体で血管新生を阻害する。卵巣がんにおいてはTC療法と併用して用いられることが多いが，特に維持療法として効果を発揮する薬剤であり，長期投与を要することが多い。また，子宮頸がんも保険適用となり，今後婦人科がんにおいて使用頻度が上がることが予想されるため，有害事象についても十分に認識しておく必要がある薬剤である。以下に代表的な有害事象を示す。

#### a．高血圧

高血圧の発症頻度はGOG218試験[18]において23.6～32.2%，ICON7試験[19]では25.6%で発現したと報告されている。ベバシズマブの投与基準は≦150/90mmHgであるため，高血圧を認めた際には投与延期として，降圧薬による薬物療法を開始し，血圧がコントロール可能となったら投与再開とする。

#### b．蛋白尿

GOG218試験では5.3～8.4%，ICON7試験では4.4%で認められているが，GOG218試験の国内症例では16.7%で認められた。蛋白尿が認められた場合は投与延期として，軽快するまで待機するが，高度な蛋白尿が認められる際には投与中止を考慮する。

#### c．創傷治癒不良

GOG218試験では3.6～4.8%，ICON7試験では4.6%に創傷治癒遅延が報告されている。これらの臨床試験において大きな手術後28日間経過していない患者に本剤を投与した経

験はないため，術後投与をする際には28日以上あけてから投与すべきである。また，ベバシズマブ投与終了後に手術を行う場合も，本剤の投与終了からその後の手術まで十分な期間をおくことが必要と考えられる。本剤の最終投与から手術までの適切な間隔は添付文書上明らかには示されていないものの，術後投与の際の投与開始時期を参考に考えるべきであろう。

### d. 消化管穿孔

GOG218試験では1.8～2.0％，ICON7試験では1.3％で認められた。特に，放射線治療後や，3レジメン以上の化学療法歴，腸閉塞や腹腔内の炎症を合併している患者への投与はリスクが高いため注意が必要であり，ベバシズマブ投与の適応とすべきか検討が必要である。

発症時期は，GOG218試験では化学療法と併用投与中が多く，ICON7試験では7サイクル後（維持療法中）に多いとされており，一定の見解はない。発見が遅れると致命的であるため，腹痛を認めた際には必ず鑑別に含め，消化管穿孔と診断された場合には投与を中止し，再投与は行わない。

### e. 血栓塞栓症

動脈血栓症はGOG218試験では3.1％，ICON7試験では3.5％で認められ，0.2～0.3％で死亡例も認められた。一方，静脈血栓症はGOG218試験では3.5～4.1％，ICON7試験では6.8％で認められたと報告されている。しかしながら，特に静脈血栓症は卵巣がんをはじめとした婦人科がんの罹患そのものが高リスクであり，プラセボ群でもGOG218試験では4.0％，ICON7試験では4.5％で認められている。

血栓塞栓症が疑われた場合には投与を中止し，臨床症状に従い画像検査を行って診断し，速やかに抗凝固療法をはじめとした治療を開始する。特に動脈血栓症と診断された場合は，再投与は行わない。

### f. 出血

腫瘍関連出血を含む，消化管出血（吐血，下血），肺出血（血痰，喀血），脳出血等が現れることや，鼻出血，歯肉出血，腟出血等の粘膜出血が現れることがある。GOG218試験では35.6～36.7％，ICON7試験では39.4％と報告されているが，多くはGrade 2以下の軽症であり，中枢神経系の出血はGOG218試験で0.5％，ICON7試験で0.4％であった。

## ❷ パゾパニブ

パゾパニブはマルチキナーゼ阻害薬であり，細胞増殖や血管新生に関与する複数のキナーゼを標的としており，悪性軟部腫瘍[20]や腎臓がん[21]等で抗腫瘍効果が認められる。本剤は化学療法歴のある悪性軟部腫瘍に対し適応があるため，産婦人科領域においては，主にセカンドライン以降の進行・再発子宮肉腫が適応となる。対象症例は稀ではあるが，使用できるレジメンが限られていることから，本剤投与時には患者の全身状態が良好でない場合も考えられるため，有害事象には注意が必要である。

特に，有害事象として高血圧や肝機能障害の発症例が多く，コントロール不良の際には，投与延期や休薬，投与中止を検討すべきである。その他，心機能障害，不整脈，間質性肺炎などが報告されている。

 ## おわりに

　緩和ケアはがんと診断されたときから必要に応じて行われるべきものであり，これら治療における有害事象（合併症）への対応も重要な緩和ケアの一つと位置付けられる。どんなに熱意をもってエビデンスに則った治療を行おうとしても，有害事象への対処がおろそかになれば，治療へのコンプライアンスが低下し，結果として適切な治療が完遂できないことも起こりうる。

　特に，初回治療の際はどうしても治療効果が優先されがちになるので，患者の訴えに耳を傾け，これら有害事象に起因する症状緩和に十分に気を配ることが肝要である。

●文献

1）Walker JL, Piedmonte MR, Spirtos NM, et al. Laparoscopy compared with laparotomy for comprehensive surgical staging of uterine cancer: Gynecologic Oncology Group Study LAP2. J Clin Oncol 2009; 27: 5331-5336

2）Janda M, Gebski V, Brand A, et al. Quality of life after total laparoscopic hysterectomy versus total abdominal hysterectomy for stage I endometrial cancer (LACE): a randomised trial. Lancet Oncol 2010; 11: 772-780

3）小林隆夫，中林正雄，石川睦男，他．産婦人科血栓症調査結果2001-2005．日本産婦人科・新生児血液学会誌 2008; 18: S3-4

4）日本循環器学会，他．肺血栓塞栓症および深部静脈血栓症の診断，治療，予防に関するガイドライン（2009年改訂版）
http://www.j-circ.or.jp/guideline/pdf/JCS2009_andoh_h.pdf

5）宇津木久仁子，荷見勝彦．女性性器癌手術が排尿，排便，性交渉に与える影響．日本臨床 2004; 62: 611-614

6）Sakuragi N, Todo Y, Kudo M, et al. A systematic nerve-sparing radical hysterectomy technique in invasive cervical cancer for preserving postsurgical bladder function. Int J Gynecol Cancer 2005; 15: 389-397

7）Fujii S, Takakura K, Matsumura N, et al. Anatomic identification and functional outcomes of the nerve sparing Okabayashi radical hysterectomy. Gynecol Oncol 2007; 107: 4-13

8）Niikura H, Katahira A, Utsunomiya H, et al. Surgical anatomy of intrapelvic fasciae and vesico-uterine ligament in nerve-sparing radical hysterectomy with fresh cadaver dissections. Tohoku J Exp Med 2007; 212: 403-413

9）Orr JW Jr, Holloway RW, Orr PF, et al. Surgical staging of uterine cancer: an analysis of perioperative morbidity. Gynecol Oncol 1991; 42: 209-216

10）Todo Y, Yamamoto R, Minobe S, et al. Risk factors for postoperative lower-extremity lymphedema in endometrial cancer survivors who had treatment including lymphadenectomy. Gynecol Oncol 2010; 119: 60-64

11）日本リンパ浮腫研究会 編. リンパ浮腫診療ガイドライン2014年版. 第2版. 金原出版, 東京, 2014

12）Bafna UD, Umadevi K, Savitha M. Closed suction drainage versus no drainage following pelvic lymphadenectomy for gynecological malignancies. Int J Gynecol Cancer 2001; 11: 143-146

13）Bai SW, Huh EH, Jung DJ, et al. Urinary tract injuries during pelvic surgery: incidence rates and predisposing factors. Int Urogynecol J Pelvic Floor Dysfunct. 2006; 17: 360-364

14）Vakili B, Chesson RR, Kyle BL, et al. The incidence of urinary tract injury during hysterectomy: a prospective analysis based on universal cystoscopy. Am J Obstet Gynecol 2005; 192: 1599-1604

15）日本癌治療学会 編. G-CSF適正使用ガイドライン2013年版 Ver.2. 金原出版, 東京, 2015

16）日本癌治療学会 編. 制吐薬適正使用ガイドライン2015年10月. 第2版. 金原出版, 東京, 2015

17）日本放射線腫瘍学会 編. 放射線治療計画ガイドライン2012年版. 金原出版, 東京, 2012

18）Burger RA, Brady MF, Bookman MA, et al. Incorporation of bevacizumab in the primary treatment of ovarian cancer. N Engl J Med 2011; 365: 2473-2483

19）Perren TJ, Swart AM, Pfisterer J,et al. A phase 3 trial of bevacizumab in ovarian cancer. N Engl J Med 2011; 365: 2484-2496

20）van der Graaf WT, Blay JY, Chawla SP, et al. Pazopanib for metastatic soft-tissue sarcoma (PALETTE): a randomized, double-blind, placebo-controlled phase 3 trial. Lancet 2012; 379: 1879-1886

21）Sternberg CN, Davis ID, Mardiak J, et al. Pazopanib in locally advanced or metastatic renal cell carcinoma: results of a randomized phase III trial. J Clin Oncol 2010; 28: 1061-1068

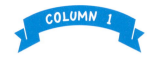

# 緩和医療における臨床試験の現状

東北大学病院　婦人科　島田 宗昭

鳥取大学医学部　生殖機能医学　野中 道子，出浦 伊万里，佐藤 慎也，大石 徹郎

　近年，婦人科悪性腫瘍研究機構（Japanese Gynecologic Oncology Group；JGOG）や日本臨床腫瘍研究グループ（Japan Clinical Oncology Group；JCOG）で行われた婦人科がん治療に関する臨床試験の成果は国際的にも高い評価を受けるに至った。近年の臨床研究におけるkey wordの一つに「quality of life；QOL」が挙げられる。がん治療における緩和医療は，「がん治療関連症状の緩和」と「病勢増悪したがん随伴症状の緩和」に大別され，がん治療中のQOL維持・向上を意識した臨床研究の成果が報告されている。しかしながら，婦人科がん緩和医療に関する研究の多くは症例報告や単施設の後方視的検討であり，多施設共同研究の機運は未だ熟成していない。

　本稿では，婦人科がん緩和医療における臨床研究の現状と課題について概説する。

## がん治療関連症状の緩和

　Oncologic outcome を担保しつつ，QOL維持を目的とした手術療法には「低侵襲手術」，「縮小手術」および「機能温存手術」があり，手術術式の開発ならびに手術適応基準が臨床研究として検討されている（表1）。「低侵襲手術」では，2016年5月現在，全国22施設で先進医療Aとして子宮頸がんⅠA2期，腫瘍径2cm以下であるⅠB1期およびⅡA期を対象として腹腔鏡下広汎子宮全摘出術が行われている。「縮小手術」に関しては，腫瘍径2cm以下である子宮頸がんⅠB1期を対象とした準広汎子宮全摘出術の非ランダム化検証試験（JCOG1101）が進行中である。「機能温存手術」として，早期卵巣がんにおける妊孕性温存の適否を検証する臨床試験（JCOG1203）が行われている。

　化学療法に関しては，薬物有害反応を最小化し，治療中のQOL維持を目指す臨床研究が行われている。JGOG3020試験は適切なステージング手術により診断された卵巣がんⅠ期に対する術後補助化学療法の要否を検討するランダム化第Ⅲ相試験であり，科学的に術後補助化学療法省略の妥当性が示されれば，薬物有害反応は回避できる（表1）。

　化学療法誘発性悪心嘔吐は患者のQOLを著しく損なう薬物有害反応であるが，『制吐薬適止使用ガイドライン』（第2版）の普及により嘔吐の制御は概ね良好になったものの，特に女性では難治性悪心の制御に苦慮することが多い。安部らは，高度催吐性リスク化学療法における難治性悪心に対して，アプレピタント＋パロノセトロン＋デキサメタゾン＋オランザピン4剤併用制吐療法の有効性を示した[1]。

　手足症候群はドキソルビシン塩酸塩（ドキシル®），ドセタキセルなどの化学療法で高

**表1　がん治療関連症状緩和に関する臨床研究（日本）**

| 臨床研究課題名 |
| --- |
| **手術療法** |
| 　**低侵襲手術** |
| 　　・腹腔鏡下広汎子宮全摘出術（先進医療A） |
| 　　・内視鏡下手術用ロボットを用いた腹腔鏡下広汎子宮全摘出術（先進医療B） |
| 　**縮小手術** |
| 　　・腫瘍径2cm以下の子宮頸癌ⅠB1期に対する準広汎子宮全摘出術の非ランダム化検証的試験<br>　　　（JCOG1101） |
| 　　・子宮頸癌手術におけるセンチネルリンパ節（SLN）の同定と生検の臨床的意義（UMIN000014476） |
| 　**機能温存手術** |
| 　　・上皮性卵巣癌の妊孕性温存治療の対象拡大のための非ランダム化検証的試験（JCOG1203） |
| 　　・浸潤子宮頸癌を対象とした妊孕能温存手術，abdominal radical trachelectomy（腹式広汎性子宮頸<br>　　　部切除術）の実施（UMIN000017209） |
| **化学療法** |
| 　・ステージング手術が行われた上皮性卵巣癌Ⅰ期における補助化学療法の必要性に関するランダム化第<br>　　Ⅲ相比較試験（JGOG3020） |
| 　・婦人科悪性腫瘍に対するシスプラチンを含む化学療法に伴う悪心・嘔吐の予防におけるアプレピタン<br>　　ト＋パロノセトロン＋デキサメタゾン＋オランザピン4剤併用の第Ⅱ相試験（KCOG-G1301） |
| **放射線治療** |
| 　・子宮頸癌術後再発リスク群に対する強度変調放射線治療（IMRT）を用いた術後同時化学放射線療法の<br>　　多施設共同非ランダム化検証的試験（JCOG計画中） |
| 　・子宮頸癌術後再発高リスク群に対する術後放射線治療と術後化学療法とのランダム化第Ⅲ相試験<br>　　（JGOG計画中） |

頻度に発現する薬物有害反応で，日常生活に支障を来し，化学療法完遂率低下の一因となる。筆者らはドキシル®化学療法を受けた再発卵巣がん87例を対象とした多施設共同研究により，サポーティブケア（生活指導，保湿），手足を包み込む形での局所冷却の有効性を報告した。

　口内炎は摂食量，コミュニケーション機能や活動性を低下させ，QOLを著しく損ない治療意欲を著しく減退させる薬物有害反応である。近年，口内炎発現に関与するプロスタグランジン$E_2$抑制効果を有する半夏瀉心湯内服により，プラセボ投与群に比して有意にGrade 2以上の口内炎発現率を低下させた[2]。

　婦人科がんに対して最もよく用いられるパクリタキセル/カルボプラチン併用化学療法の特徴的な薬物有害反応である末梢神経障害もQOLを著しく低下させ，日常生活に支障を来す。多施設共同研究の結果，牛車腎気丸/ビタミン$B_{12}$併用内服療法はビタミン$B_{12}$単独内服に比して，末梢神経障害増悪を抑制する可能性が示された[3]。

　『子宮頸癌治療ガイドライン』（2011年版）では，術後再発高リスク因子を有する子宮頸がんⅠB〜ⅡB期に対して，同時化学放射線療法（concurrent chemoradiotherapy；CCRT）が推奨されている。しかしながら，術後放射線治療は子宮頸がん術後下肢リンパ浮腫発現のリスク因子であることが報告されており[4]，JGOGでは「子宮頸癌術後再発高リスク群に対する術後放射線治療と術後化学療法とのランダム化第Ⅲ相試験」を計画している。

## 病勢増悪したがん随伴症状の緩和

　治癒困難な進行・再発がん患者に対する緩和医療の拡充は喫緊の課題であり，平成24〜28年度「がん対策推進基本計画」の重点的に取り組むべき課題として緩和ケアの推進が挙げられている。在宅緩和医療の導入促進が目標とされているが，がん随伴症状の緩和が得られない患者の在宅管理は困難である。したがって，病勢増悪したがん随伴症状に対する症状緩和を臨床研究により明らかにすることは極めて重要な課題となる。治癒困難な婦人科がん患者が直面するがん随伴症状は，がん性疼痛，悪性消化管閉塞（malignant bowel obstruction；MBO），治療抵抗性腹水貯留，下肢リンパ浮腫など多岐にわたる。

　治癒困難な子宮頸がん患者の約80％ががん性疼痛の緩和を必要としており，その多くは管理困難である神経障害性疼痛である[5]。神経障害性疼痛はオピオイドの効果が低いとされているが，非がん性疾患の神経障害性疼痛ではオピオイドの有効性も報告されている。「NPO法人 婦人科腫瘍の緩和医療を考える会（Japanese Society of Gynecologic Palliative Medicine；JSGPM）」では，「婦人科がん患者におけるがん性疼痛に関する多施設共同研究」により婦人科がん性疼痛のプロファイルを明らかにし，Numerical Rating Scale（NRS）4以上の神経障害性疼痛を有する婦人科がん患者を対象として，「婦人科がん患者における神経障害性疼痛の発現状況とオピオイドの有効性・安全性に関する検討」を開始した。

　MBOは婦人科がん，特に再発卵巣がん患者の約40％にみられるがん随伴症状であり，人工肛門造設やバイパス手術などの外科的手術あるいは薬物療法が症状緩和に有効とされている。外科的手術において最も重要なことは手術適応の判断であり，Perriらはアルブミン値，腹水量，年齢およびがん種（卵巣がん/非卵巣がん）を指標とした外科的手術適応基準を推奨している[6]。MBOに対する薬物療法では，ランダム化比較試験の結果，スコポラミンやブチルブロミドに比してオクトレオチドの有効性が示された[7]。

## おわりに

　再発卵巣がん患者の65％は生存期間の延長を，42％は治癒することをpalliative chemotherapyに期待し[8]，再発・進行がん患者の約20％は死亡2週間前まで化学療法を受けている[9]。治癒困難ながん患者に対して抗がん治療を選択する際に生じる究極の課題は，「抗がん治療（狭義）をどのタイミングで中止するか」に尽きる。したがって，再発・進行婦人科がん患者に対する抗がん治療（狭義）がいつまで継続されているか，本邦の現況を把握する必要がある。さらに，エビデンスレベルの高い効果的な緩和医療を明らかにしても，その医療を必要とする患者に適切に提供できる診療連携体制が地域ごとに存在しなければ，臨床研究の成果を患者に届けることはできない。

　2012年11月に設立されたJSGPMでは婦人科腫瘍の緩和医療の現状を把握し，より良い緩和医療を明らかにし，根治困難な婦人科がん患者の緩和医療を拡充するために多施設共同研究を開始した。JGOGにおいても，「支持・緩和医療委員会」を新設し，がん治療

の支持療法と緩和医療に関する全国規模の多施設臨床研究を可能とする体制を構築した。

　本邦の婦人科腫瘍医が一致団結して，日頃の緩和医療現場で感じている「clinical question」を多施設共同研究として明らかにし，婦人科がん患者の緩和医療拡充の一助とすることができれば幸いである。

●文献 ·······················································································································

1）Abe M, Hirashima Y, Kasamatsu Y, et al. Efficacy and safety of olanzapine combined with aprepitant, palonosetron, and dexamethasone for preventing nausea and vomiting induced by cisplatin-based chemotherapy in gynecological cancer: KCOG-G1301 phase II trial. Support Care Cancer 2016; 24: 675-682

2）Matsuda C, Munemoto Y, Mishima H, et al. Double-blind, placebo-controlled, randomized phase II study of TJ-14 (Hangeshashinto) for infusional fluorinated-pyrimidine-based colorectal cancer chemotherapy-induced oral mucositis. Cancer Chemother Pharmacol 2015; 76: 97-103

3）Kaku H, Kumagai S, Onoue H, et al. Objective evaluation of the alleviating effects of Goshajinkigan on peripheral neuropathy induced by paclitaxel/carboplatin therapy: A multicenter collaborative study. Exp Ther Med 2012; 3: 60-65

4）Deura I, Shimada M, Hirashita K, et al. Incidence and risk factors for lower limb lymphedema after gynecologic cancer surgery with initiation of periodic complex decongestive physiotherapy. Int J Clin Oncol 2015; 20: 556-560

5）Kim YJ, Munsell MF, Park JC, et al. Retrospective review of symptoms and palliative care interventions in women with advanced cervical cancer. Gynecol Oncol 2015; 139: 553-558

6）Perri T, Korach J, Ben-Baruch G, et al. Bowel obstruction in recurrent gynecologic malignancies: Defining who will benefit from surgical intervention. Eur J Surg Oncol 2014; 40: 899-904

7）Ripamonti C, Mercadante S, Groff L, et al. Role of octreotide, scopolamine butylbromide, and hydration in symptom control of patients with inoperable bowel obstruction and nasogastric tubes: a prospective randomized trial. J Pain Symptom Manage 2000; 19: 23-34

8）Doyle C, Crump M, Pintilie M, et al. Does palliative chemotherapy palliate? Evaluation of expectations, outcomes, and costs in women receiving chemotherapy for advanced ovarian cancer. J Clin Oncol 2001; 19: 1266-1274

9）Earle CC, Landrum MB, Souza JM, et al. Aggressiveness of cancer care near the end of life: is it a quality-of-care issue? J Clin Oncol 2008; 26: 3860-3866

# 5 婦人科がんと再発・再燃

天理よろづ相談所病院　産婦人科　藤原　潔

　我々が扱う婦人科がんは主として子宮頸がん，子宮体がん，卵巣がん（卵管がん，腹膜がんを含む）であり，それに加えて外陰がん，腟がんなどがあるが，その病態には各々異なった部分が多く，病変の進展や再発の形式も一様ではない。またその一次治療も異なったアプローチがとられることが多い。再発・再燃した場合には，転移性再発では共通の症状を呈することが多いが，局所再発の場合には原疾患の病態や選択される治療法の違いにより異なった症状を呈する場合もある。本稿では子宮頸がん，子宮体がん，卵巣がんが再発した場合に認められる，緩和ケアを要する症状について概説する。

## ◆◆ 転移性再発の場合

　転移性再発の場合に認められる症状は，原発臓器に特異的なものではなく各々の転移先の臓器に関連する症状がみられることが多い。

　呼吸器系への転移再発，すなわち肺転移，胸膜転移，がん性胸膜炎，胸水貯留，がん性リンパ管症などでは咳嗽，喘鳴，呼吸困難が認められる。

　消化器系への転移再発のうち，肝転移では初期には症状に乏しいことが多いが，上腹部の違和感，膨満感，疼痛を訴えることがある。病態が進行すると黄疸やそれに伴う皮膚掻痒感を認める場合もある。腹膜播種によるがん性腹膜炎では腹水貯留による腹部膨満感や腹痛，さらには消化管の通過障害（悪性消化管閉塞）を来す場合が多い。

　骨盤内や後腹膜のリンパ節への転移性再発では周囲臓器の圧迫症状が主な症状であり，頸部や鼠径リンパ節といった体表のリンパ節への転移では腫瘤の触知に加え，周囲臓器の圧迫症状，皮膚の発赤やびらん，さらに増悪すると潰瘍形成することもある。皮膚に潰瘍を形成した場合，嫌気性菌の感染に伴って強い悪臭を発するがん性皮膚潰瘍臭が認められることがある。またリンパ流を阻害する部位のリンパ節に再発を起こした場合には患側肢のリンパ浮腫も認められることがある。

　骨転移では骨破壊による疼痛に加え，病態が進行すると病的骨折を来す。病的骨折が脊椎，骨盤，下肢の長管骨といった荷重骨に発生した場合，歩行や姿勢の保持が困難になり，特に脊椎骨の骨折により脊髄に損傷が及ぶと麻痺を伴うようになりQOLは大きく低下する。また，骨融解が強い場合，高カルシウム血症を併発することがあり注意が必要である。

　脳転移は頻度が低いものの，運動麻痺や失語，視野障害といった巣症状や，頭痛，嘔

吐，意識障害といった脳圧亢進に伴う症状を呈し，これもまたQOLを大きく低下させることにつながる。

## ◆ 再発・再燃子宮頸がんとその症状

子宮頸がんの進展は子宮頸部から発生したがんが頸部間質に浸潤性に増殖し，子宮を越えて広がると側方では基靭帯に浸潤し，さらに病変が進行すると骨盤壁に至る。腹側方向では膀胱への浸潤を，背側方向に広がると直腸への浸潤を起こす。また，尾側では腟円蓋を越えて腟壁を腟入口部側に這うように浸潤する。すなわち，子宮頸がんは子宮頸部から局所に隣接する臓器に浸潤性に広がる傾向がある。リンパ行性転移は骨盤リンパ節から傍大動脈リンパ節，鎖骨上リンパ節に，血行性転移は肺，肝臓，腹腔，骨などに認められる。

一次治療は進行期により異なり，手術療法（単純〜広汎子宮全摘出術），放射線治療または同時化学放射線療法，化学療法が選択され，術後療法の必要がある場合には放射線治療，同時化学放射線療法または化学療法が適宜選択される。子宮頸がんの治療において放射線治療が多用されることは特徴的といってよく，再発の際に認められる症状や再発がんの治療法の選択に大きく影響する。

再発までの期間は1年以内47.4％，2年以内68.1％，5年以内95.7％で[1]，再発後の生存期間の中央値は約1年とされる[2]。

再発の好発部位は骨盤内では腟断端，子宮傍結合織再発が多く認められ，骨盤外では頸部リンパ節転移，傍大動脈リンパ節転移，骨転移，肺転移が多く肝転移も認められている[3]（表1）。

局所再発症例のうち腟断端に露出するものでは帯下の増加，性器出血が認められることが多く，膀胱，直腸浸潤が内腔に達すると血尿，下血を伴うようになる。さらに尿管・膀胱腟瘻や直腸腟瘻を認めることもある。また側方再発の場合，局所の違和感，疼痛に加え坐骨神経に対する圧迫による坐骨神経痛，下肢のリンパ浮腫，尿管の狭窄，閉塞による水腎症が認められることがある。再発腫瘍が大きい場合には血流障害を引き起こすことも考えられる。

**表1　子宮頸がん術後の再発部位**（文献3より）

| | |
|---|---|
| 腟断端 | 17 |
| 子宮傍結合組織 | 11 |
| がん性腹膜炎 | 6 |
| 頸部リンパ節 | 13 |
| 傍大動脈リンパ節 | 8 |
| 骨転移 | 12 |
| 肺転移 | 7 |
| 肝転移 | 2 |

再発子宮頸がんの治療は，照射野内の再発と照射野外の再発で異なる。骨盤内再発の中で初回治療時に放射線照射を受けていない症例または照射野外再発の症例では，放射線治療または同時化学放射線療法の適応となる。照射野内の再発には原則的には再照射が不可であるため，照射野内再発のうち再発腫瘍が骨盤壁に及ばない中央再発症例では子宮摘出術，骨盤除臓術等の手術療法や化学療法が考慮される。一方，側方再発症例では主として化学療法が考慮されるが，照射野内再発に対する化学療法は奏効率が低く，また手術療法の適応となる症例は少ないため，限られた症例を除いて，照射野内の再発症例に対する治療はbest supportive careが原則とならざるを得ない[4]。

##  再発・再燃子宮体がんとその症状

　子宮体がんは子宮体部の内膜に発生し子宮筋層内に浸潤性に増殖するが，子宮壁は厚い筋層を有するため隣接臓器への直接浸潤には比較的時間を要する。子宮頸部に浸潤するほか，腟壁へのスキップ状の転移，さらに子宮付属器への転移のほか，経卵管性の腹膜播種，さらに筋層浸潤が進行し筋層を穿破し子宮漿膜面を経ての腹腔内への転移を来す。リンパ行性転移は骨盤リンパ節から（または直接）傍大動脈リンパ節，鎖骨上リンパ節に及び，血行性には肺，肝臓，骨などにも転移を認める。

　一次治療としては手術療法が第一選択であり，基本術式としては子宮全摘出術，両側付属器切除術に加え後腹膜リンパ節郭清が行われる。本邦では術後補助療法として化学療法が用いられることが多く，放射線治療の役割は限定的であるが，欧米では術後放射線治療が用いられてきている。

　再発までの期間は1年以内31.3%，2年以内60.2%，5年以内93.9%とされる[5]。

　再発の好発部位は骨盤内では腟断端，子宮傍結合織，骨盤リンパ節を含む骨盤壁に多く認められ，骨盤外では肺転移，腹腔内転移（がん性腹膜炎），傍大動脈リンパ節転移，骨転移，肝転移，頸部リンパ節転移が多く認められている[5]（表2）。

　再発した場合の症状は子宮頸がんと同様で，局所再発症例のうち中央再発例で腟断端に露出するものでは帯下の増加，性器出血が認められることが多い。また側方再発の場合，局所の違和感，疼痛に加え坐骨神経に対する圧迫による坐骨神経痛，下肢のリンパ浮腫，尿管の狭窄，閉塞による水腎症が認められることがある。再発腫瘍が大きい場合には血流障害を引き起こすことも考えられる。

　再発子宮体がんの治療は，骨盤内再発が中央部再発で他に転移がなければ骨盤除臓術も考慮されるが，骨盤内再発の多くが遠隔再発を伴い，また骨盤除臓術が侵襲の大きな手術であることから適応となる症例は限られる。腟断端再発には放射線治療が奏効する場合があり，二次的治癒も期待される。転移性再発の場合でも単発性，限局性の場合には切除手術が適応となる場合がある。しかしながら，再発・再燃子宮体がんは多くの場合，遠隔転移を伴った多発性であり，化学療法やホルモン療法の適応となることが多い[6]。

**表2　子宮体がん術後の再発部位**（文献5より）

| Site | No.（%） |
|---|---|
| distant recurrence | 53（63.9） |
| pelvic recurrence | 24（28.9） |
| both | 6（7.2） |
| distant recurrence | |
| 　lung | 18（21.7） |
| 　intraabdominal（peritonitis carcinomatosa） | 16（19.3） |
| 　para-aortic lymph node | 12（14.5） |
| 　bone | 8（9.6） |
| 　liver | 8（9.6） |
| 　Virhow's node | 5（6.0） |
| 　mediastinal lymph node | 3（3.6） |
| 　spleen | 2（2.4） |
| 　heart | 1（1.2） |
| 　duodenum | 1（1.2） |
| 　ascending colon | 1（1.2） |
| 　psoas muscle | 1（1.2） |
| 　abdominal muscle | 1（1.2） |
| pelvic recurrence | |
| 　vaginal vault | 11（13.3） |
| 　parametrium | 10（12.0） |
| 　pelvis（including pelvic lymph node） | 9（10.8） |
| 　vaginal wall | 2（2.4） |
| 　bladder | 1（1.2） |
| 　vulva | 1（1.2） |

（n=83）

## 再発・再燃卵巣がんとその症状

　上皮性卵巣がんは卵巣の表層上皮から発生し，比較的早期に骨盤内の腹膜や子宮，対側の卵巣といった骨盤内臓器，そして骨盤外の腹腔内播種を起こし，さらに後腹膜リンパ節への転移や，肺や骨といった遠隔臓器へ転移して広がっていく。この腹腔内播種という進展様式が卵巣がんの再発パターンとその症状を特徴付ける。

　一次治療は，通常は手術療法としてstaging laparotomy/primary debulking surgeryを行った後に補助化学療法を行うが，optimal surgeryが困難と判断された場合には，術前化学療法を行ったのちinterval debulking surgeryが行われることがある。放射線治療が用いられる状況はほとんどない。

　再発までの期間は2年以内が多く，III，IV期では2年以内に55％，5年以内に70％が再発する[7]。再発後の生存期間の中央値は約2年といわれる[8]。

　再発の好発部位は腹腔内に多いことが特徴的であり，臓側・壁側の腹膜，腸間膜，腟断端，後腹膜リンパ節，表在リンパ節，肝臓，脾臓などにも認められている[9]（表3）。したがって，再発時の症状も子宮頸がん，子宮体がんとはやや異なった様相を呈する。腹腔内腫瘤やがん性腹症による腹水貯留により，腹部の膨満感，腹痛や腹部腫瘤の触知，さらに消化管の通過障害（悪性消化管閉塞）を起こす頻度が高く，患者のQOLを保つためには

**表3　卵巣がんの初回再発部位（n=112）**（文献9より）

久留米大学　1990〜2005

| | | |
|---|---|---|
| 腹腔内 | 33（29.5%） | 原発巣への再発<br>（55.4%） |
| 骨盤内 | 29（25.9%） | |
| 腟断端 | 17（15.2%） | |
| 後腹膜リンパ節 | 8（7.1%） | 遠隔転移再発<br>（44.6%） |
| 表在リンパ節 | 7（6.3%） | |
| 肝臓，脾臓 | 7（6.3%） | |
| 膀胱 | 3（2.7%） | |
| 骨 | 3（2.7%） | |
| 脳 | 2（1.8%） | |
| 肺 | 2（1.8%） | |
| 副腎 | 1（0.9%） | |

重複する場合は主たる病巣1カ所とした

腹水貯留と消化管閉塞のコントロールは特に重要である。

　再発卵巣がんの治療は前治療としての化学療法の有無，化学療法がある場合には初回の化学療法終了後から再発までの期間によって異なる。前回化学療法から6カ月未満の再発では二次化学療法が選択されるが，これらの症例では化学療法の感受性が低く，best supportive careを考慮すべき場合も存在する。前回化学療法がない症例や前回化学療法終了後6カ月を超える症例では，標準化学療法，あるいは前回と同一または類似の化学療法を行う。また症例によって腫瘍を残存することなく完全に切除できると考える場合にはsecondary debulking surgeryが選択されることがある[10]。

 ## まとめ

　再発・再燃した婦人科がんは一次治療としての手術療法，放射線治療，化学療法に加え様々な二次治療を受けていることがほとんどであり，手術による膀胱麻痺や尿路変更，人工肛門の造設，放射線治療による局所の浮腫，線維化，遷延性の腸炎や消化管の狭窄，多種類の抗がん薬による神経障害や腎障害などをはじめとする様々な症状がある上に，前述のような再発による症状が重なっていることも多い。再発がんの生存期間の中央値はいずれのがん種においても1〜2年と限られており，少数の症例を除き根治が困難なことが多く，治療の目的の大きな部分が延命に加えて症状の緩和であることを十分に理解して診療にあたる必要がある。

●文献
1）関場 香，福井秀樹. 子宮頸癌の手術後の再発. 産婦人科の実際 1984: 33: 163-169
2）van Nagell JR Jr, Rayburn W, Donaldson ES, et al. Therapeutic implications of patterns of recurrence in

cancer of the uterine cervix. Cancer 1979; 44: 2354-2361

3） 吉野内光夫, 中村圭一郎, 本郷淳司, 他. 子宮頸癌術後再発の予知. 産婦人科治療 1998; 77: 436-440

4） 日本婦人科腫瘍学会 編. 再発癌の主治療. 子宮頸癌治療ガイドライン2011年版. 金原出版, 東京, 2011

5） 竹島信宏, 梅沢 聡, 清水敬生, 他. 子宮体癌術後の再発に関する研究. 日本産科婦人科学会雑誌 1994; 46: 253-259

6） 日本婦人科腫瘍学会 編. 進行再発癌の治療. 子宮体がん治療ガイドライン2013年版. 金原出版, 東京, 2013

7） Heintz AP, Odicino F, Maisonneuve P, et al. Carcinoma of the ovary. FIGO 26th Annual Report on the Results of Treatment in Gynecological Cancer. Int J Gynaecol Obstet 2006; 95 Suppl 1: S161-192

8） Ozols RF. Systemic therapy for ovarian cancer: current status and new treatments. Semin Oncol 2006; 33 (2 Suppl 6): S3-11

9） 牛嶋公生. 婦人科癌再発例に対する治療 卵巣癌. 日本産科婦人科学会雑誌 2007; 59: N342-346

10） 日本婦人科腫瘍学会 編. 再発卵巣癌. 卵巣がん治療ガイドライン2015年版. 金原出版, 東京, 2015

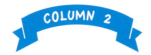

# 緩和ケアチームと婦人科がん

聖マリアンナ医科大学　緩和医療寄附講座

昭和大学横浜市北部病院　緩和医療科
西木戸 修

　婦人科がん患者は，腫瘍の摘出により妊孕性温存不可能となる危険性や，抗がん治療に伴う苦痛により家庭の役割，社会での関わりに影響を受けるため，治療早期からの緩和ケアの実践が必要である。このように婦人科がん患者に対する緩和ケアは，他の腫瘍と同様に多面的なアプローチが必要となるため，チームアプローチが重要となる。緩和ケアチーム（palliative care team；PCT）は，緩和ケアを専門とする医師，看護師等を含めたチームによる緩和ケアを行うため，様々な問題を抱えた婦人科がん患者に対し緩和ケアの提供が可能となる。

## 当院PCTの取り組み

　当院でも2009年3月にPCTが発足し，緩和ケアに対するコンサルテーションを開始した[1]。現在，当院PCTは多職種メンバー（医師，看護師，薬剤師，臨床心理士，作業療法士，医療ソーシャルワーカー，事務）で構成されている。PCTでは異なった専門性や役割をもつ者同士が，それぞれの専門性や役割に基づいて患者さんのおかれた状況を検討し，今後の方針についてお互いの情報や課題を共有し，解決するための最善の方法を探る必要がある[2]。このために週に1回のカンファレンスを開催しているが，多くのチームメンバーが専従ではなく兼任しているため，効率的で建設的なカンファレンス実施が重要となる。当院ではPCTが抱える問題点を解決する手段として，カンファレンスシートを作成し活用している。カンファレンスシートは電子カルテから展開することができる。当院で使用しているカンファレンスシートを図1に示す。患者の全身状態を評価するためにSupport Team Assessment Schedule日本語版（STAS-J）を基に作成し，患者基本情報（ID，氏名，年齢，疾患，カンファレンス実施日），performance state，痛みの部位，痛みの性質，PCTへの依頼内容，各職種の情報を記入できる。カンファレンスシートと緩和ケア実施計画書（図2）の項目を一致させることにより業務の効率化を図っている。カンファレンスシートはPCTメンバー間での患者情報の抽出や共有だけではなく，病棟スタッフも閲覧可能であるため，チームから病棟スタッフへの情報提供が可能となる。

　専門的な緩和ケアを提供するために，多くのPCTでは病棟スタッフからの依頼によりコンサルテーションが行われている。具体的には，オピオイド鎮痛薬の初回処方，タイトレーション，スイッチング，鎮痛補助薬，向精神薬・抗不安薬の提案，制吐薬・緩下薬の

**図1** カンファレンスシート

## PCT回診録

No.

| 氏名 | | ID | | 身長 | cm | 体重 | kg | 病棟 | |
| | | 性別 | 年齢 | 生年月日 | | | | 入院日 | |
| 病名 | | 転移部位 | | | | | キーパーソン | | |

| PCTからのコメント |
| --- |
| |

## カンファレンスシート

PCT No.

| PCT依頼 | | | 依頼日 | | | 介入日 | |
| --- | --- | --- | --- | --- | --- | --- | --- |
| 診療科 | 担当医 | | 担当看護師 | | 希望療養場所 患者: | | 家族: |

依頼目的 □ 疼痛コントロール □ 精神的サポート □ その他:

| 身体症状・STAS-J | | | | PS | |
| --- | --- | --- | --- | --- | --- |

痛み　NRS：　　呼吸困難　　　倦怠感　　　口渇　　　咳・痰　　　食欲不振　　　浮腫
腹部膨満感　　嘔気・嘔吐　　便秘　　　尿閉・失禁
抑うつ　　せん妄　　不眠　　　眠気　　その他

| 備考 | |
| --- | --- |

| 不安・STAS-J | |
| --- | --- |

本人　　　家族

| 備考 | |
| --- | --- |

| 病状認識・コミュニケーション・STAS-J | |
| --- | --- |

患者　　　　家族　　　　患者と家族　　　職種間　　患者・家族に対する医療スタッフのコミュニケーション

| 備考 | |
| --- | --- |

| 放射線 | | 担当 | |
| --- | --- | --- | --- |
| 照射 □無 □有 | 備考 | | |

| MSC | | 担当 | |
| --- | --- | --- | --- |
| 家族背景 | | 居住地 | |
| 社会保障 | □ 健康保険　□ 障害認定　□ 介護保険　□ その他: | | |
| 備考 | | | |

| 薬剤 | | | | | | 担当 | |
| --- | --- | --- | --- | --- | --- | --- | --- |
| NSAIDs アセトアミノフェン | オピオイド | 鎮痛補助薬 | 抗不安 精神病薬 | 制吐剤 | 下痢 | その他 | |
| | | | | | | | |

| 経口モルヒネ換算 | mg/day | 備考 | |
| --- | --- | --- | --- |

| リハビリテーション | | | | | | | | | | 担当 | |
| --- | --- | --- | --- | --- | --- | --- | --- | --- | --- | --- | --- |
| ADL | 食事 | 移乗 | 整容 | トイレ動作 | 入浴 | 平地歩行 | 階段昇降 | 更衣 | 排便管理 | 排尿管理 | Barthel Index |
| | 点 | 点 | 点 | 点 | 点 | 点 | 点 | 点 | 点 | 点 | ／100点 |
| リハ内容 | 歩行練習 | | | | | | | | | | |
| 備考 | | | | | | | | | | | |

| 栄養 | | BMI | 基礎エネルギー消費量 | kcal | 投与kcal | 摂取kcal |
| --- | --- | --- | --- | --- | --- | --- |
| 経口栄養 | | | | | | |
| 経腸栄養 | | | | | | |
| 経静脈栄養 | | | | | | |
| 持ち込み食 | | | | 経口摂取率 | % 合計摂取量 | kcal |
| 備考 | | | | | | |

| 検査データ | | | | | 測定日 | |
| --- | --- | --- | --- | --- | --- | --- |

WBC $10^3/\mu L$　Hb: $g/dL$　Lymph: $\%$　TP: $g/dL$　Alb: $g/dL$
Cre: $mg/dL$　BUN: $mg/dL$　Na: $mEq/L$　K: $mEq/L$　Ca: $mg/dL$　CRP: $mg/dL$

| PCTスタッフ | | □継続 □終了 次回の回診日 | | | | |
| --- | --- | --- | --- | --- | --- | --- |
| 医師 | 看護師 | 臨床心理士 | MSW | 薬剤師 | リハビリ部 | 管理栄養士 |
| | | | | | | |

聖マリアンナ医科大学病院　PCT

**図2　緩和ケア実施計画書**

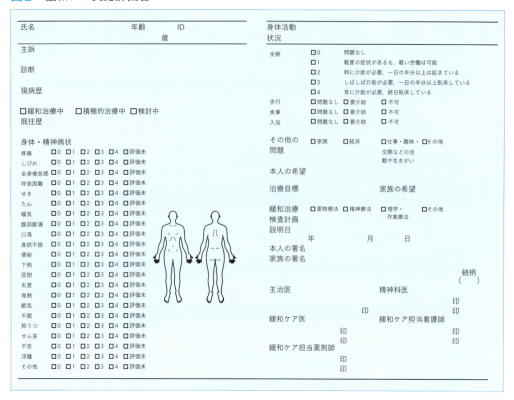

調整，神経ブロック，輸液の減量，精神症状への対応，栄養相談など，主治医に対して様々な提案を行う[1]。専門的緩和ケアを提供する内容もPCT構成メンバーによって異なることがある。当院PCTには専任のペインクリニック専門医が在籍しているため，積極的に神経ブロック療法を行っている。神経ブロック療法はPCT介入患者の12.9％に施行されており，硬膜外ブロック，くも膜下フェノールブロック，末梢神経ブロック，腹腔神経叢ブロックなどを行っている[3]。このように施設の規模や専門性により，一定の水準を維持しつつ各PCT活動の特徴を引き出すべきである。

### PCT介入の症例

　PCTの介入により早期の緩和ケアが実践され，症状緩和，療養先の決定が可能となった症例を提示する。

　60代，女性。X-5年，子宮体がんⅠc期に対し準広汎子宮全摘出術，骨盤内リンパ節郭清術，術後化学療法を施行した。X-2年に肺転移，骨盤内腹膜播種が出現した。化学療法の副作用に対する苦痛の恐怖心から，追加化学療法を受けることを拒否した。主治医から全身倦怠感，食欲不振の症状緩和のためにPCTへ紹介となった。本人のPCTに対する要望は，症状緩和よりも化学療法を選択するか，今後の家族への負担，今後の見通しについ

ての情報を提供することであった。化学療法看護認定看護師と共に化学療法の際に予想される副作用とその対策を伝えた。療養先として自宅で過ごすための環境調整，緩和ケア病棟の施設情報提供を地域連携室スタッフと共に行った。ソーシャルワーカーとは，遠方の墓地の整理，子ども，孫に対しての遺産分与の方法について助言を行った。本人は化学療法を行わず，外来に通院しながら在宅で療養を行うことを選択した。X-1年，胸痛，呼吸困難が出現し，経口モルヒネと在宅酸素療法を導入した。訪問看護師の定期訪問も開始し在宅での療養環境の調整を行った。X年，右胸水貯留，呼吸困難が増悪し緊急入院となった。外来に引き続きPCTは病棟スタッフと共に治療にあたった。本人，家族ともに速やかな自宅療養を強く望んでいることを病棟スタッフに伝えた。持続モルヒネ静脈内投与と胸腔穿刺後，胸水持続吸引を行った。中心静脈ポート留置，持続モルヒネ静脈内投与をpatient controlled analgesia（PCA）に変更し，入院後10日で退院した。その後，自宅で死亡となった。

　近年，PCTには外来通院中から患者さんの症状緩和や関係性を構築することが求められている。この症例のように外来通院中から患者さんと家族の関係構築を行うことで，通院から入院，入院から退院といった治療の流れのなかで途切れない緩和ケアの提供が可能となる。

●文献 ∙∙∙∙∙∙∙∙∙∙∙∙∙∙∙∙∙∙∙∙∙∙∙∙∙∙∙∙∙∙∙∙∙∙∙∙∙∙∙∙∙∙∙∙∙∙∙∙∙∙∙∙∙∙∙∙∙∙∙∙∙∙∙∙∙∙∙∙∙∙∙∙∙∙∙∙∙∙∙∙∙∙∙∙∙∙∙∙∙∙∙∙

1） 西木戸 修，舘田武志．聖マリアンナ医科大学病院緩和ケアチームの活動報告 -緩和ケアチーム結成から1年間を振り返って．聖マリアンナ医科大学雑誌 2012; 39: 273-277
2） 日本緩和医療学会 専門的・横断的緩和ケア推進委員会．Ⅱ．コンサルテーションとは．緩和ケアチーム活動の手引き．2013, pp3-4
https://www.jspm.ne.jp/active/pdf/active_guidelines.pdf
3） Osamu N, Takeshi T, saori T, et al. Efficacy of nerve block in patients with cancer pain: a retrospective study. J. St. Marianna Univ 2014 ;5 :17-21

# 6 痛み：侵害受容性疼痛

昭和大学横浜市北部病院　緩和医療科　横山 和彦
（よこやま かずひこ）

## 痛みの定義

　国際疼痛学会（International Association for the Study of Pain）は「痛み」を「実際の組織損傷や潜在的な組織損傷に伴う，あるいはそのような損傷の際の言葉として表現される，不快な感覚かつ情動体験」と定義[1]している。言葉では伝達できなくても，その個人が痛みを感じ，痛みを緩和する適切な治療を必要としている可能性を否定できない[1]。痛みとはこのように患者の主観的な"訴え"であり，様々（身体的，精神的，社会心理的，スピリチュアル）な要素に多分に影響を受ける（**表1**）[2]。そのため他人がその痛みについて客観的に評価することは困難ではあるが，できる限り正確な評価を速やかに行い，評価に基づいて治療やケアを行うことが重要である。

## 痛みの分類

　がん疼痛は侵害受容性疼痛と神経障害性疼痛（**74頁〜**）に分類されるが，両者が混在していることが多い（**表2**）[3]。

　組織に侵害刺激（機械・熱・化学刺激）が加わったり組織損傷や炎症が生じたりすると，侵害受容器が興奮し，痛みの伝導路を電気信号が伝達し，脳において痛みを認知する。侵害受容性疼痛とは侵害受容器を介した痛みであり，組織を損傷するか，その危険性をもつ侵害刺激が加わったために引き起こされる痛みであり，体性痛と内臓痛に分類される。

**表1　痛みの感じ方に影響を与える因子**

| 痛みの感じ方を増強する因子 | 痛みの感じ方を軽減する因子 |
|---|---|
| 怒り | 受容 |
| 不安 | 不安の減退　緊張の緩和 |
| 倦怠感 | 創造的な活動 |
| 抑うつ | 気分の高揚 |
| 不快感 | 他の症状の緩和 |
| 深い悲しみ | 感情の発散　同情的な支援 |
| 不眠　疲労感 | 睡眠 |
| 痛みについての理解不足 | 説明 |
| 孤独感　社会的地位の喪失 | 人とのふれあい |

（武田文和 監訳. トワイクロス先生のがん患者の症状マネジメント第2版. 医学書院, 2010, p13より）

表2 痛みの分類

| 分類 | 侵害受容性疼痛 | | 神経障害性疼痛 |
|---|---|---|---|
| | 体性痛 | 内臓痛 | |
| 障害部位 | 皮膚，骨，関節，筋肉，結合組織などの体性組織 | 食道，胃，小腸，大腸などの管腔臓器<br>肝臓，腎臓などの被膜をもつ固形臓器 | 末梢神経，脊髄神経，視床，大脳などの痛みの伝達路 |
| 侵害刺激 | 切る，刺す，叩くなどの機械的刺激 | 管腔臓器の内圧上昇<br>臓器被膜の急激な進展<br>臓器や周囲組織の炎症 | 神経の圧迫，断裂 |
| 例 | 骨転移局所の痛み<br>術後早期の創部痛<br>筋膜，骨格筋の炎症に伴う痛み | 消化管閉塞に伴う腹痛 | がんの腕神経叢浸潤に伴う上肢のしびれ<br>脊椎転移の硬膜外浸潤，脊髄に伴う痛み<br>化学療法後の手足の痛み |
| 痛みの特徴 | 局在が明瞭な持続痛が体動に伴って増悪する | 深く絞られるような，押されるような痛み<br>局在が不明瞭 | 障害神経支配領域のしびれ感を伴う痛み<br>電気が走るような痛み |
| 随伴症状 | 骨転移に伴う関連痛 | 悪心・嘔吐，発汗などを伴うことがある<br>病巣から離れたところに関連痛 | 知覚低下，知覚異常，運動障害を伴うことが多い |
| 治療の特徴 | 突出痛に対するレスキュー薬の使用が重要 | オピオイドが有効なことが多い | 難治性で鎮痛補助薬が必要になることが多い |

（日本緩和医療学会 編．がん疼痛の薬物療法に関するガイドライン2014年版．金原出版，2014，p18より，一部改変）

　体性痛は皮膚や骨，関節，筋肉，結合組織などの体性組織がダメージを受けた結果引き起こされる痛みであり，骨転移の痛みや術後早期の創部痛，筋膜や筋肉の炎症に伴う痛みなどが含まれる。痛みの部位が限局していることが多く，体動に伴って痛みは増強する。通常，非オピオイド鎮痛薬，オピオイド鎮痛薬が有効であるが，体動時にはレスキュー薬が必要なことが多い。内臓痛は食道，小腸，大腸などの管腔臓器の炎症や閉塞，肝臓，腎臓などの被膜の炎症や腫瘍による圧迫，被膜の伸展による痛みである。内臓へのがんの浸潤，圧迫によって発生する。鈍く圧迫されるような局在がはっきりしないような痛みであり，オピオイド鎮痛薬が効果を示すことが多い[3]。

## ◆◆ 痛みの包括的評価

　がん疼痛は，がんのどの時期にも起こりうる症状である。痛みのある患者では速やかに適切に評価を行い治療することが重要である。痛みを的確に評価することにより，どのような治療方針を選択していくかが決められる。すべての痛みが，がんによって引き起こされている痛みとは限らない。身体所見，画像所見，血液検査所見を組み合わせて，痛みの原因を判断することが大切である。さらに問診が重要である。患者，家族より現病歴や既往歴，生活歴や以前の様子等を聴取することが評価の一助になる。複数の部位に異なった

原因の痛みが生じることもあるため，注意が必要である。痛みの局在や性質から，新たに出現した病変（再発や転移）を早期発見することができ，適切な時期にがん治療を開始することも可能になる。

## ❶身体所見

まず患者の全身状態を確認する。表情，呼吸状態，落ち着きのなさ，バイタルサインなどは，患者の苦痛症状を評価する上で重要な項目になる。さらに皮膚色や拘縮，筋萎縮がないかどうか診察する。次に，痛みの部位に皮膚転移や創，帯状疱疹や褥瘡などがないかどうか確認する。関連痛とは病巣の周囲や病巣から離れた場所に発生する痛みのことである。この場合には，デルマトームやヴィセロトームを理解する必要がある。姿勢や歩行の仕方も参考になる。圧痛，叩打痛や異常感覚はないか，痛みが軽減もしくは増強する姿位はどうかなどを確認する必要がある。筋力低下や左右差がないかなどを見ることも大切である。

## ❷画像所見

患者に負担をかけない範囲で行うことが望ましいが，的確な診断をするために必要な検査を行う。腫瘍や体腔液の存在を確認するためには超音波検査が有用である。胸腹部X線検査は胸腹水の有無や肺炎，イレウスなどの評価に有用である。さらにCTやMRIでは腫瘍の大きさや性状，位置，転移や浸潤状態などが評価できるので，痛みと腫瘍の関連を評価する上で重要な検査である。

## ❸血液検査所見

炎症の有無や貧血，栄養状態，肝腎機能異常を評価することで，出血や転移，悪液質の状態などを知ることができる。

## ❹問診（病歴聴取）

今までの治療歴や，使用した薬剤による副作用や合併症などを知ることができる。既往歴や生活歴，薬剤アレルギーや喫煙歴などを聞くことが，その後の薬剤使用の判断材料として重要になる場合がある。既往疾患治療のために服用している薬剤との相互作用に注意することも必要である。また，患者，家族と話すことにより，病気や治療に対する認識や理解，その時々の感情などを知ることができるかもしれない。

## ❺痛みの評価

### a. 痛みの原因

痛みの原因は様々考えられ，すべてががんによって引き起こされているとは限らない。がん患者にみられる痛みは

① がんそのものに起因する痛み（組織の浸潤，神経圧迫・浸潤，骨転移など）

② がん治療によって起こる痛み（手術後瘢痕，化学療法によるしびれなど）

③ がんに関連する痛み（口内炎，便秘，廃用，褥瘡など）

④ がんには関係のない痛み（頭痛，三叉神経痛，頸椎症，脊柱管狭窄症など）

に分類される[4]。②〜④の痛みは非がんの痛みであって，①のがんそのものによって引き起こされる痛みとは治療方針が異なる。そのためにも，原因の鑑別が重要になる。

### b．痛みの強さ

痛みの強さの感じ方はそれぞれ違うため，その患者ごとに評価する必要がある。治療効果判定のためにも初診の段階で評価することが重要である。"今"の痛み，一番痛い時，軽い時，1日の平均した痛みに分けて考えるとよい。また，安静時の痛み，体動時の痛みなどを聴取することで治療方法を決める参考になることもある。体動時に増強する痛みの特徴は完全な疼痛コントロール困難であることを，患者にあらかじめ伝えておくことが大切である。

痛みの強さの評価法として，NRS（Numerical Rating Scale：痛みの強さを0〜10に分け，まったく痛みがない場合を0，最悪の痛みを10として患者に点数を問う），VAS（Visual Analogue Scale：100mmの線の左端を「痛みなし」，右端を「最悪の痛み」として患者に印をつけてもらう），VRS〔Verbal Rating Scale：痛みの強さを段階的に表記（例えば痛みなし，少し痛い，痛い，かなり痛い，耐えられないくらい痛い）して患者に選んでもらう〕，FPS（Face Pain Scale：今の痛みに一番合う顔を選んでもらうことで評価する）等がある[5]。基本的には患者の痛みの訴えで評価するが，医療者が他覚的に評価できる方法としてSupport Team Assessment Schedule日本語版（STAS-J）がある。0〜4の5段階で症状の程度を評価する方法である[6]。

### c．痛みのパターン

痛みは持続痛と突出痛に分けられ，これらが組み合わされて構成されている。持続痛とは，日内変動はあるものの1日中続いている痛みである。突出痛は，持続痛の有無や程度，治療の有無にかかわらず発生する一過性の痛みの増強とされているが，統一された定義はない。痛みのパターンを知ることは治療方針を決定する上で重要である。

### d．痛みの部位

痛みのある部分を記録する。1カ所とは限らないため，他に痛い場所がないかを確認することが必要である。しびれや異常感覚で訴える場合があることも注意を要する。狭い範囲に局在する体性痛や，広い範囲にはっきりしない痛みとして訴えられる内臓痛など，身体所見や画像所見と合わせて病変の有無を確認する。

### e．痛みの性質

前述したように，痛みではなくしびれや異常感覚として訴える場合があるため，患者が使う表現のままに記録することが大切である。体性痛ではズキズキするような痛み，鋭い痛み，刺すような痛みなどと表現され，内臓痛では鈍い痛み，重苦しい痛み，ひきつるよ

うな痛み，神経障害性疼痛ではジンジンするような痛み，焼けるような痛み，電気が走るような痛みなどと表現されることが多い。

### f. 痛みの経過

　痛みがいつから始まったか，きっかけはあるのか，以前からあった痛みではないかなどを確認する。最近始まった痛みは，新たな病変の出現を疑わせる所見かもしれないので注意を要する。突然起こる痛みの出現は，骨折，消化管穿孔，出血などの可能性があり，急激な変化を起こす場合がある。また，痛みが持続するのか，間欠的なのか，痛みが増悪する時間があるのかなどを知ることが治療の助けになることがある。

### g. 痛みの感じ方に影響を与える因子（表1）[2]

　痛みがひどくなる，軽くなるような要因についても尋ねることが大切である。痛みは様々な因子に影響を受けるため，痛みが増悪する原因を避け，緩和する方法を取り入れる。

### h. 痛みの生活への影響

　痛みが日常生活や社会生活にどの程度支障を来しているのかを判定する。今ある痛みで困っているかどうか，痛みが多少残存していても眠気がなく生活できることを大切に思っているかもしれないなど，患者ごとに価値観の違いがあることを知るべきである。そのためにも，治療の目標を立てて開始することが望ましい。睡眠障害がないかどうか，安静時の痛みはどの程度なのか，そして動いたときには増強するのかどうか，さらには患者が大切にしていることが行えているかどうかといった治療のゴールを，各々で設定することが大切である。また，行っている治療に満足できているかを確認することも重要である。

## ◆ 痛みの治療

　痛みを十分に評価したのち，その原因に沿って治療計画を検討することが必要である。痛みの治療は達成可能な目標を設定することが大切であり，夜間痛みで目を覚ますことがないこと，安静時に痛みがないこと，そして体動時に痛みがないこと，と目標を段階的に設定する。最終的には以前の生活に近付けていくことが求められる。

　がん疼痛治療の成績の向上を目指して作成された「WHO方式がん疼痛治療法」に従ってマネジメントしていくことが肝心である[7]。基本的には鎮痛薬治療，鎮痛薬以外の方法，そしてケアを併用して鎮痛を図る。痛みに対して行った治療の効果があったかどうか確認することを忘れてはならない。

### ❶基本的な鎮痛薬による治療の考え方

　WHO方式がん疼痛治療法[7]におけるがん疼痛治療は，基本的には鎮痛薬の使用が主役である。治療にあたっては「鎮痛薬使用の5原則」および痛みの強さによる鎮痛薬の段階的な使用法を示した「三段階除痛ラダー」（図1）が基本になる。

**図1　三段階除痛ラダー**

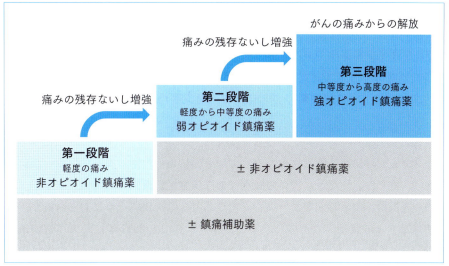

（文献7より，一部改変）

---

**「鎮痛薬使用の5原則」**

1. 経口投与を基本に（by mouth）

   経口投与は簡便で用量調節が容易であり，なにより患者が自分で行うことができるために推奨される。最近では患者ごとに適した投与経路を選択するといった考えもある。

2. 時刻を決めて規則正しく（by the clock）

   持続痛に対しては一定の間隔で規則正しく使用することが大切であり，必要量は患者の安静時の痛みが消える量にすべきである。

3. 三段階除痛ラダーに沿って（by the ladder）

   除痛ラダー（図1）に従い，患者の痛みの強さに合わせて鎮痛薬を選択する。効果不十分な場合には一段高い鎮痛薬を追加もしくは上段の鎮痛薬へ切り替える。痛みの種類によっては鎮痛補助薬を併用する。

4. 患者ごとに個別的な量で（for the individual）

   オピオイドの効果には個人差があるため，効果判定を繰り返しながら副作用対策を行い，レスキュー薬を使用しながら個々の患者に最適な投与量を設定する。その後も定期的に評価し，薬剤の調整を行う。

5. その上で細かい点に配慮（with attention to detail）

   鎮痛薬の副作用には，きめ細やかに対応する。患者や症状の変化にも注意を払って対処することが大切である。

## ❷薬物治療

### a. 非オピオイド鎮痛薬

　がん疼痛ではWHO三段階除痛ラダーに沿って痛みの治療を開始する。第一段階で選択する薬剤は非オピオイド鎮痛薬である。非オピオイド鎮痛薬には，痛みや発熱に対して日常的に使用しているアセトアミノフェンや非ステロイド性抗炎症薬（NSAIDs）がある。アセトアミノフェンは「解熱鎮痛薬」，NSAIDsは「消炎解熱鎮痛薬」に位置付けられている。

#### ①アセトアミノフェン

　アセトアミノフェンは鎮痛，解熱作用を有しているが抗炎症作用は有していない。軽度の痛みであれば，古くから使用されている薬剤であり安全性が確立されているアセトアミノフェンを第一選択薬とするのが望ましい。がん疼痛では効果が弱そうに思われるが，海外に比較し使用量できる量が少なかったためであり，本邦でも2011年に最大用量が海外と同様の4g/日に改定され，600〜800mg/回，6時間毎で開始し1,000mg/回まで増量可能である。さらに2013年からアセトアミノフェン静注剤が使用可能となり，内服困難な患者にも投与できるようになった。作用機序は十分にはわかっていないが，大脳皮質や視床に作用して解熱鎮痛効果を発揮すると考えられている。肝臓で代謝され腎より排泄される。副作用は，NSAIDsのような胃腸障害や腎機能障害などは少なく，肝毒性による肝機能障害が挙げられる。

#### ②NSAIDs

　NSAIDsの大きな特徴は，鎮痛，解熱作用に加えて「抗炎症」作用を持ち合わせている点である。NSAIDsは炎症を伴うような痛み，骨転移痛などでは第一選択[8,9]としたいが，それ以外の痛みや腎機能障害，消化性潰瘍の既往，出血傾向のある場合では，アセトアミノフェンを第一選択とすることが望ましい。アセトアミノフェンやオピオイド鎮痛薬は中枢に作用して鎮痛効果を発揮するが，NSAIDsは末梢の侵害受容器に作用して効果を発揮する。NSAIDsは，炎症がある局所でシクロオキシゲナーゼ（cyclooxygenase；COX）を阻害して，痛みの原因であるプロスタグランジン産生を阻害することで鎮痛効果を発揮する。COXにはCOX-1，COX-2が存在する。COX-1は多くの正常細胞や組織に存在し身体機能の維持に関与している。一方，COX-2は炎症に伴い誘導される[3]。NSAIDsは多くの種類が存在し，程度の差はあるものの，COX-1およびCOX-2どちらの活性も抑制する。NSAIDsの副作用はCOX-1を阻害することによる胃腸障害，腎機能障害，出血傾向などであり，胃腸障害の予防薬を併用する。しかし，COX-2選択性の高い薬剤でも胃腸障害や腎機能障害の副作用は低いが，胃腸障害の予防薬を併用することが望ましい。アセトアミノフェンとは作用機序が異なるため併用しても構わない。

### b. オピオイド鎮痛薬

　第一段階のアセトアミノフェンやNSAIDsで十分な効果が得られない場合に，三段階除痛ラダー（図1）に沿ってオピオイド鎮痛薬を開始する。オピオイド鎮痛薬とは主にμオ

ピオイド受容体を介して鎮痛作用を発現する医療用麻薬のことである。

オピオイド鎮痛薬には多くの種類があり，投与経路も様々である。それぞれの特徴を考えて適切に選択することが望ましい。

### ①トラマドール

なんといってもトラマドールの「売り」は，いわゆる麻薬ではない点にある。医療用麻薬の服用に抵抗を示す患者には受け入れられやすいと思われる。μオピオイド受容体との親和性は弱いが，セロトニン・ノルアドレナリン再取り込み阻害作用を有していると考えられている。すなわち鎮痛補助薬の効果（下降性抑制系の賦活化作用）を併せ持っていることになるため，神経障害性疼痛にも効果を示す可能性がある。有効限界があるといわれており，日本では適用上400mg/日までとされている。肝臓で代謝され腎臓から排泄される。悪心・嘔吐，便秘などの副作用は軽度であるが対策の準備は必要である。けいれんの既往がある場合，けいれん発作を起こすことがあるので注意を要する。

### ②コデイン

コデイン自体のオピオイド受容体親和性は弱いが，肝臓でモルヒネに代謝されて鎮痛効果を発揮する。弱オピオイドに分類され，モルヒネのおよそ1/6〜1/10程度の鎮痛作用を有している。また，コデインは「鎮痛作用」のほかに「鎮咳作用」や「止瀉作用」を持ち合わせている。主な副作用はモルヒネと同様に便秘，悪心・嘔吐，眠気である。コデインは代謝酵素の関係で投与量300mg/日が有効限界とされている。この場合には，強オピオイドへの切り替えが必要になる。

### ③モルヒネ

古くから研究され使用されてきたため，エビデンスが比較的多く存在する。μオピオイド受容体に対する選択性が高い。徐放製剤，速放製剤，坐剤，注射製剤があり，投与経路も多彩に選択できる。肝臓で代謝され腎臓から排泄される。代謝産物として10%程度がモルヒネ-6-グルクロニド（M6G）に代謝されるが，これは鎮痛作用を有しており，腎機能低下時には蓄積する危険性があり注意が必要である。副作用は悪心・嘔吐，便秘，眠気である。

### ④オキシコドン

徐放製剤，速放製剤，注射製剤がある。副作用は悪心・嘔吐，便秘そして眠気で，他のオピオイド鎮痛薬と変わりない。オキシコドンのほとんどは肝臓で代謝され，腎臓で排泄される。モルヒネとは異なり，代謝産物に鎮痛活性はほとんどないため，腎機能障害時にも比較的安全に使用できる。

### ⑤フェンタニル

経皮吸収剤，口腔粘膜吸収剤，注射製剤がある。合成オピオイドであり，麻酔補助薬として使用されてきた経緯がある。フェンタニルは脂溶性であり経皮吸収が良好である。経皮吸収剤は，生体内での利用率にばらつきが大きく，調節性は経口剤や注射剤には劣っているため，他のオピオイド鎮痛薬で用量を調節してから切り替える必要がある。貼付部位

の温度が上昇すると吸収量が増加し過量となる危険性があるため，外部熱源への接触，高い温度での入浴を避け，発熱時には十分に観察する必要がある。肝臓で代謝され腎臓から排泄される。代謝産物は非活性である。副作用は悪心・嘔吐，便秘，眠気であるが，他のオピオイド鎮痛薬よりも軽度である。レスキュー薬として使用される口腔粘膜吸収剤は，内服のできない場合でも有用であるが，用量設定が他のレスキュー薬と異なるため注意を要する。

### ⑥タペンタドール

ドイツで開発され，欧米では2008年から使われ始めた新しいオピオイドである。日本では2014年から徐放製剤が発売された。μオピオイド受容体に対する作用に加えて，ノルアドレナリン再取り込み阻害作用を有していると考えられている。トラマドールと同様に，鎮痛補助薬の作用を併せ持つことにより神経障害性疼痛に対する効果も期待される。肝臓で代謝され腎臓で排泄される。代謝産物は鎮痛活性がないため，腎機能障害時にも安心して使用できる。主な副作用は他のオピオイド製剤と同様に悪心・嘔吐，便秘，眠気である。

### ⑦メサドン

μオピオイド受容体に対する親和性およびNMDA受容体拮抗作用により鎮痛効果を発揮すると考えられている[10]。本邦では経口製剤が認可されている。内服開始後の血中濃度の安定に約1週間を要する。副作用としてQT延長および呼吸抑制の報告があり，その使用には十分な注意を要する。いろいろな鎮痛薬を用いても除痛に難渋する場合に使用されるオピオイド鎮痛薬であるが，管理方法が複雑である，薬物相互作用が多い，重篤な副作用があることなどから，使用する場合は専門家に相談することが望ましい。

## ❸薬物療法以外の治療法

薬物だけでは緩和困難な痛みに対して，放射線治療や神経ブロックが選択されることがある。詳しくは別項に譲るが，その適応，メリット・デメリットを十分に説明の上，選択することが望ましい。

## ❹ケア

がん疼痛に対しては，薬物療法ばかりではなく，患者のケアを並行して行うことが大切である。患者の位置を適切に保つポジショニングは，痛みを軽減させたり，患者の皮膚損傷のリスクを軽減させたりすることができる。温罨法は，体の一部に温熱刺激を与えることによって局所の疼痛を緩和させる方法である。静脈還流，リンパ循環，筋緊張を軽減させるマッサージ，身体的や精神的に落ち着かせるために様々な方法で行うリラクゼーションなど，エビデンスレベルは高くはないが家族が治療に参加できるなどの利点もある。

## ◆◆ まとめ

　よく言われていることかもしれないが，がん疼痛は患者の正常な判断力をも阻害してしまうため，痛みの原因を評価し適切に速やかに治療することが必要である。患者が「早く終わらせてほしい」とならないために大切なことは，患者の訴えに真摯に向き合うこと，なんとしてでも苦痛を軽減させ患者に寄り添うことである。

●文献

1）日本ペインクリニック学会用語委員会 訳.国際疼痛学会 痛み用語2011年版リスト.2012
　　http://www.jspc.gr.jp/pdf/yogo_04.pdf

2）武田文和 監訳.トワイクロス先生のがん患者の症状マネジメント 第2版.医学書院,東京,2010,p13

3）日本緩和医療学会緩和医療ガイドライン委員会 編.がん疼痛の薬物療法に関するガイドライン2014年版.金原出版,東京,2014

4）恒藤 暁.系統緩和医療学講座 身体症状のマネジメント.最新医学社,大阪,2013,pp1-60

5）Caraceni A, Cherny N, Fainsinger R, et al. Pain measurement tools and methods in clinical research in palliative care: recommendations of an Expert Working Group of the European Association of Palliative Care. J Pain Symptom Manage 2002; 23: 239-255

6）厚生労働科学研究.緩和医療提供体制の拡充に関する研究班.STAS (Support Team Assessment Schedule) 日本語版 スコアリングマニュアル.2004

7）世界保健機関 編.武田文和 訳.がんの痛みからの解放；WHO方式がん疼痛治療法 第2版.金原出版,東京,1996

8）Eisenberg E, Berkey CS, Carr DB, et al. Efficacy and safety of nonsteroidal antiinflammatory drugs for cancer pain: a meta-analysis. J Clin Oncol 1994; 12: 2756-2765

9）Pace V. Use of nonsteroidal anti-inflammatory drugs in cancer. Palliat Med 1995; 9: 273-286

10）Gorman AL, Elliott KJ, Inturrisi CE. The d- and l-isomers of methadone bind to the non-competitive site on the N-methyl-d-aspartate (NMDA) receptor in rat forebrain and spinal cord. Neurosci Lett 1997; 223: 5-8

# 7 痛み：神経障害性疼痛

聖マリアンナ医科大学　難病治療研究センター　戸澤 晃子（とざわ あきこ）

聖マリアンナ医科大学　産婦人科学　鈴木 直（すずき なお）

東北大学病院　婦人科　島田 宗昭（しまだ むねあき）

　「痛み」とは1986年の国際疼痛学会（International Association for the Study of Pain；IASP）の見解として、「実際に組織損傷が起こったか、あるいは組織損傷の可能性があるとき、またはその損傷を表す言葉によって述べられる不快な感情と情動体験」と定義されている[1]。

　痛みには、その原因となりうる外傷や疾患が存在し、疾患の治癒とともに消失する急性疼痛と、痛みの原因となる疾患が治癒した後も持続する慢性疼痛がある。また痛みの質から、侵害受容性疼痛と神経障害性疼痛に分類される。なお、神経障害性疼痛は「神経の一次的な損傷、あるいは機能異常が原因となって生じた疼痛」と1994年IASPによって定義付けられている[1]。神経障害性疼痛は、主に慢性疼痛の亜型で帯状疱疹後、糖尿病性神経障害、術後の慢性疼痛として知られている[2]。

## 痛みの種類

　痛みの診断はその痛みが、侵害受容性疼痛あるいは神経障害性疼痛なのか、急性痛か慢性痛か、自発痛か誘発痛かの判断が重要となる。急性痛であれば組織損傷が治癒すれば良いが、神経障害性疼痛は一時的な損傷が治癒した後も継続し慢性化することが多い。

　がん性疼痛における神経障害性疼痛は33.3%であり[3-5]、婦人科がん患者のがん性疼痛では侵害受容性疼痛と神経障害性疼痛が混在することもあり[6,7]、治療に難渋する（図1）。

## 神経障害性疼痛の発生機序

　侵害受容性疼痛は、末梢神経終末に発現する侵害受容器への刺激が末梢神経から脊髄、脳幹、脳へと伝播し疼痛として認識される、疼痛伝達経路経由の生理的な疼痛である。一方、神経障害性疼痛は、神経系の解剖学的損傷、炎症、虚血、代謝異常、圧迫、神経原性腫瘍、脱髄疾患などの侵害刺激がなくとも異所性の活動電位や過剰な興奮、興奮の異常な持続、興奮伝達の過剰な促進が起こり、疼痛伝達経路を伝わり疼痛として認識される（図2）。

　婦人科がん患者では、脊椎近傍や末梢神経近傍のリンパ節転移また骨転移などが神経障

**図1　がん性疼痛の原因別発現状況**（文献7より）

がん性疼痛患者11,063名の痛みの原因を調査したレビュー論文の解析

| 痛みの原因 | 患者数（%） |
|---|---|
| 侵害受容性疼痛 | 6,569（59.4） |
| 神経障害性疼痛 | 4,329（39.1） |
| 純粋な神経障害性疼痛 | 2,102（19.0） |
| 侵害受容性疼痛との混合痛 | 2,227（20.1） |
| 不明または他の原因による痛み | 165（1.5） |

がん性疼痛の約40％に神経障害性疼痛の関与が認められ，その半数は侵害受容性疼痛との混合痛であった。

**図2　侵害受容性疼痛と神経障害性疼痛**

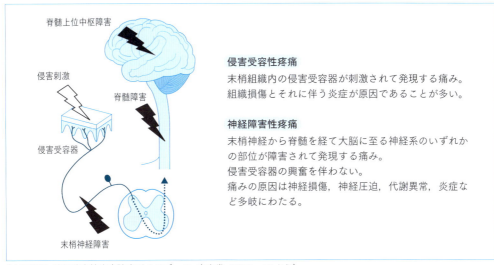

**侵害受容性疼痛**
末梢組織内の侵害受容器が刺激されて発現する痛み。
組織損傷とそれに伴う炎症が原因であることが多い。

**神経障害性疼痛**
末梢神経から脊髄を経て大脳に至る神経系のいずれかの部位が障害されて発現する痛み。
侵害受容器の興奮を伴わない。
痛みの原因は神経損傷，神経圧迫，代謝異常，炎症など多岐にわたる。

（小川節郎．神経障害性疼痛診療ガイドブック．南山堂，2010，p13より）

害性疼痛の一因となる。婦人科がんに対する標準化学療法はプラチナ製剤/タキサン製剤併用化学療法であり，タキサン製剤は末梢神経障害を高頻度に来す。したがって，婦人科腫瘍医は，神経障害性疼痛の病態を理解し，適切な対応に努めなければならない。

## ❶末梢神経系での病態生理

神経損傷後には神経再生に伴う神経損傷部，末梢神経線維，後根神経細胞のNaチャネルの発現が増加し，侵害刺激がなくても異所性活動電位が惹起される。この活動電位は順行性にも逆行性にも伝播し，末梢神経終末から神経伝達物質（サブスタンスP，カルシトニン遺伝子関連ペプチド）を放出させる。それによって障害神経終末だけでなく健常末梢神経終末も感作を引き起こし非損傷末梢神経の興奮閾値を低下させ，持続性興奮，過剰な興奮などを引き起こす[6]。

### ❷脊髄での病態生理

　神経障害時，末梢神経からの異所性興奮の持続入力により脊髄後角の長期増強を引き起こし，脊髄後角神経細胞の興奮閾値低下，過剰興奮，自発興奮および受容野の拡大が観察される[8]。脊髄後角神経は，後根神経節細胞からの興奮入力だけではなく，抑制性神経伝達物質を介した脳からの下降性抑制性シナプス結合を有する。下降性抑制性の神経連絡はアドレナリン作動性受容体，セロトニン作動性受容体およびオピオイド受容体の調節を受けているが，神経障害時は下降性の抑制入力が変化するため，末梢からの興奮入力に対する抑制機構が破綻し痛覚過敏を引き起こす。

### ❸脊髄上位中枢での病態生理

　脊髄後角神経細胞からの軸索は，脊髄内を上行して視床で神経細胞を乗り換え，多くは一次体性感覚野に投射される。神経損傷時には体部位局在を視床後腹側核と一次体性感覚野で再構築しているが，この再構築が神経障害性疼痛の発生の一因と考えられる。

### ❹交感神経での病態生理

　交感神経系の活性化に伴う痛みを交感神経依存性疼痛とよぶ。神経障害時，交感神経線維の脊髄後根神経節細胞や末梢神経線維への発芽が生じ，損傷神経線維と神経細胞に異所性 $\alpha$ アドレナリン受容体が発現し，交感神経終末から放出されるノルアドレナリンによる末梢神経の興奮が疼痛を発生させる。

## ◆◆ 痛みの診断

　痛みの診断は詳細な問診から始まる。神経障害性疼痛は自発痛も誘発痛も存在し，自発痛は間欠的あるいは電撃痛であったり，ヒリヒリやビリビリなどと表現されることが多い。誘発痛は化学的刺激，温熱刺激，機械刺激により痛覚過敏となる。

　神経障害性疼痛には，痛みの強さ（スケール）と質の診断が必要になる。痛みの強さは，Numerical Rating Scale（NRS），Visual Analogue Scale（VAS）を用いて評価する（図3）[9]。質的診断は，McGill pain questionnaire（MPQ）[10] や Neuropathic Pain Scale（NPS）を用いて評価する（図4）。神経障害性疼痛スクリーニング研究会が提唱している，神経障害性疼痛を段階的に評価・診断する調査票を図5に示す[11]。この調査票は，①部位，②程度，③痛みの種類，④日常生活への影響の4つの質問項目から構成されている。この評価方法は，単純な計算方法で臨床的に神経障害性疼痛が診断できるだけでなく，より高い点数を獲得する質問（痛みの種類）を分類し，ロジスティックモデルで効果的な配点を行い，神経障害性疼痛の診断が可能となる[11]。

**図3　痛みの強さの評価法**（文献9より）

Numerical Rating Scale（NRS）

　0　1　2　3　4　5　6　7　8　9　10

痛みを0から10の11段階に分け，痛みが全くないのを0，考えられるなかで最悪の痛みを10として，痛みの点数を問うものである。

Visual Analogue Scale（VAS）10cm

全く痛みがない　　　　　　　　　　　これ以上の強い痛みは考えられない，
　　　　　　　　　　　　　　　　　　または最悪の痛み

VASは，100mmの線の左端を「痛みなし」，右端を「最悪の痛み」とした場合，患者の痛みの程度を表すところに印をつけてもらうものである。

**図4　日本語版簡易型McGill痛みの質問表（日本語版SF-MPQ）**（文献10より）

名前＿＿＿＿＿＿＿＿＿＿（男・女）　　年齢＿＿＿歳
記入日：西暦＿＿＿＿年＿＿月＿＿日

1. 以下に痛みを表す15の表現があります。あなたの痛みの状態について，その程度を○で囲んでお答えください。
　また，自分の痛みと無関係の項目については0を○で囲んでつけ落としのないようにしてください。

| | 全くない | いくらかある | かなりある | 強くある |
|---|---|---|---|---|
| ①ズキンズキンと脈打つ痛み | 0 | 1 | 2 | 3 |
| ②ギクッと走るような痛み | 0 | 1 | 2 | 3 |
| ③突きさされるような痛み | 0 | 1 | 2 | 3 |
| ④鋭い痛み | 0 | 1 | 2 | 3 |
| ⑤しめつけられるような痛み | 0 | 1 | 2 | 3 |
| ⑥食い込むような痛み | 0 | 1 | 2 | 3 |
| ⑦焼けつくような痛み | 0 | 1 | 2 | 3 |
| ⑧うずくような痛み | 0 | 1 | 2 | 3 |
| ⑨重苦しい痛み | 0 | 1 | 2 | 3 |
| ⑩さわると痛い | 0 | 1 | 2 | 3 |
| ⑪割れるような痛み | 0 | 1 | 2 | 3 |
| ⑫心身ともにうんざりするような痛み | 0 | 1 | 2 | 3 |
| ⑬気分が悪くなるような痛み | 0 | 1 | 2 | 3 |
| ⑭恐ろしくなるような痛み | 0 | 1 | 2 | 3 |
| ⑮耐え難い，身のおきどころのない痛み | 0 | 1 | 2 | 3 |

2. 下の線上で自分の痛みを表す位置に斜線（／）で印をつけてください。

痛みはない ├────────────────────────┤ これ以上の痛みはないくらい強い

3. あなたの痛みの現在の強さはどのようなものですか。以下の6つのうちでお答えください。
　　0　まったく痛みなし　　　3　やっかいで情けない痛み
　　1　わずかな痛み　　　　　4　激しい痛み
　　2　わずらわしい痛み　　　5　耐え難い痛み

## 図5　神経障害性疼痛スクリーニング調査票

**問1**

痛みの中心と思われる場所に×印をつけてください。

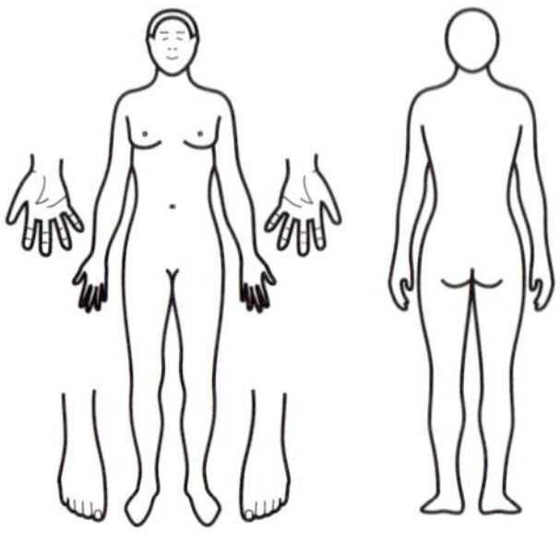

**問2**

図1の図に×をつけた部分に，あなたが感じている痛みの強さを，「痛みなし」を左端，「考えられる限りの最高の痛み」を右端として，どの程度の場所であるか，その場所に×印をつけてください。（例：─×─）。

最も痛みがひどかったとき

痛みなし　　　　　　　　　　　　　　　　　　　　　　　　最高の痛み

通常の痛み

痛みなし　　　　　　　　　　　　　　　　　　　　　　　　最高の痛み

現在の痛み

痛みなし　　　　　　　　　　　　　　　　　　　　　　　　最高の痛み

**問3**

図の×印をつけた部分で，あなたが感じる痛みはどのように表現されますか？
□にチェックを入れてください（例：☒, ☑など）

1）針で刺されるような痛みがある
　　　　　□全くない　　□少しある　　□ある　　□強くある　　□非常に強くある

2）電気が走るような痛みがある
　　　　　□全くない　　□少しある　　□ある　　□強くある　　□非常に強くある

3）焼けるようなひりひりする痛みがある
　　　　　□全くない　　□少しある　　□ある　　□強くある　　□非常に強くある

4）しびれの強い痛みがある
　　　　　□全くない　　□少しある　　□ある　　□強くある　　□非常に強くある

5）衣類が擦れたり，冷風に当たったりするだけで痛みが走る
　　　　　□全くない　　□少しある　　□ある　　□強くある　　□非常に強くある

6）痛みの部位の感覚が低下していたり，過敏になっていたりする
　　　　　□全くない　　□少しある　　□ある　　□強くある　　□非常に強くある

7）痛みの部位の皮膚がむくんだり，赤や赤紫に変色したりする
　　　　　□全くない　　□少しある　　□ある　　□強くある　　□非常に強くある

**問4**

1カ月を振り返って，痛みはあなたの日常生活にどのような影響を与えましたか？
□にチェックを入れてください（例：☒, ☑など）

1）痛みのせいで気分がひどく落ち込むことがあった
　　　　　　□全くない　　□まれに　　□ときどき　　□ほとんどいつも　　□いつも

2）痛みのせいで睡眠が十分に取れないことがあった
　　　　　　□全くない　　□まれに　　□ときどき　　□ほとんどいつも　　□いつも

3）痛みのせいで仕事や家事ができなかった
　　　　　　□全くない　　□まれに　　□ときどき　　□ほとんどいつも　　□いつも

（小川節郎. 神経障害性疼痛診療ガイドブック. 南山堂, 2010, p32より）

# ◆◆ 痛みの治療

　神経障害性疼痛の緩和には，薬物療法，低侵襲治療法（神経ブロック，脊髄刺激療法，放射線治療など），外科的療法が挙げられる。神経障害性疼痛は罹患期が長期間となり，意欲の低下や社会からの孤立を招き，身体機能だけでなくQOL低下につながるため，適切かつ迅速な対応が求められる。

## ❶薬物療法

　薬物療法導入時，身体機能，精神機能の評価を行い，めまい，眠気，酩酊状態に伴う誤嚥，転倒，便秘などの防止に努める。服薬が遵守できることは重要であり，高齢者への配慮を要する。

### a. 抗けいれん薬

　神経障害性疼痛は，てんかんの電気的異常興奮の病態に類似するため，イオンチャネルや受容体に作用することで異常興奮を抑制し，鎮痛作用が得られる。作用機序はCaチャネルα2-δサブユニットへの結合，Naチャネルの遮断，GABAa受容体Clチャネルの開口促進などが考えられているが，詳細は明らかになっていない。ランダム化比較試験の対象として最も使用されていたのはガバペンチンとプレガバリンであり，国際疼痛学会などでの第一選択薬として位置付けられている[12,13]。

### b. 抗うつ薬

　神経障害性疼痛の中の，灼熱痛などの持続性の痛みに有効とされている。三環系抗うつ薬のノルトリプチリン，アミトリプチリンなどは，電撃痛にも有効である。抗うつ薬の作用機序は下降性疼痛抑制系賦活によるものであり，抗うつに必要な量より少ない量で鎮痛作用が発現することから，抗うつ薬によるアミンの再取り込みが阻害されてセロトニン（5-HT）やノルアドレナリンが増加する。5-HTは，脳内で延髄大縫線核から脊髄へ向かう下行性疼痛抑制系が脊髄内に放出する物質であり，ノルアドレナリンは，脳幹から脊髄に向かうノルアドレナリン作動性下行性疼痛抑制系線維の伝達物質である。増加したモノアミンにより，末梢系痛覚伝導経路のソマトスタチン，サブスタンスPの遊離や放出を抑制して鎮痛効果を発現する[14,15]。

### c. オピオイド

　オピオイドは，一次侵害受容器から入力される侵害情報を脊髄後角，中脳水道灰白質，視床のレベルで抑制することにより上位中枢への伝達を遮断し，下行性鎮痛系を活性化することで疼痛を抑制する。鎮痛作用は他の感覚に影響せず，臨床的な投与量では意識障害も起きにくい[16]。抗けいれん薬，抗うつ薬と比較すると用量上限がなく，疼痛下での使用では嘔気，眠気などの副作用が少なく使用しやすい。

### d. 麻酔薬

　麻酔薬では，リドカインがNaチャネル遮断作用によって神経細胞の異所性放電作用の

抑制を引き起こす。ケタミンはN-methyl-D-aspartate（NMDA）受容体へのグルタミン酸結合を抑制する。バルビツレートがGABAa受容体に結合してClイオン依存性シナプス後抑制系を増強させて神経障害性疼痛を緩和する。

### ❷神経ブロック

神経ブロック療法は，神経に局所麻酔薬を作用させて刺激伝導を遮断する。局所麻酔薬以外にも，フェノール，アルコールが使用されることや高周波熱凝固によって神経を破壊する方法もある。神経ブロックの役割としては，末梢神経から後根の知覚神経を経由した信号が脊髄を上行し，脳に達する痛みを軽減する。または脊髄レベルでは運動神経と交感神経が刺激され，筋緊張，血管収縮，発汗亢進などを起こし，局所の血行障害や代謝異常を来してさらに痛みが増強するのを防げることにある。慢性化すると，局所の現象が周囲の分節へ拡大して，原因が治癒した後も痛みが遷延する[17-19]。

### ❸理学療法

慢性的な痛みは，神経系の可逆変化がもたらす痛みの歪みが引き起こす現象であるが，その原因は神経系のみでなく，筋萎縮，骨塩減量，結合組織の短縮などの複合的な要因であることから，物理療法である電気療法や光線療法，装具療法（コルセット），徒手的治療法，運動療法などの組み合わせにより，前述の薬物療法や外科療法の効果を上げる可能性がある[20]。

## ◆ おわりに

婦人科における神経障害性疼痛は，術後急性期の侵害受容性疼痛を伴う神経障害性疼痛や，がん性疼痛の亜型として知られている[1]。しかしながら，痛みの種類やその特徴を把握して治療していることは少なく，WHOの除痛ラダーに則った薬物療法が漫然と行われている。疼痛の種類によっては，効果発現までの用量に違いがあり，多剤併用がより効果的なことが多く，がん性疼痛の種類の評価は重要である[21]。

神経障害性疼痛の治療としては，現在のガイドラインでは抗けいれん薬が第一選択薬として示されているが，副作用の傾眠，血中濃度調整など実用には難しい側面もある。また，オキシコドンなどオピオイドの種類が増加したり，貼付剤など投与方法の選択肢が増えたことなどから，神経障害性疼痛に対するオピオイドの有効性が期待される。しかしながら，婦人科がん領域の疼痛治療を含めた緩和医療に関するエビデンスはほとんどなく，痛みの評価（診断），治療における臨床研究が必要である。

NPO法人 婦人科腫瘍の緩和医療を考える会（JSGPM）では，「婦人科がん患者におけるがん性疼痛に関する多施設調査研究」ならびに「婦人科がん患者における神経障害性疼痛の発現状況とオピオイドの有効性・安全性に関する研究：INGyCO Trial」を開始した。

臨床研究により，婦人科がん領域におけるがん性疼痛治療のさらなる改善を期待したい。

●文献 ・・・・・・・・・・・・・・・・・・・・・・・・・・・・・・・・・・・・・・・・・・・・・・・・・・・・・・・・・・・・・・・・・・・・・・・・・・・・・・・・・・・・・・・・・・・・・・・・・・・

1）Bonica JJ. Definitions and taxonomy of pain. Bonica JJ eds. The Manegement of Pain. Lea &Febiger, Philadelphia, 1990, pp18-27

2）小川節郎. 神経障害性疼痛診療ガイドブック. 南山堂, 東京, 2010, pp2-9

3）Davis MP, Walsh D. Epidemiology of cancer pain and factors influencing poor pain control. Am J Hosp Palliat Care 2004; 21: 137-142

4）Grond S, Zech D, Diefenbach C, et al. Assessment of cancer pain: a prospective evaluation in 2266 cancer patients referred to a pain service. Pain 1996; 64: 107-114

5）Twycross RG, Fairfield S. Pain in far-advanced cancer. Pain 1982; 14: 303-310

6）小川節郎. 交感神経と痛み. 土肥修司 編. 別冊医学のあゆみ 痛みとその制御機構-分子メカニズムと治療の最前線. 医歯薬出版, 東京, 2002, pp61-65

7）Bennett MI, Rayment C, Hjermstad M, et al. Prevalence and aetiology of neuropathic pain in cancer patients: a systematic review. Pain 2012; 153: 359-365

8）Woolf CJ, Mannion RJ. Neuropathic pain: aetiology, symptoms, mechanisms, and management. Lancet 1999; 353: 1959-1964

9）日本緩和医療学会緩和医療ガイドライン委員会 編. がん疼痛の薬物療法に関するガイドライン2014年版. 金原出版, 東京, 2014

10）横田直正, 時村文秋, 田中純一, 他. 慢性疼痛患者に対する簡易型マッギル疼痛質問表の信頼性. 整形・災害外科 2005; 48: 773-777

11）小川節郎. 神経障害性疼痛診療ガイドブック. 南山堂, 東京, 2010, pp30-33

12）Dworkin RH, O'Connor AB, Backonja M, et al. Pharmacologic management of neuropathic pain: evidence-based recommendations. Pain 2007; 132: 237-251

13）Moulin D, Boulanger A, Clark AJ. Pharmacological management of chronic neuropathic pain: revised consensus statement from the Canadian Pain Society. Pain Res Manag 2014; 19: 328-335

14）下荒神 武. 抗うつ薬. 痛みの診療. 第1版. 克誠堂出版, 東京, 2000, pp198-202

15）中山一誠. 抗うつ薬 選択的セロトニン再取り込み阻害薬. 診断と治療 2001; 89: 1007-1015

16）Maher TJ, Chaiyakul P. Opioids (Bench). Smith HS eds. Drugs for Pain. Hanley & Belfus, Philadelphia, 2003, pp83-96

17）Challapalli V, Tremont-Lukats IW, McNicol ED, et al. Systemic administration of local anesthetic agents to relieve neuropathic pain. Cochrane Database Syst Rev 2005; (4): CD003345

18）Mao J, Chen LL. Systemic lidocaine for neuropathic pain relief. Pain 2000; 87: 7-17

19）Kalso E. Sodium channel blockers in neuropathic pain. Curr Pharm Des 2005; 11: 3005-3011

20）横串算敏. 物理療法の選択と適応. J Clin Reha 2000; 9: 669-677

21）住谷昌彦, 山田芳嗣. 多様な病態を示すがん性疼痛に対するオピオイド鎮痛薬の有用性. 癌と化学療法 2011; 38: 977-982

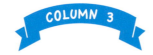

# Rapid onset opioid（ROO）

和歌山県立医科大学附属病院腫瘍センター　緩和ケアセンター　月山 淑

　緩和医療の重要な役割である症状緩和，特に疼痛マネジメントにおいてオピオイド製剤は非常に有用であり，無くてはならない武器である。塩酸モルヒネ末やモルヒネ塩酸塩錠剤しかなかった時代から硫酸モルヒネ徐放性製剤が売り出されたことは画期的であり，がん疼痛マネジメントは飛躍的に進歩したと言ってよい。その後，使用できるオピオイドの種類・剤形・持続時間などが豊富なラインナップになった。その中で最も最近登場したのが，即効性製剤（rapid onset opioid；ROO）である。その特性と使用上の注意的について概説する。

## がん疼痛のパターン

　がん疼痛は基本的には持続痛であり，徐放性製剤（long acting opioid；LAO）の定期内服によってその持続的な疼痛は緩和できるようになった。しかし，疼痛をもつ患者の多くが「突出痛」と言われる一過性の疼痛増強発作を経験している。突出痛にはその発現が予想できるもの＝体動時痛，排尿・排便などに伴う痛みと，予想できないもの＝咳や消化管・膀胱攣縮による誘因があるが不随意な動きに伴う痛みと，全く誘因がない痛みがある。突出痛は痛みの発生からピークに達するまでの時間は3分程度と短く，平均持続時間は15～30分で90％は1時間以内に終息すると言われている[1]。すなわち，急激に痛くなるが持続時間は短いことが特徴である。

## 突出痛の治療

　突出痛の治療は，予想できる突出痛に対しては予防的な薬剤の内服が推奨され，これによってある程度は疼痛を抑制することができる。しかし，予想できない痛み，特に誘因がない痛みに対しては予防策をとることができない。やむを得ず疼痛が出現してから薬を内服することで少しでも鎮痛を得るしかなかった。使用される薬剤はROOが発売されるまでは，速放性製剤（short acting opioid；SAO）が使用されていた。しかし，SAOは持続時間＝半減期T1/2が短いことが特徴の薬剤であり，その血中濃度の立ち上がりが急速＝Tmaxが速い薬剤であるわけではないために（図1），平均持続時間15～30分，1時間以内で自然消失することが多い突出痛への対応として適切とはいえない部分もあった。特に誘因のない突出痛では予防投与ができないため鎮痛が十分得られず，さらに遅れて薬物の血中濃度が上昇するため眠気が残存してしまうというような副作用もみられた。

### 図1 薬物の特性

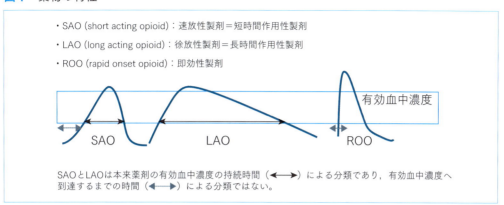

- SAO (short acting opioid)：速放性製剤＝短時間作用性製剤
- LAO (long acting opioid)：徐放性製剤＝長時間作用性製剤
- ROO (rapid onset opioid)：即効性製剤

有効血中濃度

SAO　　LAO　　ROO

SAOとLAOは本来薬剤の有効血中濃度の持続時間（←→）による分類であり，有効血中濃度へ到達するまでの時間（◀▶）による分類ではない。

### 表1 SAOとROOの薬物動態

| | Tmax (h)<br>(mean±SD) | T1/2 (h)<br>(mean±SD) |
|---|---|---|
| オプソ®内服液 10mg<br>（単回投与） | 0.9±0.1 | 2.2±0.3 |
| モルヒネ塩酸塩錠 | 1.3 | 2.1 |
| アンペック®坐剤<br>　　10mg<br>　　20mg | <br>1.5±0.3<br>1.3±0.4 | <br>4.18±0.56<br>4.47±0.78 |
| オキノーム®散<br>　　2.5mg<br>　　5mg | <br>1.9±1.3<br>1.7±1.4 | <br>6.0±3.9<br>4.5±2.3 |
| イーフェン®バッカル錠100μg<br>アブストラル®舌下錠　100μg | 0.585<br>0.50 | 3.369±2.705<br>5.02±2.58 |
| オキファスト®注<br>塩酸モルヒネ注射液 | 0.083＝5min 静注<br>0.2〜0.3＝12〜18min 皮下注 | 3.26±0.774<br>1.9 |

それぞれの医薬品インタビューフォームを参考に作成

### 市販されているROOについて

　現在市販されているROOは，フェンタニルクエン酸塩口腔粘膜吸収剤と舌下錠である。どちらも100μgでのTmaxはそれぞれ0.585時間，0.50時間と，概ね30分で最高血中濃度に到達する（表1）。これは，いままでのSAOと比較すると注射製剤以外では飛躍的に立ち上がりが早い＝即効性のある薬剤であるといえる。

　本来フェンタニルは経口ではバイオアベイラビリティ（生物学的利用能）が低い薬剤である。しかし，脂溶性であるためバッカル部位投与や舌下投与では口腔粘膜から直接吸収することで速やかに吸収され，同時に胃腸管・肝での初回通過効果を回避することにより高いバイオアベイラビリティが得られる。また，内服ではないことからイレウスや嚥下困難・内服不能時でも使用することができる。フェンタニルの徐放性製剤が貼付剤であるこ

とと組み合わせれば，経口投与が不能な患者の疼痛緩和に非常に有用性を発揮できることになる。

　ただ，このROOには使用上の注意点・特徴が主に2つある。ひとつは，その使用量が定期投与薬剤量からは換算できないことである。これまでのSAOではレスキュー・ドーズ＝疼痛時の追加薬剤量は定期投与されているLAOの1/4～1/6を目安に投与されていたが，フェンタニル製剤のROOは，50μgもしくは100μgを開始量として症状に応じて適宜調整し至適用量を決定する必要がある。もうひとつは，これまでのSAOはLAOの切れ目の痛みや薬剤が不足していたことによる痛みのタイトレーションに使えたが，ROOは定期投与薬剤量を決定するためのタイトレーションには使えない。

### まとめ

　ROOは突出痛の治療に画期的な成果をもたらした。即効性であることは，予防投与にしろ疼痛出現後投与にしろ，より短時間で患者の苦痛緩和を図ることができる点で大きく患者のQOL改善に寄与している。同時に，内服しなくてよいことは，経口内服不能の患者にフェンタニル貼付剤＋フェンタニル口腔内投与での疼痛コントロールという選択肢を与えることでも，がん患者のQOL改善に貢献していると言えるだろう。

●文献 ･････････････････････････････････････････････････････････････････････
1）日本緩和医療学会緩和医療ガイドライン委員会 編. がん疼痛の分類・機序・症候群. 2 痛みのパターンによる分類. がん疼痛の薬物療法に関するガイドライン2014年版. 金原出版, 東京, 2014, pp23-25
2）医薬品インタビューフォーム：アブストラル®舌下錠，イーフェン®バッカル錠，オキシコンチン®錠，オキノーム®散，オキファスト®注，塩酸モルヒネ注，アンペック®坐剤，オプソ®内服液，モルヒネ塩酸塩錠

# 8 だるさ

大分大学医学部　産科婦人科学　松本 治伸，奈須 家栄，楢原 久司

　本稿では，cancer-related fatigue（がんに伴う倦怠感）について概説する。婦人科がんのみを対象としたcancer-related fatigueに関するエビデンスは極めて少ないことから，現状ではがん全般または婦人科がん以外を対象とした研究結果を参考に対応されている。

　米国National Comprehensive Cancer Network（NCCN）ガイドラインによると，cancer-related fatigueは「最近の活動に合致しない日常生活機能の妨げになるほどの，がんまたはがん治療に関連した，つらく持続する主観的な感覚で，身体的，感情的かつ/または認知的倦怠感または消耗感をいう」と定義されている[1]。また欧州緩和ケア学会では，実用的な定義として「疲労，衰弱，活力喪失の主観的感覚」としている[2]。現状では緩和ケア領域全般に適用できる統一された定義はないが，主観的な感覚であることは共通しており念頭におく必要がある。

　Cancer-related fatigueの頻度は報告によって異なるが，進行・終末期がん患者では約50〜90％，がん診断時や長期生存患者でも30％以上とされることが多い。また，終末期になるにつれて頻度が増加するとの報告もある。自然に軽快することは少なく，また疼痛，悪心・嘔吐などと比較し投薬によるコントロールが困難であることから，しばしば患者のQOLを低下させる。

　Cancer-related fatigueは，原発性倦怠感と二次性倦怠感に分類される[2]（**表1**）。原発性倦怠感に対しては後述する対症療法を行う。二次性倦怠感に対しては対症療法と併行して原因治療が可能であれば行う。実際には原発性倦怠感と二次性倦怠感の様々な原因が複雑に絡み合っていると考えられる。

　なお，がん悪液質は進行性の消耗状態であり，筋肉量の低下に伴う倦怠感を発症しやすいが，詳細は他稿を参照されたい。

## ◆◆ スクリーニングと評価

　Cancer-related fatigueについて，医師は治療すべき症状と思っていない，患者は我慢するべきものと思っている状況がしばしばある。66％の患者が医師と倦怠感についての話をしていないとする報告もある[3]。また，様々な要因が複雑に絡み合った主観的な感覚であることから，原因，症状，程度などは変化しやすい。さらに病期（初発時，治療中，経過観察中，再発時，終末期など）によって対応を変える必要があることにも注意する。

　こうした状況を踏まえ，医療者は治療の全期間を通じて積極的な問診を行い，cancer-

**表1** Cancer-related fatigue の分類，原因，対応

| | 原因 | 対応* |
|---|---|---|
| 原発性倦怠感 | エネルギー枯渇<br>炎症性サイトカイン（IL-6, IL-1, TNF など）<br>腫瘍因子（脂肪遊離因子，腫瘍退化産物など）<br>視床下部－下垂体－副腎軸の調節異常<br>セロトニン代謝障害 | 非薬物療法<br>　エネルギー温存療法<br>　運動療法<br>　補完代替療法<br><br>薬物療法<br>　副腎皮質ホルモン<br>　精神賦活薬<br>　プロゲステロン製剤<br>　漢方薬 |
| 二次性倦怠感 | 抗がん治療<br>　手術，放射線治療，化学療法など | 治療の変更，中止 |
| | 貧血 | 輸血 |
| | 脱水 | 輸液 |
| | 発熱<br>　感染症<br>　腫瘍熱 | <br>抗菌薬，解熱剤<br>解熱剤（ナプロキセン），副腎皮質ホルモン |
| | 電解質異常<br>　高カルシウム血症<br>　低ナトリウム血症 | <br>輸液，ループ利尿薬，ビスホスホネート製剤<br>欠乏性－塩化ナトリウム補充，水過剰－水分制限 |
| | 睡眠障害 | 睡眠薬，認知行動療法 |
| | 精神疾患<br>　適応障害<br>　うつ病<br>　せん妄 | <br>支持的コミュニケーション，抗不安薬<br>支持的コミュニケーション，抗うつ薬<br>原因の治療 |
| | 内分泌障害<br>　エストロゲン欠落症状<br>　甲状腺機能低下，副腎不全など<br>　腫瘍随伴症候群 | <br>ホルモン補充療法，漢方薬<br>欠乏ホルモンの補充<br>病態に応じた対応 |
| | 薬剤性<br>　抗がん薬，オピオイド，向精神薬など | 種類や投与量の変更，中止 |
| | 臓器不全<br>　肝不全，腎不全，心不全，肺炎など | 原因，病期により個別に対応 |
| | 自律神経失調症 | 認知行動療法，薬物療法など |
| | がん悪液質 | 栄養管理，副腎皮質ホルモンなど |

*対応は，症状の程度，病期によって異なり，特に終末期には推奨されないものも含まれる。詳細は本文を参照のこと。

related fatigue の有無を明らかにするとともに，評価ツールを用いて主観的症状をある程度定量的に把握する必要がある。さらに，理学所見，検査所見から，二次性倦怠感の有無，原因検索を行う。

　Cancer-related fatigue の評価ツールは Numerical Rating Scale, Brief Fatigue Inventory など多数あるが，本邦では国立がんセンターで作成された Cancer Fatigue Scale が使用されることが多い。Cancer Fatigue Scale は，身体的倦怠感・精神的倦怠感・認知的倦怠感という3つの下位尺度，計15項目から構成されている。項目数が少なく患者への負担は小

さいと考えられる[4]。カットオフ値に関して明確な規定はないが総合倦怠感が19点以上を倦怠感が強いとする報告が多い。

##  対応

### ❶原発性倦怠感への対応

薬物療法と非薬物療法による対症療法が行われる。

#### a. 非薬物療法

##### ①エネルギー温存療法

患者とその介護者によるセルフケアであり，体力の消耗を避けるために意図的にエネルギー消費を調節し，活動と休息のバランスを取ることで価値ある活動を続けられるようにする方法である。がんの全期間を通じて行うことができる。

患者が大事にしたいこと，優先したいことを一緒に考え，その実現に向け最適な行動を探ることが重要である。

具体的には，①1日の生活の中で患者のエネルギーを配分する，②生活動作，仕事，作業などに優先順位をつける，③1日の中で少しずつ何回かに分けて，安静時間，休息をとる，④手の届きやすいところに，生活に必要なものがあるよう配置する，⑤身の回りのことをすべて自分で行おうとするのではなく，他者からの支援を受ける，⑥生活における運動と休息のバランスをとる[5]，などのアドバイスを行い支援していく。

##### ②運動療法

比較的全身状態が良い時期における運動療法のcancer-related fatigueに対する有効性は数多くの報告で示されており，積極的に勧められる[6]。運動療法は身体的エネルギーの増大，食欲増進，気力の向上などを促し，症状を改善するとされる。運動療法の種類は幅広く，ウォーキング，サイクリング，水泳などが行われるが，有酸素運動がより効果的であるとする報告がある。しかし，頻度，1回あたりの時間，期間に関してはそれぞれの報告で異なっておりコンセンサスはない。患者の運動能力や生活様式に合わせた有酸素運動を取り入れることでcancer-related fatigueの軽減が期待できる。終末期の患者においても有効であるとする報告があり[7]，終末期であることを理由に制限する必要はない。しかし，悪液質に伴う筋量の低下，全身状態に留意し，かえってcancer-related fatigueが増悪することのないように，運動内容，頻度，時間に注意する必要がある。

##### ③補完代替療法

現代医学を補うものであり，マッサージやヨガ，呼吸弛緩法などがcancer-related fatigueを有意に軽減させるとの報告がある。特にマッサージは乳がん患者ではシステマティック・レビューでも有効性が報告されている[8]。

補完代替療法は多岐にわたるが，どのようなものであってもそれが患者にとって快的刺激であればcancer-related fatigueの軽減につながる可能性がある。患者の全身状態や希望

に基づいた選択を尊重し支援することが求められる。

### b. 薬物療法

#### ①副腎皮質ホルモン

副腎皮質ホルモンはcancer-related fatigueに対して，長年，広く用いられてきたが，エビデンスは少なく経験的に用いられてきた。しかし近年，進行がん患者のcancer-related fatigueを主要評価項目としたベタメタゾンの臨床試験が行われ，一定の効果が認められた[9]。

ベタメタゾン（リンデロン®），デキサメタゾン（デカドロン®），プレドニゾロン（プレドニン®）などが使用されるが，プレドニゾロンは鉱質コルチコイド作用による高血圧，心不全，浮腫などを来しやすいため，ベタメタゾン，デキサメタゾンが用いられることが多い。

一般的に予後予測が3カ月未満の時期に使用を検討するが，有効な持続期間は短く，1～数週間程度であるとされる。そのため投与のタイミングに注意する必要がある。具体的には患者が希望するイベントの日程と，副腎皮質ホルモンが有効な期間が一致するように調整することが患者のQOLを考える上で重要である。

投与法に関しては統一した見解はない。主に漸減法と漸増法が用いられるが，両者を比較した臨床試験はない。ベタメタゾンを用いた場合の具体的な投与法の例を以下に示す。

漸減法：4～6mg/日を3～7日間投与し，効果のある場合は，効果の維持できる最少量に漸減（0.5～4mg/日）する。効果がない場合は中止する。

漸増法：0.5mg/日から開始し，0.5mgずつ4mg/日まで増量する[5]。

副作用として，投与直後にはせん妄，血糖上昇など，長期的には口腔カンジダ症，消化管潰瘍，ムーンフェイスなどが生じることがある。これらの副作用は患者のQOLを著しく低下させるため，発生した場合は速やかに中止，減量，対症療法を行う。

#### ②精神賦活薬

ペモリン（ベタナミン®）は第3種向精神薬であり，現状では最も利用しやすいがエビデンスは少ない。眠気を伴ったcancer-related fatigueに有効なことがあり，定期的な服用ではなく患者の希望，予定に合わせた使用が勧められる。副作用として重篤な肝障害があり注意を要する。

メチルフェニデート（リタリン®）は第1種向精神薬であり，進行がん患者のcancer-related fatigueに有効であるとする報告がある[10]。本邦でも緩和ケア領域で広く用いられてきたが，不正処方，濫用が社会問題となった。そのため，2008年以降は，ナルコレプシーに適応が限定され，処方医師，調剤薬局，調剤責任者が登録制となったため使用は困難である。

モダフィニル（モディオダール®）は同様に第1種向精神薬であり，メチルフェニデー

トの代替薬として期待された。しかし現状ではデータに乏しく，有効性に関して一定の見解が得られていない。NCCNガイドラインでも使用は推奨されていない[1]。そのため使用には慎重な判断が求められる。

### ③プロゲステロン製剤

酢酸メゲストロールが進行がん患者のcancer-related fatigueに有効であるとする報告があり[11]，本邦では代用としてメドロキシプロゲステロン（ヒスロンH®）が用いられることがある。予後予測が数カ月未満の時期に使用されるが，副作用として血栓症があり注意を要する。

### ④漢方薬

漢方薬のcancer-related fatigueに対するエビデンスは少ないが，補中益気湯がcancer-related fatigueを改善したとの報告があり[12]，使用を検討してよいと考えられる。

## ❷二次性倦怠感への対応

二次性倦怠感の原因は多岐にわたり，原因に応じた対応が必要となる。本稿では頻度が高く対応に注意が必要な病態に関して述べる。

### a. 貧血

貧血はがん患者全般で高頻度に認められるが，婦人科がんでは全期間を通じてより高頻度に認められる。本邦では一般にヘモグロビン値が7〜8g/dL以下で，動悸，呼吸困難感などの症状がある場合に輸血が検討される。しかし，化学療法中の患者ではヘモグロビン値とcancer-related fatigueは関連するとの報告がある一方，緩和ケアのみを行っている終末期の患者においては関連しないとの報告がある[13]。また輸血が出血を助長する可能性，止血困難な状態では頻回の輸血となる可能性などがある。そのため輸血は患者の予後や全身状態を考慮し個別に検討されるべきである。海外ではエリスロポエチンの使用によりcancer-related fatigueの改善や輸血量の減少など有用性を示す報告があるが，本邦では保険適用ではない。

### b. 脱水

全身状態が比較的保たれているが，経口摂取困難，下痢などのため急激に脱水となった場合，輸液によりcancer-related fatigueが改善する可能性がある。しかし，終末期の患者に対しては，症状緩和という点で無効なばかりでなく，胸腹水の増加，気道分泌過多，浮腫の増悪などの原因となり患者のQOLを低下させる可能性がある。そのため，終末期では輸液の減量（500mL/日以下）または中止が勧められる。

### c. 発熱

発熱はしばしばcancer-related fatigueの原因となる。発熱の原因として多いのは感染症と腫瘍熱である。

感染症は解剖学的変化や免疫能の低下を背景として発症する。原因菌に応じた適切な抗菌薬投与を行うが，終末期においては効果がないこともあるため，その場合，解熱剤など

の対症療法を中心に対応する。

腫瘍熱は，感染による発熱と比較し，①感染フォーカスが同定できない，②悪寒戦慄に乏しく熱感のみのことが多い，③頻脈や精神状態の変化がないか軽度，④アセトアミノフェンに対する反応は乏しい，などの特徴がある[14]。またナプロキセンテストが診断に有用なことがある。ナプロキセン（ナイキサン®）が有効であり第一選択とする[15]。感染が否定的であれば少量の副腎皮質ホルモン投与が有効なこともあるが，長期投与では副作用に注意する必要がある。

### d. 電解質異常

高カルシウム血症や低ナトリウム血症がcancer-related fatigueの原因となることがある。

高カルシウム血症はがん細胞で産生される液性因子によるものや骨転移によるものに分類される。低アルブミン血症の患者では補正値を算出する必要がある。食欲不振，口渇，嘔気，傾眠，精神症状，便秘などの原因にもなる。補正カルシウム値が11mg/dLを超えた場合に治療を行う。カルシウムフリーの輸液，ループ利尿薬，ビスホスホネート製剤にて治療を行う。しかし患者の予後を考慮して治療すべきか否か検討する必要がある[16]。

低ナトリウム血症は下痢・嘔吐，利尿薬，抗利尿ホルモン不適合分泌症候群（syndrome of inappropriate secretion of antidiuretic hormone；SIADH）などが原因となることが多い。血清濃度が120～130mEq/Lで軽度の疲労感がみられ，120mEq/L以下では頭痛や嘔吐，食欲不振，精神症状が加わり，110mEq/Lまで低下すると昏睡やけいれん等が起きるとされる。しかし緩徐に発症した場合，無症状であることも多い。症状がある場合や120mEq/L以下の重症の場合は補正を行うが，急激な補正は橋中心髄鞘崩壊症を起こすことがあるため注意が必要である。下痢・嘔吐，利尿薬などによる欠乏性の場合は塩化ナトリウム補充，SIADHなどによる水過剰の場合は水分制限など，原因に応じた治療を行う。しかし同様に，患者の予後を考慮して治療すべきか否か検討する必要がある[16]。

### e. 睡眠障害

30～50％のがん患者において認められる頻度の高い症状の一つである。Cancer-related fatigueを誘発，悪化させると考えられる。

睡眠障害のタイプに合わせて適切に睡眠薬を使用する。また，乳がん患者を対象とした研究では，刺激コントロール法・睡眠制限・睡眠衛生教育の3要素からなる認知行動療法の効果も示唆されている[17]。

改善しない場合は，うつ病やせん妄などの精神疾患が原因となっていることもあり専門医へのコンサルトを検討する。

### f. 精神疾患

適応障害，うつ病，せん妄などの精神疾患はがん患者に発症しやすく，cancer-related fatigueと密接に関連するとの報告がある。

診断，鑑別が難しく，対応もそれぞれで異なるため，専門医，専門スタッフの協力が不

可欠である。

　適応障害の治療では，患者と医療者の信頼関係を基礎とした患者への支持的コミュニケーションが重要である。薬物療法は支持的コミュニケーションのみでは不十分なときに考慮する。半減期の短い抗不安薬を少量から開始する[18]。

　うつ病に対しては支持的コミュニケーションに加え薬物療法が併用されることが多い。専門医にコンサルトし状態に応じた抗うつ薬を投与する[18]。

　せん妄に対する治療の原則は，原因の同定とそれに対する治療である。詳細は他稿を参照されたい。

### g.　内分泌障害

　一般的には甲状腺機能低下，副腎不全，腫瘍随伴症候群などとcancer-related fatigueは関連があるとされている。

　婦人科領域においては，閉経前の症例において，がんやがん治療による卵巣機能の喪失または低下によるエストロゲン欠落症状が問題となることがある。エストロゲン欠落症状とcancer-related fatigueについて詳細に検討した報告はないが，エストロゲン欠落症状は多岐にわたり，倦怠感もよくみられる症状の一つである。エストロゲン欠落症状に対してはホルモン補充療法が著効することが多い。

　治療後，再発のない状況における，子宮頸がん，子宮体がん，卵巣がんのホルモン補充療法の適応について述べる。子宮頸がんではホルモン補充療法は子宮頸がん再発のリスクを上昇させないと報告されており[19]，実施は問題ないと考えられる。子宮体がんでは治療後のホルモン補充療法は再発を高めないとする報告があるが，Ⅳ期症例の検討がないことや原病の状況について詳細が明らかでないこともあり，実施にあたってはメリットとデメリットについて十分な説明を行い同意を得る必要がある[20]。卵巣がんにおいても治療後のホルモン補充療法は再発を高めないとする報告があるが，大規模なランダム化比較試験が存在しないため，再発に及ぼす影響のみならず，血栓症のリスクなど安全性の検証も十分ではない。そのため，実施にあたっては個々の患者の状態を勘案し，メリットとデメリットについて十分な説明を行い同意を得る必要がある[21]。

　子宮頸がん，卵巣がんにおいて，腫瘍が存在する状態におけるホルモン補充療法の検討は不十分であり，現状では実施には慎重な判断が求められる。子宮体がんにおいては，ホルモン補充療法の禁忌症例に「現在の子宮内膜がん，低悪性度子宮内膜間質肉腫」と記載されており，腫瘍が存在する状態においては使用できない。

　ホルモン補充療法は血栓塞栓症，虚血性脳卒中などのリスクを上昇させるため，胸腹水貯留，脱水，長期臥床などリスクが高い状態にある症例に対しては実施しない。

　エストロゲン欠落症状に対して，漢方薬（当帰芍薬散，加味逍遙散，桂枝茯苓丸）が有効なことがあり，ホルモン補充療法が実施できない患者に対して選択肢となる。

## ◆◆ まとめ

　緩和ケアにおける最重要事項は，患者のQOLを総合的に向上させることである。前述したようにcancer-related fatigueは患者のQOLを著しく低下させることがあるにもかかわらず，患者からの訴えがないこともあるため，医療者側からの積極的な評価，対応が望ましい。しかし，患者の主観的な感覚であることを念頭におき，患者のQOLを総合的に改善させない，あるいは低下させる可能性のある医療的介入は行うべきではない。つまりcancer-related fatigueの原因となるような客観的所見が認められたり，病態が疑われたとしても，無症状または軽度の症状であれば，侵襲的な検査や副作用の可能性のある治療は極力避けるべきである。

### ●文献

1）National Comprehensive Cancer Network. Cancer-Related Fatigue Ver I, 2016
2）Radbruch L, Strasser F, Elsner F, et al. Fatigue in palliative care patients-- an EAPC approach. Palliat Med 2008; 22: 13-32
3）Passik SD, Kirsh KL, Donaghy K, et al. Patient-related barriers to fatigue communication: initial validation of the fatigue management barriers questionnaire. J Pain Symptom Manage 2002; 24: 481-493
4）Okuyama T, Akechi T, Kugaya A, et al. Development and validation of the Cancer Fatigue Scale: a brief, three-dimensional, self-rating scale for assessment of fatigue in cancer patients. J Pain Symptom Manage 2000; 19: 5-14
5）倦怠感. 日本医師会監修, 緩和ケアガイドブック, 青海社, 東京, 2010, pp68-69
6）Cramp F, Daniel J. Exercise for the management of cancer-related fatigue in adults. Cochrane Database Syst Rev 2008; (2): CD006145
7）Oldervoll LM, Loge JH, Paltiel H, et al. The effect of a physical exercise program in palliative care: A phase II study. J Pain Symptom Manage 2006; 31: 421-430
8）Pan YQ, Yang KH, Wang YL, et al. Massage interventions and treatment-related side effects of breast cancer: a systematic review and meta-analysis. Int J Clin Oncol 2014; 19: 829-841
9）Yennurajalingam S, Frisbee-Hume S, Palmer JL, et al. Reduction of cancer-related fatigue with dexamethasone: a double-blind, randomized, placebo-controlled trial in patients with advanced cancer. J Clin Oncol 2013; 31: 3076-3082
10）Minton O, Richardson A, Sharpe M, et al. Psychostimulants for the management of cancer-related fatigue: a systematic review and meta-analysis. J Pain Symptom Manage 2011; 41: 761-767
11）Bruera E, Ernst S, Hagen N, et al. Effectiveness of megestrol acetate in patients with advanced cancer: a randomized, double-blind, crossover study. Cancer Prev Control 1998; 2: 74-78
12）Jeong JS, Ryu BH, Kim JS, et al. Bojungikki-tang for cancer-related fatigue: a pilot randomized clinical trial. Integr Cancer Ther 2010; 9: 331-338
13）Munch TN, Zhang T, Willey J, et al. The association between anemia and fatigue in patients with advanced cancer receiving palliative care. J Palliat Med 2005; 8: 1144-1149
14）Chang JC, Gross HM. Neoplastic fever responds to the treatment of an adequate dose of naproxen. J Clin Oncol 1985; 3: 552-558
15）Chang JC. Antipyretic effect of naproxen and corticosteroids on neoplastic fever. J Pain Symptom Manage 1988; 3: 141-144

16）畝川芳彦. がん救急. 日本がん治療認定医機構教育委員会編. がん治療認定医教育セミナーテキスト 第9版. 2015, pp98-104

17）Dirksen SR, Epstein DR. Efficacy of an insomnia intervention on fatigue, mood and quality of life in breast cancer survivors. J Adv Nurs 2008; 61: 664-675

18）松島英介, 瀧本禎之. 精神腫瘍学. 日本がん治療認定医機構教育委員会編. がん治療認定医教育セミナーテキスト 第9版. 2015, pp91-97

19）Ploch E. Hormonal replacement therapy in patients after cervical cancer treatment. Gynecol Oncol 1987; 26: 169-177

20）治療後のホルモン補充療法（HRT）は推奨されるか？ 日本婦人科腫瘍学会編. 子宮体がん治療ガイドライン 2013年版. 金原出版, 東京, 2013, pp124-125

21）ホルモン補充療法（HRT）は推奨されるか？ 日本婦人科腫瘍学会編. 卵巣がん治療ガイドライン 2015年版. 金原出版, 東京, 2015, pp117-118

# 9 リンパ浮腫

慶應義塾大学医学部　リハビリテーション医学教室

慶應義塾大学医学部　腫瘍センターリハビリテーション部門　辻 哲也（つじ てつや）

　リンパ浮腫とは，リンパ管やリンパ節の先天性の発育不全，または二次性の圧迫，狭窄，閉塞などによって，リンパ流の阻害と減少のために生じた浮腫である。がん治療後の続発性リンパ浮腫は，全リンパ浮腫患者の大多数を占める。原因となる疾患は，乳がん，婦人科がんが多いため，患者の大多数は女性である。厚生労働省研究がん克服戦略研究事業の全国調査によると，婦人科がん術後のリンパ浮腫発症率は約27.2％であり，高リスク群は子宮頸がん・子宮体がんで傍大動脈リンパ節郭清あるいは/および術後放射線治療を受けた症例であった[1]。

　リンパ浮腫は，医療者側の認識不足のために適切な治療がなされず放置されると，徐々に進行し，見た目の問題だけでなく，浮腫の悪化や皮膚感染症の併発により仕事や家事に支障を来し，QOLを低下させる切実な問題である。しかし，リンパ浮腫の発症早期から適切な生活指導や治療を行えば，少なくとも浮腫の進行を防止することができる。また，たとえ進行例であっても浮腫をある程度改善させ，患者自身がセルフケアを行うことで浮腫の自己管理が可能となる。

　一方，がんの再発や転移を生じた時期には，がんの進行に伴う様々な要因が重なり合って，全身の浮腫がみられることが多い。「終末期の浮腫は仕方がないもの」と諦めてしまいがちであるが，浮腫の原因・病態を理解した上で，様々な対策を講じることにより，余命の限られた患者の苦痛の緩和が図れることも多い。

## ◆◆ リンパ浮腫患者への対応

### ❶臨床所見

　問診では手術の内容（リンパ節郭清の範囲など）や放射線・化学療法（抗がん薬の種類）の有無，発症のきっかけ（体重増加，蜂窩織炎の併発，仕事再開，旅行などが多い），浮腫の進行の具合を聴取する。

　臨床所見は上肢もしくは下肢の腫脹である（図1）。下肢は片側性か，両側性でも左右差がみられることが多い。炎症や二次的な静脈性浮腫を合併した場合は赤〜青紫色を呈することもあるが，原則的には疼痛，色の変化，潰瘍および静脈のうっ滞はみられない。患肢は多毛になることがある。リンパ浮腫では疼痛を認めることは少ないので，疼痛やしびれの訴えがある場合には，ほかの原因検索を要する。

**図1　子宮頸がん術後　左下肢リンパ浮腫**

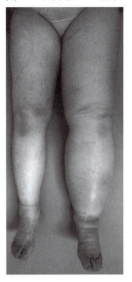

**表1　国際リンパ学会（ISL）によるリンパ浮腫病期分類**（文献2より，一部改変）

> **ISL　0期**
> リンパ液の輸送に障害があるが，腫脹が明らかではなく，無症状の状態。
> 浮腫を認めるようになるまで数カ月から何年にもわたって続くことがある。
>
> **ISL　Ⅰ期**
> 疾患の発症初期にあたる。組織液の貯留は挙上により軽減する。圧迫痕を生じる。
>
> **ISL　Ⅱ期早期**
> 挙上のみにより腫脹が軽減することはほとんどない。圧迫痕が明らかである。
>
> **ISL　Ⅱ期晩期**
> 組織線維化が明らかになっているため，圧迫痕ができることもあれば，できないこともある。
>
> **ISL　Ⅲ期**
> 組織が硬くなり（線維性），圧迫痕は生じない。肥厚，色素過剰，皮膚の皺襞の増生，脂肪沈着，疣贅過成長などの皮膚変化を認める。

　リンパ浮腫のうちでも発症原因が推測できる続発性であれば，診断は比較的容易である。リンパ浮腫の確定診断には，リンパ浮腫の臨床上の特徴的な所見症状からリンパ浮腫が疑われた場合には，血液検査や画像診断を行い，全身性浮腫を来す疾患（心不全，腎不全，肝機能障害など）や局所性浮腫である深部静脈血栓症（deep vein thrombosis；DVT）を除外して鑑別診断を行う。

## ❷臨床分類

　国際リンパ学会（International Society of Lymphology；ISL）によるリンパ浮腫の臨床分類を表1に示した[2]。浮腫の改善しやすさ，圧迫痕・線維化・皮膚変化の有無で分類される。発症早期では指で圧迫すると圧迫痕が残るが，慢性期には線維・脂肪組織が増え圧

迫痕が残らなくなる。浮腫が進行すると，皮膚が乾燥し硬くなり，表皮の角化が著明となり，つまみあげられにくくなる。さらに進行すると，いわゆる象皮症となる。

### ❸画像診断

現在，ISLにおいて推奨されている画像診断はリンパ管シンチグラフィである。手背や足背に$^{99m}$Tc標識スズコロイド等の放射性医薬品を皮下注射し，リンパ管の走行や発達・閉塞の状態を確認できる。腹腔内，胸管・静脈角に流入するまでの状態を確認できるが，簡便に行える検査ではなく実施できる医療機関が限られること，リンパ浮腫の診断としての保険適用はないことから，ルーチン検査にはなっていない。

一方，注目されているのは，インドシアニングリーン（以下，ICG）を使用した蛍光リンパ管造影である。手背や足背に皮内注射したICGは大部分がアルブミンと結合してリンパ管内に取り込まれて運搬されるため，赤外線カメラによって簡便にリンパ管の走行や機能をリアルタイムに確認できる。

また，超音波検査は，皮膚表面のエコー輝度の変化や皮下組織の水分層を確認することで重症度の判定に有用であり，治療前後の変化も確認できるが，リンパ浮腫特有の所見ではなく一般的な浮腫の所見であることには留意されたい。

### ❹周径・体積の評価

体積測定の至適基準は，下肢を水槽に浸し，あふれる水の体積を測定する水置換法であるが，水の取り扱いが煩雑なため，研究目的以外で用いられることは少ない。浮腫の程度を確認する簡便な方法として，メジャーで周囲径を測定するものが一般的に用いられる。術前から下肢の周径を数カ所で測定しておき，術後に定期的に測定して比較することは，リンパ浮腫の早期発見のために有用である。

### ❺治療の概要

リンパ浮腫の保存的治療の中心は複合的理学療法（complex physical therapy；CPT）である[2,3]。CPTはスキンケア，圧迫療法，圧迫下での運動，用手的リンパドレナージを包括的に行うことにより，患肢にうっ滞した過剰なリンパ液の排液を行う治療法である。CPTの集中的排液期には，連日の集中的な治療が必要である。わが国では，リンパ浮腫の入院治療を行える施設は数少ないため，CPTに準じた治療法を外来通院で実施していることが多い。

外来での治療においては，CPTのみでは不十分であり，日常生活に対する指導を加えることが重要である。したがって，わが国においては，CPTに日常生活指導を加えた「複合的治療」がリンパ浮腫に対する標準的治療として推奨されている[4]。

リンパ浮腫の保存的治療クリニカルパスを表2に示した[5]。臨床病期別にⅠ期，Ⅱ期早期，Ⅱ期晩期およびⅢ期における目標，説明や指導の仕方，観察・確認項目，処置や治療

## 表2　リンパ浮腫の保存的治療クリニカルパス（医療者用，一部抜粋）

| 病期 | Ⅰ期 | Ⅱ期早期 | Ⅱ期晩期 | Ⅲ期 |
|---|---|---|---|---|
| 症状 | 夕方になるとむくむ程度，患肢挙上で浮腫改善，部位により圧迫痕が残りやすくなる（圧迫痕は下肢に現れやすいが上肢では現れることが少ない） | 安静臥床や患肢挙上でも浮腫改善しない<br>皮膚は硬くなるが圧迫痕は残る | 安静臥床や患肢挙上でも浮腫改善しない<br>皮膚が硬くなり圧迫痕が残りにくくなる | 皮膚が硬くなり圧迫痕は残らなくなる<br>乳頭腫，リンパ小疱，リンパ漏，象皮症などの合併症が出現する |
| 目標 | リンパ浮腫の病態が説明ができる<br>日常生活の注意点が理解でき実行できるように指導ができる<br>セルフケアの方法が理解でき実行できるように指導ができる<br>進行をおさえ浮腫が改善できるように指導ができる | リンパ浮腫の病態が説明ができる<br>日常生活の注意点が理解でき実行できるように指導ができる<br>セルフケアの方法が理解でき実行できるように指導ができる<br>進行をおさえ浮腫が改善できるように指導ができる<br>弾性包帯の施術と指導ができる | リンパ浮腫の病態が説明ができる<br>日常生活の注意点が理解でき実行できるように説明ができる<br>セルフケアの方法が理解でき実行できるように指導ができる<br>進行をおさえ浮腫が改善できるように指導ができる<br>弾性包帯の施術と指導ができる | リンパ浮腫の病態が説明ができる<br>日常生活の注意点が理解でき実行できるように説明ができる<br>セルフケアの方法が理解でき実行できるように指導ができる<br>進行をおさえ浮腫が改善できるように指導ができる<br>弾性包帯の施術と指導ができる |
| 指導説明 | リンパ浮腫の病態，病期の説明<br>複合的治療の主に下記について<br>・日常生活上の注意点の説明<br>・スキンケア指導（浮腫の増悪と蜂窩織炎誘発の予防）<br>・セルフリンパドレナージ指導（本人または家族による）<br>・圧迫療法（弾性着衣）の説明<br>・圧迫下の運動療法の説明<br>弾性着衣などの療養費申請方法（6カ月に一度は可能） | リンパ浮腫の病態，病期の説明<br>複合的治療の主に下記について<br>・日常生活上の注意点の説明<br>・スキンケア指導（浮腫の増悪と蜂窩織炎誘発の予防）<br>・セルフリンパドレナージ指導（本人または家族による）<br>・圧迫療法（弾性着衣または圧迫包帯）の説明<br>・圧迫下の運動療法の説明<br>弾性着衣などの療養費申請方法（6カ月に一度は可能） | リンパ浮腫の病態，病期の説明<br>複合的治療の主に下記について<br>・日常生活上の注意点の説明<br>・スキンケア指導（浮腫の増悪と蜂窩織炎誘発の予防）<br>・セルフリンパドレナージ指導（本人または家族による）<br>・圧迫療法（弾性着衣または圧迫包帯）の説明<br>・圧迫下の運動療法の説明<br>弾性着衣などの療養費申請方法（6カ月に一度は可能） | リンパ浮腫の病態，病期の説明<br>複合的治療の主に下記について<br>・日常生活上の注意点の説明<br>・スキンケア指導（浮腫の増悪と蜂窩織炎誘発の予防）<br>・セルフリンパドレナージ指導（本人または家族による）<br>・圧迫療法（弾性着衣または圧迫包帯）の説明<br>・圧迫下の運動療法の説明<br>弾性着衣などの療養費申請方法（6カ月に一度は可能）<br>合併症の治療の説明 |
| 処置治療 | 複合的治療<br>・患肢挙上<br>・スキンケア<br>・セルフリンパドレナージ<br>・弾性着衣の選定と着用指導（必要時）<br>・圧迫下の運動療法（必要時） | 複合的治療<br>・患肢挙上<br>・スキンケア<br>・用手的リンパドレナージ（セルフ＋専門的な知識・技術を要する医療者による指導と施術を推奨）<br>・圧迫療法<br>①弾性着衣の選定と着用指導<br>②必要に応じて弾性包帯の施術と指導（専門的な知識・技術を要する医療者による指導と施術を推奨）<br>・圧迫下の運動療法 | 複合的治療<br>・患肢挙上<br>・スキンケア<br>・用手的リンパドレナージ（セルフ＋専門的な知識・技術を要する医療者による指導と施術を推奨）<br>・圧迫療法<br>①必要に応じて弾性包帯の施術と指導<br>②弾性着衣の選定と着用指導（専門的な知識・技術を要する医療者による指導と施術を推奨）<br>・圧迫下の運動療法<br>入院治療を推奨（専門的な知識・技術を要する医療者による指導と施術を推奨） | 複合的治療<br>・患肢挙上<br>・スキンケア（象皮症には皮膚軟化剤を使用）尿素製剤など<br>・用手的リンパドレナージ（セルフ＋専門的な知識・技術を要する医療者による指導と施術を推奨）<br>・圧迫療法<br>①必要に応じて弾性包帯の施術と指導<br>②弾性着衣の選定と着用指導（専門的な知識・技術を要する医療者による指導と施術を推奨）<br>・圧迫下の運動療法<br>合併症の治療<br>入院治療を推奨（専門的な知識・技術を要する医療者による指導と施術を推奨） |
| 受診時期と間隔 | セルフケアを習得するまでは頻回（必要により入院）、習得後は3〜6カ月毎（弾性着衣の療養費支給も考慮）<br>外来初回受診日 | セルフケアを習得するまでは頻回（必要により入院）に，習得後は3〜6カ月毎（弾性着衣の療養費支給も考慮）<br>周径差が増大もしくは合併症の悪化時は適宜 | セルフケアを習得するまでは頻回（必要により入院）に，習得後は3〜6カ月毎（弾性着衣の療養費支給も考慮）<br>周径差が増大もしくは合併症の悪化時は適宜 | セルフケアを習得するまでは頻回（必要により入院）に，習得後は3〜6カ月毎（弾性着衣の療養費支給も考慮）<br>周径差が増大もしくは合併症の悪化時は適宜 |

適応基準：腋窩，骨盤内，鼠径部のリンパ節郭清術もしくは，放射線治療を行った乳がん，婦人科がん，消化器がん，膀胱がん，前立腺がん，四肢の皮膚がん症例とリンパ節転移による浮腫，化学療法施行症例の浮腫
除外基準：蜂窩織炎などの急性炎症，うっ血性心不全，深部静脈血栓症急性期，重症虚血肢
このパスはリンパ浮腫診療の専門施設とがん診療連携拠点病院レベルの病院で使用することを前提とする
（出典：国立がん研究センターがん情報サービス）

の方法，検査等が記載されている。

## ❻複合的治療の実際

### a. 日常生活指導

　患肢を心臓よりも高い位置に保つことにより，患肢から体幹部へのリンパの排除ができるので，就寝時には患肢を高めに保つようにする（15cm程度）。日常生活では，長時間の立ち仕事や座位での仕事をする場合には脚を休める機会をつくり，正座は避ける。

### b. スキンケア

　リンパ管系の機能が障害されている患肢では，白血球による免疫機能や殺菌機能が低下しており，易感染性である。わずかな外傷から感染し，患肢に炎症を起こしやすい。これを急性炎症性変化（蜂窩織炎やリンパ管炎）という。患肢に突然，点状ないし斑状の発赤，または一面に及ぶ発赤が現れ，患肢の熱感，発熱を伴う。急性炎症性変化を来した場合には，リンパ浮腫に対する治療は一時中止し，患肢の安静・挙上・冷却を行い，抗菌薬を投与する。

　患肢の皮膚は乾燥しやすいので，保湿剤（ヒルドイド®，白色ワセリンなど）を塗ってスキンケアを行う。皮膚が角化している場合には尿素入りのもの（ウレパール®，ケラチナミン®など）を用いる。白癬症など皮膚感染症は急性炎症性変化の誘因になるので，清潔・乾燥を心がけ，白癬症にはしっかり治療を行う。

### c. 圧迫療法

　適度な圧力で患肢を圧迫することにより，以下のことを目的とする[6]。

1. 組織間の圧力を上げて，組織間に貯留したリンパを効果的にリンパ系へ移動させる。
2. 拡張したリンパ管を正常に近い状態まで細くし弁機能を改善，リンパ還流をスムーズにする。
3. 線維化した皮膚や皮下組織を軟らかくし元の形状に戻す。

#### ①多層包帯法

　患肢全体に筒状包帯（Tricofix®，BSNメディカル社，ドイツなど）を着用する。そして，指（趾）にガーゼ包帯（Elastomull®，BSNメディカル社，ドイツなど）を巻き，全体にパッティング包帯（Artiflex®，BSNメディカル社，ドイツなど）を巻いた後，弾性包帯（伸縮性のないもの）（Comprilan®，BSNメディカル社，ドイツなど）を巻きあげていく。図2に多層包帯法の具体的な手技を示す[6]。

#### ②弾性着衣

　弾性着衣には様々なタイプがある（図3）[6]。浮腫の病期に応じて選択する。編み方は丸編み（circular-knit）と平編み（flat-knit）に分けられる。圧迫圧に関しては，ISL Ⅱ期以上の下肢リンパ浮腫であれば，30mmHg以上（クラス2もしくはクラス3）の製品が用いられる。

**図2** 下肢の圧迫療法（多層包帯法）の手技

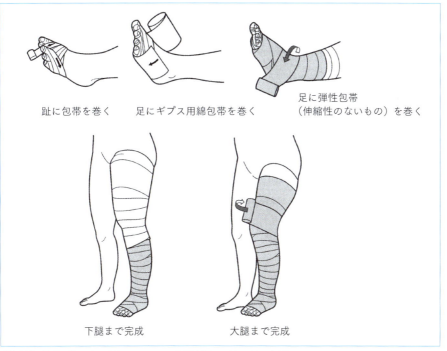

趾に包帯を巻く　　足にギプス用綿包帯を巻く　　足に弾性包帯
（伸縮性のないもの）を巻く

下腿まで完成　　　　大腿まで完成

（辻 哲也, 他編. 癌のリハビリテーション. 金原出版, 2006, p394 より）

**図3** 下肢の弾性着衣（弾性スリーブ・ストッキング）の種類

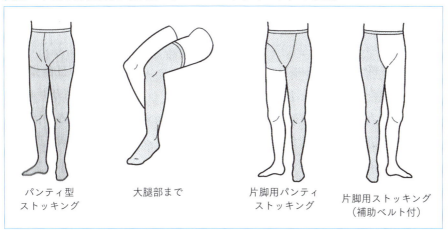

パンティ型　　　　大腿部まで　　　片脚用パンティ　　片脚用ストッキング
ストッキング　　　　　　　　　　　ストッキング　　　（補助ベルト付）

（辻 哲也, 他編. 癌のリハビリテーション. 金原出版, 2006, p395 より）

### ③圧迫した上での運動療法

　患肢の皮膚を一定の圧力で圧迫し，外部から固定された状態で運動を行うことで，筋肉の収縮・弛緩による筋ポンプ作用が増強，リンパ還流が刺激され，リンパの運搬能力を高めることができる。運動の内容として特別なものはなく，四肢の自動運動や散歩など，患肢の筋収縮を促すような運動を20〜30分行う。また，日中は適度に手もしくは脚を動か

して筋収縮を促すように心がける。

#### ④用手的リンパドレナージ（manual lymphatic drainage；MLD）

ゆっくりとした柔らかい皮膚表層のマッサージ法であり，皮下に網目状に分布する表在性のリンパ系のリンパ輸送を活性化させることを目的とする。筋肉疲労の際の強くもみほぐすマッサージとは目的が異なる。手術や放射線治療でリンパ節・管の機能が低下して発症した続発性リンパ浮腫では，障害された部分を迂回してリンパを運搬する必要がある。MLDによりリンパ輸送を活性化して迂回路の処理能力を上げることで浮腫を改善させる。

##  がんが進行しつつある時期の浮腫への対応

### ❶病態生理

この時期にみられる浮腫の原因を表3に示す。また，タキサン系抗がん薬では，「強皮症様症状」と副作用情報に記載されている通り，その投与により，皮膚の硬化が強く難治性の対称性浮腫を生じることがある。関節の可動域制限により，ADLの低下を生じる可能性があるので，発症早期からの対応が必要である[7,8]。

### ❷診断

浮腫を生じうる様々な要因が絡み合っているため，浮腫の原因を明確に区別することは難しいことも多い。診察にあたっては，浮腫の出現部位（片側性/両側対称性），感染の有無，皮膚の乾燥・角化・硬化・脆弱性・滲出液の有無，検査では，アルブミン値，腎・肝機能障害や凝固系異常（D-dimerなど）の有無をチェックし，胸部・腹部CTや超音波エコーによって腫瘍の大きさと転移巣の部位，静脈の圧排の有無，静脈血栓や腫瘍塞栓の有無などを参考に，浮腫の原因を推測する。

### ❸治療の概要

浮腫の原因が多彩であるため，画一的な治療法はない。リンパ浮腫に対する複合的治療

**表3　がんが進行した時期にみられる浮腫の原因**

| | |
|---|---|
| 膠質浸透圧の低下 | 栄養状態の悪化，がん性腹膜炎・胸膜炎による腹水や胸水の貯留，肝転移による肝機能低下などで，低アルブミン血症を呈し，血液の膠質浸透圧が低下すると，血漿成分は血管外の細胞間隙に貯留しやすくなり，四肢（主に下肢）の両側対称性浮腫を生じる。 |
| 腫瘍やリンパ節転移による静脈の圧排 | 腹腔内の腫瘍やリンパ節転移によって，下大静脈（inferior vena cava；IVC），総腸骨静脈や内・外腸骨静脈が圧迫されることにより，その原因部分より末梢側の下肢，腹部，臀部に片側性浮腫を生じる。 |
| 深部静脈血栓症腫瘍塞栓 | 静脈への浸潤による深部静脈血栓症や腫瘍塞栓により，閉塞した部位よりも遠位側に片側性浮腫を生じる。 |
| 廃用性浮腫 | 悪液質や安静臥床に伴う廃用により，四肢の筋萎縮が進行し，下肢の筋ポンプ作用が減少している。この状態で車椅子に乗車し下肢を下垂することで，下肢遠位側に両側対称性浮腫を生じる。 |

**表4** 特殊な状況のリンパ浮腫の保存的治療クリニカルパス（医療者用，一部抜粋）

| | 進行・再発・転移に伴う高度のリンパ浮腫 | | 緩和医療対象（終末）期のリンパ浮腫 |
|---|---|---|---|
| 症状 | 皮膚浸潤，リンパ節転移による急激な皮膚の硬化，発赤などの増悪 | 症状 | がん終末期患者のリンパ浮腫<br>全身性浮腫を合併して皮膚が脆弱となる |
| 目標 | リンパ浮腫の病態が説明ができる<br>日常生活の注意点が理解でき実行できるように説明ができる<br>セルフケアの方法が理解でき実行できるように指導ができる<br>進行をおさえ浮腫が改善できるように指導ができる<br>ADL, QOLの維持・改善を図ることができる | 目標 | 安楽を保つケアができる<br>ADL, QOLの維持・改善を図ることができる |
| 指導説明 | リンパ浮腫の病態，病期の説明<br>複合的治療の主に下記について<br>・日常生活上の注意点の説明<br>・スキンケア指導（浮腫の増悪と蜂窩織炎誘発の予防）<br>・リンパドレナージ指導（本人または家族による）<br>・圧迫療法の説明<br>心理的・社会的サポート | 指導説明 | 複合的治療の主に下記について<br>・スキンケア指導（浮腫と蜂窩織炎誘発の予防）<br>心理的・社会的サポート |
| 処置治療 | 複合的治療<br>・スキンケア<br>・患肢挙上<br>・用手的リンパドレナージ<br>・圧迫（チューブ包帯または伸縮性包帯で軽く）<br>圧迫療法と運動療法を中心とし，用手的リンパドレナージについては原疾患治療医と相談のうえ行う | 処置治療 | 本人の希望を優先<br>複合的治療<br>・スキンケア<br>・患肢挙上<br>・タッチング<br>・圧迫（チューブ包帯または伸縮性包帯で軽く）<br>圧迫療法を中心とするが用手的リンパドレナージについては主治医と患者に相談のうえ行う |

（出典：国立がん研究センターがん情報サービス）

を参考にしながら，治療方法を症例ごとに検討する必要がある[7,8]。

　進行・再発・転移に伴う高度のリンパ浮腫および終末期のリンパ浮腫の保存的治療クリニカルパスを**表4**に示す。症状，目標，説明や指導の仕方，処置や治療の方法が記載されている。

　治療にあたっては，患者およびその家族に対する病状説明の内容，余命や予後の見通し，精神・心理面の状況や投薬状況（麻薬性鎮痛薬や利尿薬など）や骨転移（長管骨や脊椎，肩甲帯，骨盤）の有無，日中の活動性，起居動作や日常生活動作（activities of daily living；ADL）の能力を把握し，現在の浮腫の病態と治療方法を説明し十分に話し合って，"患者およびその家族の望んでいること（希望・要望）が何であるのか？"を見極めた上で対応することが肝要である。

## ❹浮腫治療の実際

### a．日常生活指導

　栄養状態の悪化，悪液質の進行および不動による廃用などが原因で，筋萎縮・筋力低下

（サルコペニア）を生じ，筋ポンプ作用が低下している場合が多い。結果，長時間の車椅子座位などで下肢を下垂することで浮腫を生じやすくなってしまう。夜間の下肢挙上とともに，日中でも足台を置いて下肢を挙上することを指導する。

### b．スキンケア

栄養状態の悪化から皮膚が脆弱で乾燥している場合が多いので，保湿剤を塗布し，皮膚を保護する。この状態で浮腫が生じると，軽くぶつけただけでも傷になり滲出液を生じやすいので注意を要する（リンパ漏）。滲出液を生じた場合には，保湿剤を塗布し，皮膚を湿潤させた上で，局所的な圧迫治療を行うと改善がみられる。皮膚に炎症を起こし，熱感，発赤を生じている場合には，ステロイド入り軟膏を塗布する。

### c．圧迫療法

外的に圧迫して皮下組織内の圧力を上げることにより，毛細血管から細胞間隙への漏出を減少させ，再吸収を増加させることで浮腫を軽減する。手足に浮腫が強くみられて患者自身の苦痛が強い場合や，患肢の重さでADLに支障を来したり，歩行困難でQOLの低下を来したりしている場合には，圧迫療法の適応になる。

圧迫は多層包帯法が基本である。方法は上述の通りであるが，終末期のがん患者では皮膚が脆弱であることが多く，容易に損傷し滲出液が流出してしまうので，保湿剤を塗布し，スキンケアの後，必ず筒状包帯を装着し，皮膚を保護した状態で弾性包帯を巻くようにする。圧迫圧は一般的なリンパ浮腫治療よりも弱めにする。圧迫下での運動が困難な場合には，伸縮性のある包帯を用いる。弾性着衣も症例によっては適応になるが，圧迫圧は一般的にリンパ浮腫で選定されるものよりも弱いものを選定する。

多層包帯法や弾性着衣の装着が難しい場合には，チューブ包帯（筒状包帯）が用いられる。疼痛やしびれなどの症状で，多層包帯法による強い圧迫が困難な場合に適応となる。圧迫力は弱めだが，肌ざわりがやわらかく，皮膚が脆弱な場合にも装着が容易である。チューブ包帯（筒状包帯）には，TG Grip®，TG Soft®（Lohmann & Rauscher社，ドイツ），Terry-Net®（BSNメディカル社，ドイツ），Kチューブ®（越屋メディカルケア社，石川）などがある。

圧迫療法によって患肢の浮腫が改善しても，下腹部や臀部，鼠径部の浮腫の悪化，腹水や胸水の増加や心不全の悪化を来すおそれもあるので，利尿薬の併用を適宜行い，全身の状態を常に観察しながら治療にあたる必要がある。

### d．その他

皮膚の硬化により関節可動域の制限を生じ，疼痛を誘発することもしばしばみられるので，愛護的な関節可動域訓練やストレッチも行われる。また，サルコペニアの進行防止や筋ポンプ作用の促進のために，筋収縮を促すような関節運動を行うように指導する。また，患者とのスキンシップによる心理支持的効果の目的も含め，マッサージの仕方を家族へ指導するとこともある。

間欠的空気圧装置（メドマー®，メドー産業，東京など）は，浮腫の軽減や苦痛症状緩

和のために用いられることがあるが，圧の設定と施行回数には十分注意が必要である。その原理は，空気が入るカフに患肢を入れ，末梢から順次中枢に向かって，段階的に区域ごとに圧迫と開放を繰り返すことで，浮腫を軽減するものである。浮腫が体幹に押し上げられたところ（下肢であれば鼠径部や下腹部）に溜まってしまい，逆に苦痛を生じてしまうおそれがあるので注意を要する。

## ◆ おわりに

　リンパ浮腫は婦人科がん治療後の患者に苦痛を生じさせ，QOLを低下させる切実な問題であり，発症早期からの適切な生活指導・治療が重要である。また，がんが進行した時期の浮腫においても，様々な対策を講じることにより，苦痛の緩和やADLの向上が図れるので，浮腫対策を実践することの意義は大きい。しかし，専門的に取り組みを行っている医療機関は未だ数少ないのが現状である。

　そのようななか，2008年にわが国で初めて『リンパ浮腫診療ガイドライン』が出版された（2014年に第2版出版）[9]。2009年には「（厚生労働省委託事業）リンパ浮腫研修」が開始され，リンパ浮腫の予防・治療を担う専門セラピストの育成や研修制度の確立に向けて取り組みが始まった。また，2011年には「（がん臨床研究事業）全国のがん診療連携拠点病院において活用が可能な地域連携クリティカルパスモデルの開発」において「リンパ浮腫治療に関するクリニカルパス」[5,10]がWEB上で公開された。一方，診療報酬に関しては，2008年にリンパ浮腫管理指導料（がんの手術に際しリンパ浮腫を防止するための指導を評価）およびリンパ浮腫の重篤化予防のための弾性着衣が保険適用となり，2016年度の診療報酬改定ではリンパ浮腫複合的治療料が新設された。

　リンパ浮腫治療の標準化，それに準拠した研修制度による人材育成が開始され，診療報酬上の追い風もあり，リンパ浮腫を取り巻く状況が変わりつつある。今後の動向に注目していきたい。

●文献
1) 飯田泰志，佐々木 寛．リンパ浮腫に関する新たな検討と試み．産科と婦人科 2010; 77: 1083-1088
2) International Society of Lymphology. The diagnosis and treatment of peripheral lymphedema: 2013 Consensus Document of the International Society of Lymphology. Lymphology 2013; 46: 1-11
3) Lymphoedema Framework. Best Practice for the Management of Lymphoedema. International consensus, MEP Ltd, UK, 2006
4) 一般財団法人ライフ・プランニング・センター．リンパ浮腫研修委員会における合意事項（2016年6月6日引用）
   http://www.lpc.or.jp/reha/modules/newlymph/
5) 国立がん研究センターがん対策情報センター．がん情報サービス．リンパ浮腫保存的治療基本パス（医療者用）（2016年6月6日引用）
   http://ganjoho.jp/data/professional/med_info/path/files/basic_pro_lymphedema01.pdf

6）辻 哲也. 癌のリハビリテーションについて知っておきたいポイント. リンパ浮腫のリハビリテーション. 辻 哲也, 他編. 癌（がん）のリハビリテーション. 金原出版, 東京, 2006

7）辻 哲也. リンパ浮腫に対する苦痛緩和の実践. 産婦人科の実際 2012; 61: 717-728

8）小川佳宏. がんのリハビリテーション－チームで行う緩和ケア－進行がん・末期がん患者の浮腫への対応. MEDICAL REHABILITATION 2012; 140: 29-36

9）日本リンパ浮腫研究会 編. リンパ浮腫診療ガイドライン2014年版. 第2版. 金原出版, 東京, 2014

10）国立がん研究センターがん対策情報センター. がん情報サービス. 特殊な状況のリンパ浮腫保存的治療基本パス（医療者用）（2016年6月6日引用）
http://ganjoho.jp/data/professional/med_info/path/files/basic_pro_lymphedema02.pdf

# *10* 悪性消化管閉塞

北海道大学医学部　産婦人科　**渡利 英道**（わたり　ひでみち）

悪性消化管閉塞（malignant bowel obstruction；MBO）とは，悪性腫瘍によって惹起される通過障害に起因する消化管閉塞症状を指す。原病の増悪による閉塞であるため，原病に対する治療が可能な状況であればそれが優先されるが，それが困難な場合が多いため，緩和的な治療の一環として治療方法を選択する必要がある。本稿では，婦人科がんに起因するMBOに対して行うべき治療方法とその適切な選択について解説する。

## ◆◆ MBOの診断

CT，MRIなどの画像診断によって，再発病変や腹水貯留の状態を評価し，腹腔内の状況を総合的に判断する。造影を行うことで，閉塞部位を推定するのに役立つことがある。閉塞部位の同定や閉塞の程度をより詳しく評価したい場合には，イレウス管を挿入した上で造影を行うことで，正確な診断が可能となると同時に拡張した腸管の減圧による症状緩和にも役立つが，長期的な留置が患者のQOLの低下につながる可能性があることに留意するべきである。

## ◆◆ 婦人科がんに起因するMBOの特徴とその対応の概略

婦人科がんにおけるMBOでは，卵巣がんに起因する場合が最も多く（約70%），次いで子宮体がん約20%，腹膜がん約6%，子宮頸がん約3%の順との報告[1]がある。卵巣がんにおいてMBOの発生頻度が高い理由としては，再発腫瘍の増大による機械的な閉塞，腹膜播種に伴うがん性腹膜炎や大量の腹水の貯留による麻痺性の閉塞が多いことが考えられ，卵巣がん患者の5〜35%にMBOを来すとの報告がある[2]。消化管の閉塞部位としては，小腸が44〜61%，大腸が18〜46%，小腸・大腸が6〜22%と報告[3-5]されているように，小腸が最も多い閉塞部位である。MBOに起因する症状として，消化管内容の貯留に伴う嘔気・嘔吐と消化管の膨張による疼痛があり，長期間に及ぶと体重減少，脱水，電解質異常を来し，全身状態の悪化につながる（図1）。

MBOへの対応としては，原病に対する治療の奏効が期待される状況であれば，局所治療（手術あるいは放射線治療による腫瘍の切除や縮小）や全身化学療法（腫瘍の縮小やがん性腹膜炎の改善，腹水の減少）によってMBOに起因する症状の改善が図られることが期待できる。ただし，原病に対する治療が可能な症例は極めて少数であり，大部分の症例

第2章

各論（症状）

**図1　婦人科がんにおけるMBOの病態と診断・治療**

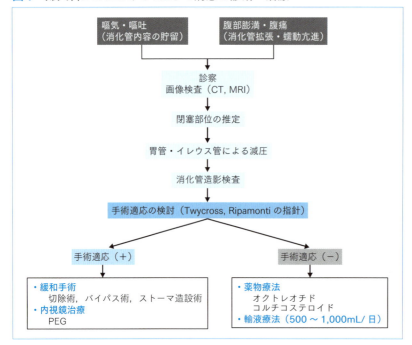

ではMBOに対する対症療法が中心となる。

## 治療法の適応の検討（図1）

　治療法を検討する場合，まずは非薬物療法の適応の有無を検討する。外科手術，消化管ステント留置術の適応については消化器外科，消化器内科と相談する。また，減圧を目的とした経鼻胃管，経皮的内視鏡的胃瘻造設術（percutaneous endoscopic gastrostomy；PEG）の適応について検討する。以上の適応がない場合には薬物療法を行う。

### ❶非薬物療法

#### a．外科治療（緩和手術）

　緩和手術（がん患者に対して手術的に消化管閉塞に伴う嘔気・嘔吐，腹部膨満感，腹痛などの症状の緩和を図ることを目的とした手術）の適応となる患者の選択基準については，必ずしも標準的見解は示されておらず，各医療施設において提供可能な治療方法の選択肢を念頭におきながら，個々の患者の状態や希望に応じて適応を判断する必要がある。

　緩和手術としては，切除術，バイパス術，人工肛門（ストーマ）造設術などがあり，閉塞部位や腫瘍の進展状況を勘案して適応の有無を決定する。一般的には，予後不良で手術に伴う死亡や合併症のリスクが高い場合が多く，侵襲の少ないバイパス術や人工肛門造設術を選択する場合が多いと考えられる。特に卵巣がんの場合には通常，腹膜播種再発を来

しており，播種病変により閉塞部位が複数部位にわたっていることが多いために緩和手術が適応とはならずに，手術以外の方法によって症状の緩和を目指すことが望ましい場合が多い。

　手術適応を考えるにあたっては，患者因子，疾患因子，手術因子に分けて検討する必要がある。患者因子としては，予後不良（治療効果，術後合併症）に関連する因子として，年齢，栄養状態，腹水の有無，performance status（PS），併存疾患，抗がん治療，精神状態，社会的サポートなどが挙げられる。疾患因子として，病因や初発からMBO発症までの期間，腫瘍の進展度などが挙げられる。手術因子としては切除の可否を検討する。切除不能と判断した場合，バイパス手術や，閉塞部位が遠位側腸管である場合には人工肛門（ストーマ）造設術が適応となる。これらの術式が適応とならない場合には，胃瘻造設術の適応について検討する。MBOに対する緩和手術の適応についてのTwycrossの指針[6]，Ripamontiの指針[7]をそれぞれ**表1**，**表2**に示したので参考にされたい。

**表1**　消化管閉塞に対する緩和手術の適応（Twycross）

❶全身状態が良好で，手術に耐えられる状態である
❷治療により症状の改善が十分に期待される
❸症状が改善され，2〜3カ月以上の生存が期待できる
❹治療抵抗性の大量の腹水がない
❺がんによる腹膜播種が広範に存在しない
❻閉塞箇所が1〜2つ以内である

（文献6より）

**表2**　消化管閉塞に対する緩和手術の絶対/相対禁忌（Ripamonti）

【絶対禁忌】
❶前回手術で広範囲の腹腔内転移を認めた
❷胃の近くまで病変が及んでいる
❸腹腔内の広範囲の浸潤・転移のために消化管の蠕動障害を認める
❹広範囲に腹腔内の腫瘍を触れる
❺急速に貯留する大量腹水を認める
❻閉塞箇所が複数である

【相対禁忌】
❶高齢で悪液質がある
❷腹部・骨盤への放射線治療歴がある
❸栄養状態が悪い
❹肝転移・遠隔転移がある
❺胸水あるいは肺転移により呼吸困難がある
❻全身状態が悪い〔PS（ECOG）≧3〕
❼短期間での再閉塞

（文献7より）

### b. 内視鏡による消化管ステント留置

外科治療を行っても症状の緩和が得られない，あるいはそれに伴う高い死亡率が予想される場合には，消化管ステント留置の適応について検討する。ステント留置の適応を示す明確な基準は存在しないため，緩和手術と同様に患者因子，疾患因子，治療歴などを勘案して，個々の症例において適応の有無や成功の見込み（術者の技量，施設の体制など）を考慮して方針を決定する。

婦人科がん患者においては，大腸ステント留置の可否を検討するが，①結腸内の閉塞部位の把握，②腫瘍の長径，③同時性の腫瘍の存在の有無，などについて評価する必要がある。卵巣がんでは複数部位の閉塞が存在している場合も多いため，ステント留置の適応については慎重に決定すべきである。

### c. 消化管ドレナージ

MBOによる症状（嘔気・嘔吐，腹部膨満，腹痛）に対してまず行うべきなのが経鼻胃管の留置であり，症状の緩和が得られる。しかしながら，留置が長期間に及ぶと患者の苦痛が増大してQOLの低下につながる。したがって，経鼻胃管の良い適応は，①薬物療法開始前に大量の消化管内容物をドレナージする必要のある場合，②減圧を目的とした胃瘻造設が適応とならない場合，である。減圧のためのイレウス管の留置は，原則的にはMBOに対して適応とはならない。その理由としては，①長期留置によって抜去困難となる可能性が高いこと，②手術適応のないMBOに対して，症状緩和の観点からイレウス管が経鼻胃管より優れているという根拠に乏しいこと，などが挙げられる。

緩和手術や消化管ステントが適応とならない症例に対して，中〜長期の減圧を目的として，胃瘻造設の適応について検討する。胃瘻による間欠的な減圧によって症状の緩和が得られ，経鼻胃管を挿入することなく生活でき，在宅医療への移行が可能となる場合もある。胃瘻造設の成功率が95％，症状の改善が84〜100％に得られたとの報告[8,9]があることからも，比較的安全で有効な減圧方法の一つであるといえる。胃瘻造設方法としては，外科手術よりもPEGが一般的に行われる。PEGを行うことにより，MBOによる嘔気・嘔吐の83〜93％がコントロールされる[10,11]。ただし，PEGにも相応の侵襲があることを考えると，その適応としては，薬物療法による症状の改善がなく，ある程度の生存期間が見込める症例が対象となるとも考えられる。

## ❷薬物療法

上記で述べた非薬物療法が適応とならないMBOに対しては，薬物療法を検討する。使用される薬剤として，コルチコステロイド，消化管分泌抑制薬（オクトレオチド）について解説する。

### a. コルチコステロイド

Philipらは，婦人科がんに起因するMBO 13例に対して，デキサメタゾン8mgの投与によって69％に症状緩和が得られ，その78％は死亡に至るまで効果が持続できたことから，

**表3** 婦人科がん22例に伴うMBOに対するオクトレオチドの効果

| Efficacy | n |
|---|---|
| Complete Control (C.C) | 15 (68.2%) |
| Partial Control (P.C) | 3 |
| No Control (N.C) | 4 |
| ① Without gastric tube | 14 |
| Complete Control | 11 (78.6%) |
| Partial Control | 2 |
| No Control | 1 |
| ② With gastric tube | 8 |
| Complete Control | 4 (50.0%) |
| Partial Control | 1 |
| No Control | 3 |

（文献16より）

コルチコステロイドは手術適応のないMBOの治療として有用であるとしている[12]。一方, 2つのランダム化比較試験の結果ではプラセボとの比較で有意な症状の改善を認めなかったものの, 非胃管挿入例では有意に症状の改善が認められることが示されている[13,14]ことから, MBOに対してコルチコステロイドは消化管閉塞を再開通させる可能性があることが推察される。

### b. オクトレオチド

オクトレオチドはソマトスタチンのアナログであり, 消化管からの分泌抑制（吸収の促進）によって, MBOに起因する症状を改善させる。オクトレオチドとプラセボとを直接比較したランダム化比較試験は存在しないが, オクトレオチドと抗コリン薬の治療効果について検討したランダム化比較試験の結果では, 抗コリン薬よりオクトレオチドの方が, 手術適応のないMBOの症状緩和に有用であることが示されている[15]。

婦人科がんにおけるMBOに対するオクトレオチドの有用性についてもいくつか報告があるが, MBOを伴う婦人科がん患者22例（卵巣がん・腹膜がん：15例, 子宮頸がん/体がん：6例, 子宮体がん/卵巣がん：1例）においてオクトレオチド300〜600 μg/日の持続投与による嘔吐制御効果を検討した結果, 68%の患者で嘔吐が完全に抑制され, 奏効率は82%であることが報告されている[16]（**表3**）。

●文献

1）Caceres A, Zhou Q, Iasonos A, et al. Colorectal stents for palliation of large-bowel obstructions in recurrent gynecologic cancer: an updated series. Gynecol Oncol 2008; 108: 482-485

2）Bais JM, Schithuis MS, Slors JF, et al. Intestinal obstruction in patients with advanced ovarian cancer. Int J Gynecol Cancer 1995; 5: 346-350

3）Rubin SC, Hoskins WJ, Benjamin I, et al. Palliative surgery for intestinal obstruction in advanced ovarian cancer. Gynecol Oncol 1989; 34: 16-19

4）Clarke-Pearson DL, Chin NO, DeLong ER, et al. Surgical management of intestinal obstruction in ovarian cancer. I. Clinical features, postoperative complications, and survival. Gynecol Oncol 1987; 26: 11-18

5）Chi DS, Phaëton R, Miner TJ, et al. A prospective outcomes analysis of palliative procedures performed for malignant intestinal obstruction due to recurrent ovarian cancer. Oncologist 2009; 14: 835-839

6）Twycross R, ed. Introducing palliative care, 4th ed. Radcliffe medical press, Oxford and New York, 2003, pp120-122

7）Ripamonti C. Bowel Obstruction. Bruera E, Higginson IJ, Ripamonti C, et al eds. The textbook of palliative medicine. Hodder Arnold, UK, 2006, pp588-600

8）Cannizaro R, Bortoluzzi F, Valentini M, et al. Percutaneous endoscopic gastrostomy as a decompressive technique in bowel obstruction due to abdominal carcinomatosis. Endoscpoy 1995; 27: 317-320

9）Campaqnutta E, Cannizarro R, Gallo A, et al. Palliative treatment of upper intestinal obstruction by gynecological malignancy: the usefulness of percutaneous endoscopic gastrostomy. Gynecol Oncol 1996; 62: 103-105

10）Marks WH, Perkal MF, Schwarts PE. Percutaneous endoscopic gastrostomy for gastric decompression in metastatic gynecologic malignancies. Surg Gynecol Obstet 1993; 177: 573-576

11）Brooksbank MA, game PA, Ashby MA. Palliative venting gastrostomy in malignant intestinal obstruction. Palliat Med 2002; 16: 520-526

12）Philip J, Lickiss N, Grant PT, et al. Corticosteroids in the management of bowel obstruction on a gynecological oncology unit. Gynecol Oncol 1999; 74: 68-73

13）Hardy J, Ling J, Mansi J, et al. Pitfalls in placebo-controlled trials in palliative care: dexamethasone for the palliation of malignant bowel obstruction. Palliat Med 1998; 12: 437-442

14）Laval G, Girardier J, Lassaunière JM, et al. The use of steroids in the management of inoperable intestinal obstruction in terminal cancer patients: do they remove the obstruction? Palliat Med 2000; 14: 3-10

15）Mystakidou K, Tsilika E, Kalaidopoulou O, et al. Comparison of octreotide administration vs conservative treatment in the management of inoperable bowel obstruction in patients with far advanced cancer: a randomized, double-bind, controlled clinical trial. Anticancer Res 2002; 22: 1187-1192

16）Watari H, Hosaka M, Wakui Y, et al. A prospective study on the efficacy of octreotide in the management of malignant bowel obstruction in gynecologic cancer. Int J Gynecol Cancer 2012; 22: 692-696

# 11 腹水

久留米大学医学部　産科婦人科学教室　西尾 真（にしお しん）

　がん患者にとって，腹水はQOLを著しく損ねてしまう原因の一つに挙げられる。腹水を管理コントロールすることは症状を緩和するためだけでなく，患者のQOLを維持する上で非常に重要である。そのためには，内科的治療と病態に応じた外科的処置を組み合わせた治療を行うことが重要である。進行および終末期がん患者では，難治性腹水を呈する症例にしばしば遭遇する。難治性腹水は悪性腫瘍の影響によって生じた腹腔内の異常な液体貯留とされ[1]，胃がん，膵臓がん，原発不明がんなどでしばしば難治性腹水を伴うとされる。その機序として腹膜血管新生，透過性亢進，肝転移・肝硬変による門脈圧亢進，腫瘍によるリンパ管閉塞などが挙げられており[2]，原因病態の頻度として腹膜播種53％，多発肝転移13％，播種＋肝転移13％，乳び腹水6.7％と報告されている[3]。このように背景にある病態は複雑であり，個々の患者によって異なるため標準的な治療は確立されておらず，コントロール困難である場合も多い。しかしながら，難治性腹水はがん患者のQOLを下げる重要な合併症であり，個々の患者における最善の治療を的確な評価の下に選択していくことが重要と考えられる[4]。婦人科がんの中でも特に卵巣がんの多くは胸・腹膜播種を来し，終末期には約60％の患者に腹水貯留を認め，我々産婦人科医もその治療には苦慮する。

## ◆ 腹水発生の病態生理

　難治性腹水とは，利尿薬治療により軽減できない，あるいは早期再発を防止できない中等量以上の腹水を指す。Arroyoらは難治性腹水をさらに，食塩摂取制限と大量の利尿薬治療でコントロールできない腹水を利尿薬抵抗性腹水，副作用のため有効量の利尿薬を投与できない腹水を利尿薬不耐性腹水と分類している[5]。難治性腹水の原因には，がん性腹膜炎や肝硬変などが挙げられる。がん性腹膜炎では，腹腔内播種性病変による腹膜毛細血管の透過性亢進，広範な腹膜癒着による吸収能低下，がん性リンパ管炎やがん細胞浸潤によるリンパ系の閉塞，悪液質による低蛋白血症，臓器およびリンパ節転移による門脈・静脈系の還流障害など様々な要因で腹水が発生する。また，がん性腹膜炎患者の約2/3に認められ，前述のように腹膜における腹水産生と吸収のアンバランスによって生じる[6]。アンバランスは腫瘍細胞による脈管系の閉塞，血清アルブミンの低下による浸透圧の変化，VEGFやVPF，IL-6，TNFなどのサイトカインの増加による血管内皮透過性の亢進などの複数の要因が関与するといわれている[7]。

## 症状と診断

　腹水貯留の症状は食欲不振，息切れ，呼吸困難，悪心・嘔吐，腹痛，腹部膨満感，便秘などである。しかし，これらの症状が長期にわたると低栄養や脱水状態を招き，QOL が著しく損なわれるだけでなく，致死的状態へ移行する。

　身体所見としては，腹水が1L以上貯留すると，視診でも腹部膨隆を呈し，触診では波動，体位変換による濁音界の移動が認められるようになる。

　X線による診断は，立位よりも背臥位撮影が有用である。少量腹水では肝右脚下縁が見えなくなる肝角徴候（hepatic angle sign），200〜300mLの腹水では骨盤内や膀胱の頭側に溜まり，その溜まり方が犬の耳のように見える dog's ear sign，さらに増加し上行・下行結腸の外側の傍結腸溝に溜まり，腸管と腹壁の間隙が大きくなる側腹線条徴候（flank stripe sign），さらに増えると腸管全体が中心に集まってくる centralization of the GI tract や腹部全体の透過性が低下するなどの所見がある。

　超音波検査は手軽に行うことができる。特に我々産婦人科医が使用する経腟超音波では少量の腹水でも正確に描出でき，診断に有用である。また現在はCT検査が随時実施できるようになり，造影剤を用いることで腹水のみならず，腹腔内臓器の性状や位置関係，血流障害の有無などが描出可能である。肝転移に伴う門脈閉塞など，がん性腹膜炎以外の要因による腹水貯留との鑑別は腹水細胞診によってなされる。がん性腹膜炎を呈している際の腹水細胞診の感度は58〜75％，特異度はほぼ100％とされる[8-10]。

　血清－腹水アルブミン差（serum-to-ascites-albumin gradient；SAAG）が腹水の原因の同定や治療法の選択に有用な場合がある〔SAAG（g/dL）＝血清アルブミン（g/dL）－腹水アルブミン（g/dL）〕[11]。SAAG≧1.1g/dLの場合は肝転移などによる門脈圧の亢進，＜1.1g/dLの場合にはがん性腹膜炎が原因になっていることが多いとされる。

## 管理と対策

### ❶利尿薬

　悪性腫瘍の場合は，レニンの増加（二次性高アルドステロン血症）を来していることが多く，抗アルドステロン薬であるスピロノラクトンが第一選択薬となる。スピロノラクトンはGreenwayらによると，150〜450mg/日の投与で87％の症例で有効性が報告されている[12]。また，フロセミドの比較的高用量の使用（100mg/日）も有効であり，これら両者の併用で効果は増強する[13]。Sharmaらはスピロノラクトン100〜200mg/日とフロセミド40〜80mg/日の併用で100％に症状の緩和を認めたと報告している[14]。フロセミドは，即効性があり強力な効果を示すが，長期投与により低ナトリウム血症や低カリウム血症を来すおそれがあるため，常時，電解質のチェックは必要である。しかし，腹水貯留の原因の約80％を占める肝疾患による腹水には利尿薬が有用であるが，がん性腹水は利尿薬でコン

トロールできない場合が多い。Beckerは様々ながんに起因するがん性腹水の利尿薬への反応を5つの報告からの計113例についてレビューし,有効性を認めたのは49/113例（43％）であったと報告している[15]。利尿薬への反応はSAAGにより予測可能であり,SAAG ≧ 1.1g/dLの場合には反応することが多い。しかし残念ながら,がん性腹水は多くの場合,SAAG ＜ 1.1g/dLである[16]。がん性腹膜炎による腹水貯留のうちでも,肝転移による門脈圧亢進が,がん性腹水に併発している場合などには有用な場合がある。

### ❷経腹的腹水ドレナージ

最も直接的な処置であり,一般に利尿薬でコントロールできず,腹部膨満や呼吸困難などの症状が増強した場合が適応となる。Gotliebら[17]およびMcNamara[18]は廃液療法を行いそれぞれ100％の症状緩和率を得たと報告している。血管留置針を用い一時的な廃液を繰り返し行う方法と,腹腔内にドレナージカテーテルを留置しドレーンバッグに接続し随時廃液する方法がある。穿刺の際は,必ず超音波検査を行い,穿刺部位を決めてから穿刺を行うことが望ましい。また腹壁に腸管が癒着し,腸管と腸管の隙間が少ない場合は,超音波ガイド下で行うことが望ましい。血管留置針は,稀ではあるが留置後の腸管損傷やカテーテル断裂・遺残を来すことがあるので慎重に扱わなければならない[19]。ドレナージカテーテルは,金属穿刺針に留置用カテーテルが被せてある外套針カテーテルが汎用されている。

2009年には,がん性腹水のドレナージ法に関するCochrane Analysisが行われたが,エビデンスの不足のため明確な結論を出せなかった。実地においては治療的腹水穿刺は90％以上の症例で症状の緩和に有効とされる[15]。しかし,効果は一時的で,ほとんどの症例で複数回にわたる数日間隔での穿刺が必要となる。通常,1回あたり2,000mL程度を500〜1,000mL/時のペースで除去するが,除去量やペースについて明確なエビデンスはない。

1回あたりの除去量に関しては,5,000mLまでであれば安全との報告が散見され,一方,症状の緩和にはやはり5,000mL程度の腹水除去が必要とされる。ただし,これらの報告は欧米人を対象としたものなので,日本人との体格差を考慮する必要がある。また,除去時間に関しては30〜90分,なかには24時間との報告もあり,まちまちである[17]。大量の腹水除去を急速に施行した際には低血圧が引き起こされる危険性があるが,5％デキストロース液の輸液で予防できたと報告されている[20]。一方,腹水穿刺時のアルブミン製剤の併用による低血圧や低アルブミン血症の予防に関して有効性を示唆する報告はない。低アルブミン血症は,高蛋白食,あるいは比較的少量の腹水を頻回に除去することで,ある程度抑えられるとされる[15]。その他の腹水穿刺・除去に関連した合併症として,感染,消化管穿孔,肺血栓塞栓症などが報告されている。

### ❸腹水濾過濃縮再静注法
### （cell-free and concentrated ascites reinfusion therapy；CART）

　前述のように，難治性腹水に対しては，腹水穿刺ドレナージを行いアルブミン製剤で補充する方法が一般的であるが，アルブミン製剤の慢性的な国内自給率の低さや保険上の制約もあり，アルブミン製剤に依存しない治療法を選択する必要がある。CARTは，腹水（胸水にも適応可能である）を採取して，濾過・濃縮して静脈内に再投与する方法である[21,22]。1961年にBrittonが肝硬変の腹水に対して行ったのが最初である[23]。細菌やがん細胞を除去し，腹水中の蛋白成分を再利用することによって，アルブミン製剤等の血漿製剤を補充する必要がない。CARTを施行することによって，腹部膨満感等の自覚症状は軽減，循環血漿量は増加し血漿浸透圧も上昇することから，全身・栄養状態が改善され患者のQOLは向上する。

　CARTには，ポリエチレン中空糸の腹水濾過器とポリアクリロニトリル中空糸の腹水濃縮を組み込んだ回路を用いる。落差式，ローラーポンプ式，吸引装置と輸液ポンプの方式等，CARTの回路には複数の手法が用いられている。CARTは特定保険医療材料（腹水濾過器，濃縮再静注用濃縮器）と手術料（胸水・腹水濾過濃縮再静注法）が保険適用となっており，Diagnosis Procedure Combination（DPC）導入施設においても「出来高」で算定が可能である。しかし問題点として，腹水中のエンドトキシンも濃縮してしまうため，腹水エンドトキシン濃度が高い症例や特発性細菌性腹膜炎が疑われる症例には使用できないことが挙げられる。合併症として再静注後の発熱もしばしば認められる。また，高価な回路を毎回使い捨てなければならないという，コスト上のデメリットがある。

### ❹腹腔内注入療法

　腹腔内播種性病変に対し，抗がん薬の投与や免疫抑制薬により腹腔を癒着させ腹水貯留を減少させることを目的とした治療法である。薬剤は全身投与で有効性が確認されているものを選択することが重要である。がん性腹水のコントロールに有用な薬剤として，ブレオマイシン，5-FU，シスプラチンやカルボプラチンなどが挙げられる[15]。そのなかでもシスプラチンやカルボプラチンなどのプラチナ製剤は，卵巣がんに有効で腹膜への刺激が少ないことから使用しやすい。また，$60mg/m^2$程度の少量のパクリタキセルも，強い腹痛を起こすことなく腹腔内投与することが可能である。また，消化器がんを中心に腹腔内温熱療法（±腫瘍減量手術）の高い有効性が報告されているが，実地臨床に応用されるには至っていない[24,25]。

　最近，インターフェロンやモノクローナル抗体の腹腔内投与ががん性腹水のコントロールに有効との報告が散見される。卵巣がんによるがん性腹水に対し，$\alpha$-2b-インターフェロンは50〜66％と高いコントロール率が報告されている。一方，TNF-$\alpha$は他のがん種では有望視されているが，卵巣がんに対しては有効性を認めなかった[26]。また，モノクローナル抗体のcatumaxomabの腹腔内投与は，再発卵巣がんによるがん性腹水に対し，96％

のコントロール率であったことが報告されており，有望と思われる[15]。

OK-432（ピシバニール®）はStreptococcus pyogenes（A群3型）Su株のペニシリン処理凍結乾燥粉末であり，細胞性免疫を惹起しサイトカインの放出により免疫作用を増強する効果をもつ。以前より胸水のコントロールを目的に胸腔内投与（胸膜癒着術）が広く行われてきた。腹腔内投与に関しては，消化器がんにおけるがん性腹水のコントロール目的の使用の報告が散見され，55～100％の有効率が示されている[27,28]。400例の消化器がんを対象にしたレビューでは60％の有効率が示された[29]。毒性として，発熱，悪寒，倦怠感，嘔気，腹部膨満感が報告されている。

最近はステロイド製剤であるtriamcinolone hexacetonideの腹腔内投与が試みられている。Mackeyらは，頻回の廃液療法を要する固形腫瘍のがん性腹水貯留の15症例に対し，可及的な穿刺排液に引き続き，triamcinolone hexacetonide 10mg/kgを腹腔内投与し，投与前9.5日であった廃液間隔が，17.5日に延長したと報告している[30]。わが国ではtriamcinolone hexacetonideは未承認であるため，triamcinolone誘導体のtriamcinolone acetonide（トリアムシノロンアセトニド：ケナコルト-A®）を使用している施設が散見されるが，投与量に関しては今後臨床試験が必要である。

### ❺腹腔・静脈シャント（peritoneovenous shunt；PVS）

欧米では2～3カ月以上の予後が期待できるがん性腹膜炎患者を対象に，カテーテル留置や静脈シャントの造設が行われている。カテーテルはTenckhoffカテーテルやPort-A-Cathカテーテルなどの埋め込み型とpigtailカテーテルなどの体外留置型の2種類が用いられている。カテーテル留置により83～100％でがん性腹水のコントロールが得られ，88％の症例で原病による死亡まで使用可能であったと報告されている[31]。感染を除いて，合併症は両タイプのカテーテルで同等であるが，感染症は体外留置型で明らかに高率である。一方，埋め込み型は，カテーテル設置時の侵襲が大きいという欠点を有する。

静脈シャントは，腹腔内に挿入したone-way-valve付きのカテーテルを下大静脈に留置し，腹水を静脈に還流させてコントロールするものである。複数回の穿刺をすることなく腹水のコントロールができることが利点であるが，設置には大きな侵襲を伴う。静脈シャントの造設に伴って，70％に無症候性の播種性血管内凝固症候群（disseminated intravascular coagulation；DIC），2.7％に症候性のDICを認めたと報告されている[32]。また，腹水中のがん細胞が血行性に全身にばらまかれることが危惧されるが，現在のところ，そのような事実は証明されていない。78％で腹水のコントロールが得られており，卵巣がんにも広く適用されている[31]。

デンバーシャントはデンバー社により1979年に開発され，国内では1992年に薬事承認を得て臨床応用されているシャントバルブシステムである。シャントカテーテルの片方を腹腔内に，他方を中心静脈（内頸静脈や鎖骨下静脈）に留置することで，腹腔内圧と中心静脈圧の圧較差を駆動力として腹水を血液中に還流させる，植え込み型のシステムであ

る。デンバーシャントの適応は「内科的治療に抵抗性の難治性腹水症」であり，具体的には，利尿薬やアルブミン製剤などの薬物療法で一定の持続効果が得られないこと，症状を有し日常生活を制限すること，週1回以上の頻度で腹水穿刺排液を要すること，がん性または肝硬変性の腹水であることが主な適応である。

壁側腹膜から臓側腹膜への腹膜還流は，1日に5～10Lに及ぶ。がん性腹膜炎の場合，播種結節による腹膜毛細血管の透過性亢進や，広範な腹膜癒着による吸収能の低下，がん細胞浸潤による静脈系の還流障害やリンパ系の閉塞，栄養不良による低蛋白血症などの様々な要因が腹水増加に関与している。多量の腹水を伴う悪性疾患として，卵巣がんを代表とする婦人科がんのほか，消化器がん（胃，膵臓，大腸，胆管），乳がんなどがある。このような患者にデンバーシャントを留置することで，定期的な腹水除去の必要がなくなり，栄養状態の保持が期待できる[33]。

デンバーシャントはチューブ内がヘパリンコーティングされ，シャントチャンバーに逆流防止機能を有している。腹水の血管内流入速度は20～40mL/分となっている。チャンバーをポンピングすることで腹水を静脈内に還流させ，バルブの洗浄および開存性の維持を行う。1回のポンピングでは3mLが汲み上げられる。

留置手術は局所麻酔下で施行可能である。まず中心静脈ラインを確保し，経皮的腹腔穿刺部から16Frの腹腔カテーテルを挿入する。腹腔カテーテル挿入部から中心静脈穿刺部まで皮下トンネルを作成し，中点付近の皮下ポケットにポンプチャンバーを置く。所要時間は約30～60分であり，超音波やX線透視ガイド下で行う[33,34]。腹水を直接血管内に流入させるシステムであるため，理論的には腹水中の悪性細胞の播種が生じうるが，これまで生命予後にかかわる全身播種が生じた報告はない[35]。デンバーシャントは緩和治療の一つであり，手技成功率は高いが術後合併症の頻度も高く，症例の適応判断と術後管理が重要となる。以下に代表的な合併症について述べる[33]。

### a. 血液凝固異常

明確な原因は明らかになっていないが，PVS術後には，ほとんどの症例において血液検査がDICに類似した変動を示す。Clinical DICの発生頻度は，がん性腹膜炎症例で2～5％と報告されており，術後数時間から数日以内に発症するが，肝硬変症例より頻度は低い。

### b. 急性呼吸循環不全

うっ血性心不全，肺水腫の発生頻度は3～16％と報告されている。手術当日は頻回のバイタルサイン測定，輸液量の調整，ドパミンや利尿薬による尿量確保が必要である。術前に循環不全のリスクが高いと判断した症例は，カテーテルをいつでもクランプできるように，まず体外式にデンバーシャントを留置してシャント量の調整を行う方法がある。

### c. シャント閉塞

シャント閉塞の発生頻度は16～45％と高い。血栓形成や腹腔内脂肪，フィブリン塊などによるシャント内腔閉塞，腹腔側チューブの屈曲反転や大網の被覆，腹腔内隔壁形成などが原因である。術翌日からポンピングを開始し，たとえば1日3回，10回ずつなど定期

的なポンピングを行うことでシャント閉塞を予防する。透視によるシャントシステムの観察や，カテーテルまたはチャンバーを穿刺してシャントシステム内を直接造影し，閉塞部位を確認する。

### d. 感染症

術後の感染，敗血症は5〜20%の症例で認められる。術直後の悪寒・戦慄と続発する発熱の報告は多く，腹水中のエンドトキシンの血管内流入が原因と考えられている。

デンバーシャントに関する過去の報告は，ほとんどが数十例以下の小規模な研究であり，肝硬変症例が多く，がん性腹膜炎に対する治療成績に関しては一定の解釈が得にくい。米国では1980〜2008年で341例の担がん患者にデンバーシャントを留置した報告があり[36]，そのうち55例（16%）が卵巣がん患者であった。症例全体の75%に治療効果を認め，シャントが機能していた平均期間は87±57日，平均生存期間は90±31日であった。剖検された39%の患者のうち，1.5%に血管内播種の所見を認めた。

国内では2001〜2008年で133例の担がん患者にデンバーシャントを留置した報告があり[37]，そのうち21例（18%）が婦人科がん患者であった。症例全体でシャントが機能していた平均期間は26（1〜130）日間，平均生存期間は41（1〜481）日間であった。4週間以上生存していた症例の割合は，婦人科がん全体で58%（卵巣がん：56%）であり，消化器がん（大腸がん・膵がん・肝がん：75〜82%，胃がん：48%）と比較し大きく劣るものではなかった。

必ずしも腹腔・静脈シャントが廃液療法より優れているわけではなく，いずれの方法にせよ，いかに栄養状態を改善させ，血中アルブミン値を増加・維持させるかが重要であることを忘れてはいけない[38,39]。

### ❻ 輸液の実際

輸液量に関しては，腹腔播種により腸管の通過障害があり，経口摂取障害や嘔吐がある場合は，ある程度の輸液が必要となる。しかし，腹水がある場合は，輸液によりさらに腹水が増加することが懸念される。患者の状態にもよるが，終末期の腹水を有する場合は500〜1,000mL/日の輸液が妥当と考えられる。可能なら，体重や腹囲を連日測定することも輸液量決定の目安となる。

## ◆◆ おわりに

がん性腹水の対策について述べてきた。最も重要なことは，モルヒネ製剤や鎮痛薬だけの使用に終始するのではなく，内科的治療と病態に応じた外科的処置を組み合わせた治療を行い，患者のQOLを維持させ，がんと向き合って日常生活を送らせることである。がんを扱う産婦人科医としては習熟しておくべき事項であると思われる。

●文献 ••••••••••••••••••••••••••••••••••••••••••••••••••••••••••••••••••••••••••••••••••••••••••••••••••••••••••••••••••••••••••••••••••••••••••••••

1) Burrell LM, Risvanis J, Johnston CI, et al. Vasopressin receptor antagonism-a therapeutic option in heart failure and hypertension. Exp Physiol 2000; 85: 259S-265S

2) Saif MW, Siddiqui IA, Sohail MA. Management of ascites due to gastrointestinal malignancy. Ann Saudi Med 2009; 29: 369-377

3) Runyon BA, Hoefs JC, Morgan TR. Ascitic fluid analysis in malignancy-related ascites. Hepatology 1988; 8: 1104-1109

4) 日本緩和医療学会緩和医療ガイドライン作成委員会 編. がん患者の消化器症状の緩和に関するガイドライン2011年版. 金原出版, 東京, 2011, pp54-57

5) Arroyo V, Ginès P, Gerbes AL, et al. Definition and diagnostic criteria of refractory ascites and hepatorenal syndrome in cirrhosis. International Ascites Club. Hepatology 1996; 23: 164-176

6) Chung M, Kozuch P. Treatment of malignant ascites. Curr Treat Options Oncol 2008; 9: 215-233

7) Heuser LS, Miller FN. Differential macromolecular leakage from the vasculature of tumors. Cancer 1986; 57: 461-464

8) Ayantunde AA, Parsons SL. Pattern and prognostic factors in patients with malignant ascites: a retrospective study. Ann Oncol 2007; 18: 945-949

9) Cardozo PL. A critical evaluation of 3000 cytologic analysis of pleural fluid, ascetic fluid and pericardial fluid. Acta Cytol 1966; 10: 455-460

10) DiBonito L, Falconieri G, Colautti I, et al. sitive peritoneal effusion. A retrospective study of cytopathologic diagnoses with autopsy confirmation. Acta Cytol 1993; 37: 483-488

11) Keen A, Fitzgerald D, Bryant A, et al. Management of drainage for malignant ascites in gynecological cancer. Cochrane Database Syst Rev 2010; (1): CD007794

12) Greenway B, Duke D, Pym B, et al. Control of malignant ascites with spironolactone. Br J Surg 1982; 69: 441-442

13) 坂田 優. がん性腹膜炎・がん性腹水. 臨床腫瘍学 第1版. 日本臨床腫瘍研究会 編. 癌と化学療法社, 東京, 1996, pp1258-1263

14) Sharma S, Walsh D. Management of symptomatic malignant ascites with diuretics: two case reports and a review of the literature. J Pain Symptom Manage 1995; 10: 237-242

15) Becker G, Galandi D, Blum HE. Malignant ascites: systematic review and guideline for treatment. Eur J Cancer 2006; 42: 589-597

16) Pockros PJ, Esrason KT, Nguyen C, et al. Mobilization of malignant ascites with diuretics is dependent on ascetic fluid characteristics. Gastroenterology 1992; 103: 1302-1306

17) Gotlieb WH, Feldman B, Feldman-Moran O, et al. Intraperitoneal pressures and clinical parameters of total paracentesig for palliation of symptomatic ascites in ovarian cancer. Gynecol Oncol 1998; 71: 381-385

18) McNamara P. Paracentesis-an effective method of symptom control in the palliative care setting? Palliat Med 2000; 14: 62-64

19) Mallory A, Schaefer JW. Complications of diagnostic paracentesis in patients with liver diseases. JAMA 1978; 239: 628-630

20) Fischer DS. Abdominal paracentesis for malignant ascites. Arch Intern Med 1979; 139: 235

21) 荒井 誠, 西田 均, 石井 誠, 他. 血液浄化法の臨床応用. 難治性腹水に対する腹水濾過濃縮再静注法. 外科 1996; 58: 1235-1239

22) 高松正剛, 宮崎浩彰, 片山和宏, 他. 難治性腹水症に対する腹水濾過濃縮再静注法（CART）の現況. 特に副作用としての発熱に影響する臨床的因子の解析. 肝・胆・膵 2003; 46: 663-669

23) Britton RC. A new technique for rapid control of cirrhotic ascites. Arch Surg 1961; 83: 364-369

24）Verwaal VJ, van Ruth S, de Bree E, et al. Randomized trial of cytoreduction and hyperthermic intraperitoneal chemotherapy versus systemic chemotherapy and palliative surgery in patients with peritoneal carcinomatosis of colorectal cancer. J Clin Oncol 2003; 21: 3737-3743

25）Loggie BW, Fleming RA, McQuellon RP, et al. Cytoreductive surgery with intraperitoneal hypenhermic chemotherapy for disseminated peritoneal cancer of gastrointestinal origin. Am Surg 2000; 66: 561-568

26）Hirte HW, Miller D, Tonkin K, et al. A randomized trial of paracentesis plus intraperitoneal tumor nectosis factor-alpha versus paracentesis alone in patients with symptomatic ascites from recurrent ovarian carcinoma. Gynecol Oncol 1997; 64: 80-87

27）Katano M, Torisu M. New approach to management of malignant ascites with a streptococcal preparation, OK-432. II. Intraperitoneal inflammatory cell-mediated tumor cell destruction. Surgery 1983; 93: 365-373

28）Torisu M, Katano M, Kimura Y, et al. New approach to management of malignant ascites with a streptococcal preparation. OK-432. I. Improvement of host immunity and prolongation of survival. Surgery 1983; 93: 357-364

29）Katano M, Morisaki T. The past, the present and future of the OK-432 therapy for patients with malignant effusions. Anticancer Res 1998; 18: 3917-3925

30）Mackey JR, Wood L, Nabholtz J, et al. A Phase II trial of triamcinolone hexacetonide for symptomatic recurrent malignant ascites. J Pain Symptom Manage 2000; 19: 193-199

31）Adam RA, Adam YG. Malignant ascites: past, present, and future. J Am Coll Surg 2004; 198: 999-1011

32）竹内義人, 荒井保明, 高橋正秀, 他. がん患者の症状緩和. 腹水. 緩和医療学 2008; 10: 177-185

33）川本 潤, 木村文夫, 清水宏明, 他. 子宮癌再発に伴う難治性腹水に対しダブルデンバーシャント留置が有効であった1例. 癌と化学療法 2006; 33: 1919-1923

34）菅原俊祐. デンバーシャント（peritoneovenous shunt: PVS）：治療効果と合併症. 第40回日本IVR学会総会 技術教育セミナー. 2011, pp89-94

35）竹内義人. デンバーシャントの概念と適応. 第40回日本IVR学会総会 技術教育セミナー. 2011, pp77-82

36）White MA, Agle SC, Padia RK, et al. Denver peritoneovenous shunts for the management of malignant ascites: a review of the literature in the post LeVeen Era. Am Surg 2011; 77: 1070-1075

37）Sugawara S, Sone M, Arai Y, et al. Radiological Insertion of Denver Peritoneovenous Shunts for Malignant Refractory Ascites: A Retrospective Multicenter Study (JIVROSG-0809). Cardiovasc Intervent Radiol 2011; 34: 980-988

38）Moore KP, Wong F, Gines P, et al. The management of ascites in cirrhosis: Report on the consensus conference of the international ascites club. Hepatol 2003; 38: 258-266

39）Sanyal AJ, Genning C, Reddy KR, et al. The North American study for the treatment of refractory ascites. Gastroenterology 2003; 124: 634-641

# 12 胸水，呼吸困難

東京慈恵会医科大学　産婦人科学講座　黒田 浩，山内 貴志人，田部 宏

## ◆◇ 胸水

　胸腔には生理的に少量の胸水（20〜30mL）があり，胸膜の潤滑さを保持する役割を担っている。胸水は壁側・臓側胸膜間質のリンパ管から1日あたり100〜200mL産生され，最終的には縦隔リンパ節に流入する。よって，産生過剰または吸収減少により胸水貯留は発生する。悪性胸水は，胸膜や領域リンパ節におけるリンパ流障害，血管内皮細胞増殖因子などのサイトカインによる毛細血管の透過性亢進・血管新生に伴う局所のがん増殖が原因で発症増悪すると考えられている。

　転移を伴うがん患者の約50％に悪性胸水を認め，原因は肺がん・乳がん・卵巣がん・悪性リンパ腫の4つでその75％を占める[1]。合併してからの死亡率は1カ月で54％，6カ月で84％，生存期間中央値が約4カ月と，その予後は一般的に不良であるが，化学療法の効果に左右されると考えられる。悪性胸水は，胸壁と横隔膜の運動制限や換気−血流不一致を起こすような肺の圧迫によって呼吸困難の原因となる。また咳嗽・胸痛も伴うことが多く，QOLを著しく低下させる[1]。

### ❶診断

　胸水は滲出性と漏出性に分類され，**表1**のごとく鑑別される。滲出性は胸膜の表面や毛

**表1　胸水の滲出性と漏出性の鑑別**

| | 滲出性 | 漏出性 |
|---|---|---|
| 貯留場所 | 一側 | 両側 |
| 鑑別すべき所見 | | |
| 　外観 | 黄色〜褐色，混濁・血性・膿性など | 淡黄色・透明 |
| 　pH | <7.3 | >7.3 |
| 　蛋白量 | 3.0g/dL 以上 | 3.0g/dL 以下 |
| 　グルコース | 減少ないし著減 | 血清と類似 |
| 　LDH | >血中濃度上限の2/3 | <血中濃度上限の2/3 |
| 　　胸水/血清LDH比 | >0.6 | <0.6 |
| 　赤血球 | >100,000mm³ | <100,000mm³ |
| 　白血球 | >1,000mm³ | <1,000mm³ |
| よくみられる原因 | がん<br>　胸膜浸潤・がん性リンパ管症<br>　リンパ管閉塞・静脈閉塞<br>肺炎 | 肝硬変<br>低アルブミン血症<br>左心不全<br>腹膜透析 |

細血管の透過性が亢進した時に産生されるのに対し，漏出性は浸透圧および胸腔内圧などの圧差により発生する。悪性胸水の95％以上が滲出性と考えられる。

胸水は200mL以上になると胸部X線写真で確認可能であり，500mL以上になると症状が出現する。鑑別疾患としては腫瘍塊・無気肺が挙げられるが，超音波検査・胸部CT検査によって診断可能である。また，原因として肺炎・肺塞栓症・心不全の可能性もあるため，穿刺による細胞診，細菌学的検査，生化学検査も有用となる。

## ❷治療

症状の重症度，患者のperformance status（PS），予後，化学療法に対する効果の見込みなどによって決定する。呼吸器内科・胸部外科・緩和ケアチームなど専門家へコンサルトすることも有用である。精査目的も含めて，まずは胸腔穿刺が行われることも多い。無症状で少量の胸水ならば経過観察でよいが，症状を有する胸水は排液を行うべきである。

単回の胸腔穿刺を行うか，胸腔チューブ留置による持続排液・胸膜癒着術を行うかに関しては，表2を参照とする。単回の穿刺は侵襲が少なく簡便であるが，再膨張性肺水腫を予防するため，1回の排液量は1,000〜1,500mLまでとすることが推奨されている[1]。そのため短期間に再発しやすく，4日以内で50％，4週間で97％が再貯留を認める[2]。頻回の穿刺は気胸・膿胸・隔壁の形成による胸水の多房化の原因となるため，胸腔穿刺の対象は予後が短くPS不良の患者，持続的排液チューブ留置を望まない患者となる。

当大学附属単施設において2013〜2015年に婦人科がんの終末期治療を施し亡くなられた210例中，がん種別の胸水貯留率を図1に示す。子宮頸がん，子宮体がんの胸水貯留率が11％，13％と低いのに対し，卵巣がん，腹膜がんでは39％，33％と高いのがわかる。また，卵巣がんでは80例中11例（14％）が胸水排液を行っており，腹水だけでなく胸水のコントロールが必要となる可能性を十分念頭におかなければならない。

**表2　胸水の治療**（文献2より，一部改変）

| 胸腔穿刺 | 胸腔チューブ留置・胸膜癒着術 |
|---|---|
| 予後が短い場合（＜4週間） | 予後が長い場合（＞4週間） |
| 相違点<br>　手技が比較的容易<br>　外来で実施できる<br>　除去可能量は1,000〜1,500mLのため短期間で再<br>　　発がある<br>　実施が逆に症状を悪化させる場合がある<br>　換気と灌流の不均衡<br>　低酸素血症の増悪 | 　手技に経験を要する，患者負担が大きい<br>　実施には入院が必要<br>　長期にわたり効果が得られる<br>　排液チューブ挿入＋癒着剤では＞50％<br>　胸腔鏡＋タルク末では＞90％<br>　急速なドレナージは肺拡張による肺水腫を誘発<br>　　しうる<br>　癒着剤は胸痛と発熱の原因となりうる |
| 類似点<br>　気胸・血胸・膿胸・胸水の隔壁形成を起こしうる<br>　結果として対応困難となりうる<br>　胸壁へのがん細胞の播種 | |

**図1** 婦人科がん種別にみた胸水貯留率

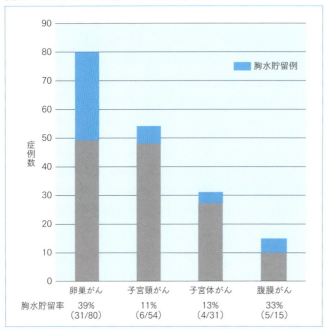

| 胸水貯留率 | 39%<br>（31/80） | 11%<br>（6/54） | 13%<br>（4/31） | 33%<br>（5/15） |

## ❸胸腔穿刺の実際

1. ベッド上のテーブルに枕を置き，その上で腕を組んで少し前かがみで楽な姿勢をとる。
2. 中腋窩線上（それより後方になると患側を下にした臥位・側臥位が困難となる）で，肋間動脈・神経を損傷しないよう肋骨上縁をカテーテル挿入点とする。
3. 穿刺は超音波検査による事前の穿刺部位確認または超音波ガイド下に行い，気胸や実質臓器の損傷を避ける。
4. 清潔下で肋骨上縁の皮下に1％リドカインを局注する。針を皮膚に対して垂直にして皮下内部へ数mmずつ進めながら，リドカインを局注する（局注前に必ず吸引して血管の穿刺，胸腔への到達を確認する）。
5. 胸水が引けたことを確認したのち，本穿刺を行う。針を吸引しながら少しずつ進め，胸水が引けたらカテーテルを挿入してガイド針を抜去する。
6. 自然滴下での排液を原則とする。500mLほどの排液でも症状の改善は期待できる。多量の排液は一時的に呼吸困難を改善させるが，脱水による口渇・全身倦怠感も起こりうるため，注意する。
7. 処置後，少なくとも1時間は患者を観察し，可能であれば胸部X線写真を撮影することが望ましい。

　処置中に胸水が穿刺できない場合，また患者が胸痛を訴えたり，咳・呼吸困難感の増悪

を認めた場合は，手技を中止する。手技が有効であれば繰り返し行うことが可能であるが，隔壁を形成すると効果は低下する。

### ❹胸腔チューブ留置による持続排液・胸膜癒着術

持続的なドレナージは，頻回の胸腔穿刺を要する患者が適応となる。局所麻酔下に小口径（8-14Fr）の胸腔チューブを留置して胸水をドレナージする。デバイスによっては自宅での管理が可能となり，予後の限られた患者の入院期間短縮も期待できる。また，これに引き続いて胸膜癒着術も考慮される。

胸膜癒着術は，胸水再貯留と肺の虚脱の予防を目的として行う。適応は，胸腔穿刺で症状緩和が得られた比較的PS良好な患者であり，生命予後は1カ月以上が望ましい[3]。胸膜癒着術について，1,499例を対象とした36件のランダム化比較試験がレビューされている[4]。これによると，腹膜癒着術の薬剤としてはタルク，手法としては胸腔鏡の使用が，再貯留の予防に有用であったとされる。

癒着剤（ミトキサントロン・タルクまたはテトラサイクリン併用）の使用は，コントロール群と比較して再発率を減少させる〔相対危険度（RR）：1.20，95％信頼区間（CI）：1.04-1.38〕。

特にタルクは10件のランダム化比較試験（308例）のメタアナリシスで，他の薬剤よりも奏効率が高いとされており（RR: 1.34，95% CI: 1.16-1.55），副作用の少なさ，対費用効果などの点も含めて有用性が最も評価されている。他の薬剤としては，ブレオマイシン，シスプラチン，ドキソルビシン，マイトマイシンCなどの抗がん薬，ミノサイクリン，テトラサイクリンなどの抗菌薬が挙げられる（表3）。

日本では，タルクが胸膜癒着術に未承認であるため，OK-432（ピシバニール®）がよく用いられる。OK-432は奏効率36〜84％と有用性が確認されており，単剤投与よりもシスプラチンなどの抗がん薬併用の方が，効果が高いとされている[3,5,6]。しかし日本以外では使用頻度が低く，エビデンスの蓄積は十分とは言えない。癒着剤注入には，副作用として発熱と胸痛がみられ[7]，稀な合併症として急性呼吸促拍症候群（acute respiratory distress

**表3** 胸膜癒着に用いられる主な薬剤と成功率，副作用

| 薬剤 | 成功率 | 副作用 |
|---|---|---|
| テトラサイクリン[*1] | 50〜92% | 発熱，胸痛 |
| ドキシサイクリン | 65〜100% | 発熱，軽度から中等度の胸痛 |
| ブレオマイシン | 58〜85% | 発熱，胸痛，嘔気 |
| タルク[*1] | 88〜100% | 発熱，胸痛，ARDS[*2] |
| OK-432（ピシバニール®） | 36〜84% | 発熱，胸痛，ARDS[*2] |

*1 日本ではテトラサイクリンは外用剤と内服，タルクは外用剤のみ使用可能で，胸膜癒着術に安全に使用できるかは検証されていない。
*2 ARDS：acute respiratory distress syndrome（急性呼吸促迫症候群）
（日本緩和医療学会編．がん患者の呼吸器症状の緩和に関するガイドライン2011年版．金原出版，2011，p72より）

syndrome；ARDS）を認める（1％以下）。発熱・胸痛に関しては，オピオイドの全身投与・ベンゾジアゼピン系薬剤の前投薬を行い，癒着剤を投与する直前にリドカインの胸腔投与が望ましい。

　胸腔内投与は，ベッドサイドで胸腔チューブから投与可能である。胸腔チューブの口径は再発率に影響せず[8]，チューブを1時間クランプしても肺が再拡張しているならば，体位変換は必要としない。肺が完全に拡張し，胸水のドレナージ量が250mL/日より少なくなったら，12～72時間以内にチューブを抜去する。十分な効果が得られない場合は，別の癒着剤を用いた胸膜癒着術の反復を検討する[2]。胸腔鏡を用いた癒着剤の散布は，ドレーンからの注入よりも奏効率が高く〔RR: 1.68，95％ CI: 1.35-2.10〕，合併症による死亡率は0.01％以下である[1]。

## ◆◆ 呼吸困難

　呼吸困難とは呼吸時の不快な感覚であり，最も緩和困難な症状の一つとされている。呼吸困難を一つの感覚として捉えた場合，他の感覚と同様に，外的刺激が感覚受容器 ⇒ 求心神経路 ⇒ 大脳皮質の経路で伝わることになるが，実際は生理的・心理的・社会的など様々な要因の影響を受ける。また，呼吸不全（$PaO_2 \leqq 60$ Torrで定義される低酸素血症）と必ずしも一致するものではない。がん患者において呼吸困難の発生する頻度は46～59％とされるが，死期が近付くほど高まり，全身状態を示すPSに次いで重要な独立した予後予測因子である[9]。

### ❶診断（評価）
　原因は多彩である。分類としては，がんに関連するもの，治療に関連するもの，衰弱によるもの，合併症に分けられ，複数の因子が関与している可能性も考慮すべきである（表4）。そのため，問診による詳細な病歴・精神状態・社会的背景の聴取，身体所見の取得と適切な検査を行い診断する（表5）。

### ❷治療
　治療は，原因病態の治療法，非薬物的療法，薬物性対症療法の3つに大別できる。進行がん患者の呼吸困難は，労作時の呼吸困難（生命予後：数カ月以上），安静時の呼吸困難（生命予後：数週～数カ月），終末期の呼吸困難（生命予後：数日～数週以内）の3つの段階に分けられ，各々の状態に合わせて治療を行う。

#### a．原因病態の治療
　主に労作時の呼吸困難の段階で行われることが多い。表6にまとめる。

#### b．非薬物的治療
　呼吸リハビリテーション，精神療法・リラクゼーションなどがあり，薬物療法など他治

## 表4　呼吸困難の原因

**がん**
- 肺実質への浸潤（肺転移）
- 胸水
- 主たる気管・上気道の圧迫
- がん性リンパ管炎
- 心嚢液貯留（心臓への転移）
- 横隔神経麻痺
- 上大静脈閉塞症候群
- 大量の腹水
- 腹部膨満

**治療**
- 肺切除
- 放射線照射後線維化
- がん化学療法による
  - 肺炎
  - 線維化
  - 心筋炎

**衰弱**
- 貧血
- 無気肺
- 肺塞栓
- 肺炎
- 膿胸
- 呼吸筋の減弱

**合併症**
- 慢性閉塞性肺疾患（COPD）
- 気管支喘息
- 心不全
- アシドーシス
- 発熱
- 気胸
- 不安
- パニック障害・発作
- 抑うつ

## 表5　呼吸困難の診断（評価）

**問診**
- 発生の時間的推移
- 随伴症状：痛み・咳・喀血・痰・喘鳴
- 増悪因子・改善因子
- 過換気を示唆する症状
- 安静時の状態，動作との関連
- 既往歴，服薬歴
- 不安や抑うつなどの症状
- 社会面の状況，支援体制

**診察**
- バイタルサイン
- 中枢性チアノーゼ
- 全身性浮腫の有無
- 胸部聴診，腹部診察

**検査**
- 胸部X腺写真，CT検査
- 血液検査（血算・生化学・凝固）
- 動脈血酸素飽和度
- 超音波検査（胸水と充実性腫瘍との鑑別）
- スパイログラム
- 心電図

療と並行して行うことが可能である。まずは患者の呼吸困難の体験状況を検証することから始め，適切な治療を選択する。一般的には看護師，作業療法士，理学療法士が主導的な役割を担う。これらの多くは慢性閉塞性肺疾患（chronic obstructive pulmonary disease；COPD）患者など非がん患者を対象に効果を検証したものであり，がん患者に関するエビデンスは不十分であるが，呼吸困難症状を緩和し，QOLを改善する可能性がある。

### ①呼吸リハビリテーション

呼吸法としては，浅速呼吸や肺過膨張時などの呼吸パターンは呼吸困難の原因となるた

表6 原因病態への治療法

| 原因 | 治療法 |
|---|---|
| 呼吸器感染症 | 抗菌薬，理学療法 |
| 慢性閉塞性肺疾患（COPD）<br>気管支喘息 | 気管支拡張薬，ステロイド療法，理学療法 |
| 低酸素血症 | 酸素吸入 |
| 気管・気管支の閉塞 | ステロイド療法，放射線治療，ステント |
| 上大静脈症候群 | ステロイド療法，放射線治療・化学療法，ステント |
| がん性リンパ管症 | ステロイド療法，利尿薬，気管支拡張薬 |
| 胸水 | 胸腔穿刺，ドレナージと胸膜癒着術 |
| 腹水 | 利尿薬，腹水穿刺 |
| 心嚢水 | 心嚢穿刺，ステロイド療法 |
| 貧血 | 輸血 |
| 心不全 | 利尿薬・ACE阻害薬 |
| 肺塞栓 | 抗凝固療法 |
| 呼吸筋の筋力低下 | 理学療法，補助換気 |

め，腹式呼吸・口すぼみ呼吸を指導する。パニックへの対処も含めて，ゆっくりとした規則的な深い呼吸を促していく。また，必要なら禁煙・運動療法などの教育指導も行う。

### ②精神療法・リラクゼーション

がん患者を対象とする観察研究において不安と呼吸困難との関連性が示されているが，その因果関係まだ明らかになっていない。肺がん患者の呼吸困難に関して看護師のカウンセリング・リラクゼーション法が有効であったとの報告もみられるが[10]，不明な点も多く，患者の希望があった上で行うことが重要である。

### c. 薬物性治療

呼吸困難の重症度が高まるにつれて，薬物療法の必要性は高まる。どのがん患者も呼吸困難によって苦しむべきではなく，適切な薬物投与によってコントロールされるべきである。

### ①オピオイド

ACCPガイドライン・NCCNガイドラインは，がん患者の呼吸困難に対してオピオイドの全身投与を推奨しているが，オキシコドン，フェンタニルに関して現在までに全身投与のエビデンスは存在しない[11]。モルヒネの作用機序は十分に解明されていないが，呼吸中枢の感受性低下・酸素消費量の減少・鎮咳作用などが関与していると考えられている。使用方法は鎮痛目的とほぼ同様であり，呼吸抑制を来さない少量の投与量で症状の改善が得られる。

オピオイドを初めて使用する患者へは，2.5～5mgの頓用的な経口投与から開始する。程度・症状・副作用に合わせて4～6時間毎など定期的な投与とする。20～60mg/日で良好な効果が得られることが多い[12-14]。既にオピオイドが疼痛に対して投与されている患者へは，呼吸困難症状の重症度により，疼痛のレスキュー量（例：4時間毎に投与している

量の25〜100%）を頓用的に投与する。

　疼痛コントロールと同様に，呼吸困難においても最適な効果を得るためには，個々の患者に合わせた投与を検討すべきであり，皮下注などの持続投与も考慮する。モルヒネ以外のオピオイドが既に投与されている場合は，投与されているオピオイドを増量し，モルヒネの使用が困難な場合には，オキシコドン，フェンタニルの開始を検討する。

### ②ステロイド

　抗炎症作用，浮腫改善作用を期待して用いられる[15]。また，気管支喘息やCOPDの気管支攣縮にも有効であることが認められている。がん性リンパ管症，上大静脈症候群，気管狭窄，気管支攣縮，化学療法または放射線治療による肺障害などが適応となる。半減期が長く鉱質コルチコイド作用の少ないデキサメタゾンまたはベタメタゾン2〜12mg/日（朝1回または朝昼2回投与）で投与することが多い。ただし，最近ではステロイドの長期投与による弊害も報告されており，1〜2週間ほどの投与にとどめる方がよいと思われる。

### ③気管支拡張薬

　$\beta$受容体刺激薬，抗コリン薬がある。$\beta$受容体刺激薬は気管支拡張作用・横隔膜の緊張性亢進作用があり，吸入・全身投与ともに有効である。特に気管支喘息やCOPDに伴う気管支攣縮がみられる症例には，良い適応となる。副作用では，$\beta_2$作用として振戦，$\beta_1$作用として頻脈・不整脈に注意を要する。抗コリン薬は気道の分泌抑制目的に用いられる。死前喘鳴に対しても有効である。

### ④抗不安薬

　ベンゾジアゼピン系の抗不安薬が経験的に用いられている。作用機序については不明な点が多く，エビデンスとしては弱い。しかし，がん患者の呼吸困難は不安との関連が指摘され，呼吸困難の症状がさらに不安を増長させている可能性があるため，悪循環をたちきる効果が期待される。投与例としては，ロラゼパム0.5〜1mg/日経口投与，ミダゾラム10〜20mg/日持続注射などがある。

### ⑤酸素吸入

　低酸素血症を伴う呼吸困難に対して有効である。しかし，がん患者の呼吸困難は複雑な感覚であるため，必ずしも低酸素状態と関連しているわけではない。動脈血酸素飽和度が90%未満の症例には酸素吸入が望ましいが，低酸素血症がない場合は空気吸入と効果に差がないという報告もみられる[16]。これは，空気が流れているという感覚や空気の冷たさによる冷却効果が多くの症状を改善させている可能性を示唆している。したがって，呼吸困難の訴えに対して，酸素吸入の前に窓を開けたり，扇風機を使用した換気を行うことも勧められる。

● 文献 ..................................................................................................

1）日本緩和医療学会緩和医療ガイドライン作成委員会 編. 悪性胸水. がん患者の呼吸器症状の緩和に関する

　　ガイドライン2011年版. 金原出版, 東京, 2011, pp70-73

2）Antunes G, Neville E, Duffy J, et al. BTS guidelines for the management of malignant pleural effusions. Thorax 2003; 58 (Suppl 2): ii29-38

3）Ishida A, Miyazawa T, Miyazu Y, et al. Intrapleural cisplatin and OK432 therapy for malignant pleural effusion caused by non-small cell lung cancer. Respirology 2006; 11: 90-97

4）Shaw P, Agarwal R. Pleurodesis for malignant pleural effusions. Cochrane Database Syst Rev 2004; (1): CD002916

5）Kasahara K, Shibata K, Shintani H, et al. Randomized phase II trial of OK-432 in patients with malignant pleural effusion due to non-small cell lung cancer. Anticancer Res 2006; 26 (2B): 1495-1499

6）Kishi K, Homma S, Sakamoto S, et al. Efficacious pleurodesis with OK-432 and doxorubicin against malignant pleural effusions. Eur Respir J 2004; 24: 263-266

7）Kvale PA, Selecky PA, Prakash UB; American College of chest Physicians. Palliative care in lung cancer: ACCP evidence-based clinical practice guidelines (2nd edition). Chest 2007; 132 (Suppl 3): 368S-403S

8）Tan C, Sedrakyan A, Browne J, et al. The evidence on the effectiveness of management for malignant pleural effusion: a systematic review. Eur J Cardiothorac Surg 2006; 29: 829-838

9）Reuben DB, Mor V, Hiris J. Clinical symptoms and length of survival in patients with terminal cancer. Arch Intern Med 1988; 148: 1586-1591

10）Bausewein C, Booth S, Gysels M, et al. Non-pharmacological interventions for breathlessness in advanced stages of malignant and non-malignant diseases. Cochrane Database Syst Rev 2008; (2): CD005623

11）日本緩和医療学会緩和医療ガイドライン作成委員会 編. モルヒネ以外のオピオイド. がん患者の呼吸器症状の緩和に関するガイドライン2011年版. 金原出版, 東京, 2011, pp57-60

12）Bruera E, Macmillan K, Pither J, et al. Effects of morphine on the dyspnea of terminal cancer patients. J Pain Symptom Manage 1990; 5: 341-344

13）Abernethy AP, Currow DC, Frith P, et al. Randomised, double blind, placebo controlled crossover trial of sustained release morphine for the management of refractory dyspnoea. BMJ 2003; 327: 523-528

14）Allen S, Raut S, Woollard J, et al. Low dose diamorphine reduces breathlessness without causing a fall in oxygen saturation in elderly patients with end-stage idiopathic pulmonary fibrosis. Palliat Med 2005; 19: 128-130

15）志真泰夫. 肺がんの症状マネジメント 呼吸困難への対応. ターミナルケア 1999; 9: 22-25

16）Uronis HE, Currow DC, McCrory DC, et al. Oxygen for relief of dyspnoea in mildly- or non-hypoxaemic patients with cancer: a systematic review and meta-analysis. Br J Cancer 2008; 98: 294-299

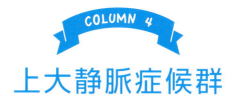

# 上大静脈症候群

国立長寿医療研究センター　内科総合診療部・呼吸機能診療科　楠瀬 公章（くすのせ まさあき）

国立長寿医療研究センター　地域医療連携室／エンドオブライフケアチーム　西川 満則（にしかわ みつのり）

　上大静脈症候群（superior vena cava syndrome；SVCS）とは，SVCから右心房に還流する血流が障害されて生ずる種々の症状のことを指す。原因の82.5％が悪性腫瘍とされ，その3/4を肺がんが占め，悪性リンパ腫と転移性腫瘍が続く。婦人科がん患者におけるSVCSは稀である。

## SVCSによる苦痛症状

　頭頸部と上肢および上部胸郭からSVCに集まる血流は，SVCが静脈外からの圧排あるいは静脈内の血栓によって閉塞される結果，頭部や頸部および喉頭部の浮腫により頭痛やめまい，頸部皮下静脈怒張，咳嗽，嗄声，呼吸困難，疼痛など様々な重症度の症状を呈する[1,2]。

## 診断

　造影CTにてSVCSの診断を行い，これにより腫瘍によるSVCの圧排と，SVC内部の血栓との区別が可能である。

## 標準治療による症状緩和

　SVC閉塞による症状は，閉塞の程度と速度に影響を受けるとされている（表1）。症状の自然軽快は，側副血行路の発達により頸静脈圧の上昇が改善されうることが理由である[3]。このため，患者の意思，苦痛の程度等によっては，経過観察を選択する場合もある。

　悪性腫瘍に伴うSVCSへの治療には，原疾患である悪性腫瘍に対するものと，SVC閉塞に対するものがある。

　前者では，悪性腫瘍の種類により抗がん薬および放射線治療の効果が異なり，生命予後にも違いがある。患者の意思を中心に据え，年齢から推定される平均余命，症状等から推定される生命予後を参考に，ベネフィットとリスクを勘案し，化学療法や放射線治療が，苦痛症状の緩和に寄与するか，医療ケアチームで慎重に判断することが重要である。

　後者では，重症度の高いSVCSに対しては静脈内ステント治療が検討され，放射線治療よりも症状改善が早いとされるが[4]，ステント治療と放射線治療は症状の改善および生存期間延長への効果が同等との報告もあり[5]，個々の症例における腫瘍への放射線治療の効

**表1　上大静脈症候群の重症度分類**

| Grade | カテゴリー | 頻度（%） | 定　義 |
|:---:|:---:|:---:|:---|
| 0 | 無症状 | 10 | 画像上，上大静脈の閉塞を認めるが無症状 |
| 1 | 軽度 | 25 | 頭部もしくは頸部の浮腫（静脈怒張），チアノーゼ，顔面発赤 |
| 2 | 中等度 | 50 | 機能障害を伴う頭部もしくは頸部の浮腫<br>（軽度の嚥下障害，咳嗽，軽・中等度の頭部・顎・眼瞼の運動障害，眼球の浮腫による視覚障害） |
| 3 | 重症 | 10 | 軽度/中等度の脳浮腫（頭痛・めまい），軽度/中等度の喉頭浮腫，あるいは心予備力の低下（起立時の失神） |
| 4 | 致死的 | 5 | 重度の脳浮腫（混迷，鈍麻），重度の喉頭浮腫（喘鳴），あるいは重度の循環不全（誘因のない失神，低血圧，腎不全） |
| 5 | 死亡 | < 1 | 死亡 |

（朝比奈 肇. 上大静脈症候群と中枢性気道狭窄. 癌の臨床 2014; 60: 17-24より）

果も異なるため，ランダム化比較試験による検証も難しい[6]。

　各症例に対する治療法選択は，その目的に症状緩和も加えた上で個別に検討されることが望ましい。

### 緩和治療による症状緩和

　腫瘍の部位によっては腕神経叢浸潤等による神経障害性疼痛が生じうるため，鎮痛補助薬が考慮される。また，腫瘍周囲の浮腫を軽減することで各種症状緩和が期待できる場合は，ステロイド剤が選択肢になる。基本的緩和治療薬として，疼痛，呼吸困難に対する選択肢は，やはり，モルヒネがキードラッグである。非オピオイド，オピオイド等による苦痛症状緩和の詳細については，他稿を参照されたい。

### 治療選択における意思決定支援

　SVCSの緩和治療の選択において意思決定支援が重要である。その選択のプロセスにおいて，本人の意思を尊重し，最善の利益に照らした判断が求められる。最善の利益には，①患者の意思，②家族の気持ち，③医学的有益・無益，④苦痛緩和の可能性，⑤患者の歩んできた人生の物語，⑥制限のある資源，等が関係する。①②を酌むことは意思決定支援の基本であり，③④については本稿および引用文献が参考になる。⑤については，医学的に推奨できる治療であっても，患者の人生の物語はそれを拒否するかもしれないことに留意する必要がある。⑥については，例えば，施設入居患者あれば，そこでオピオイドを使用できるかどうかによって選択が変わるだろうし，治療病院の周囲にSVCステントの技術者がいるかどうかも選択に影響する。①から⑥を勘案し，患者本人の最善の利益に照らして，患者家族を含めた医療ケアチームで，意思決定支援を行うことが重要である。

　婦人科がんにおいてSVCSは稀な病態ではあるが，本稿が，病態理解に基づいた診断，標準治療や緩和治療による苦痛症状緩和，そして意思決定支援についての学びのきっかけになれば幸いである。

●文献 ·····································································································

1）Yu JB, Wilson LD, Detterbeck FC. Superior vena cava syndrome--a proposed classification system and algorithm for management. J Thorac Oncol 2008; 3: 811-814

2）朝比奈 肇. 上大静脈症候群と中枢性気道狭窄. 癌の臨床 2014; 60: 17-24

3）Lepper PM, Ott SR, Hoppe H, et al. Superior vena cava syndrome in thoracic malignancies. Respir Care 2011; 56: 653-666

4）Nicholson AA, Ettles DF, Arnold A, et al. Treatment of malignant superior vena cava obstruction: metal stents or radiation therapy. J Vasc Interv Radiol 1997; 8: 781-788

5）Tanigawa N, Sawada S, Mishima K, et al. Clinical outcome of stenting in superior vena cava syndrome associated with malignant tumors. Comparison with conventional treatment. Acta Radiol 1998; 39: 669-674

6）Wilson P, Bezjak A, Asch M, et al. The difficulties of a randomized study in superior vena caval obstruction. J Thorac Oncol 2007; 6: 514-519

# 13 血栓症

筑波大学医学医療系　産科婦人科学　櫻井 学（さくらい まなぶ）

## ◆◆ 血栓症とは

　血栓症とは，血管が血栓により閉塞する状態である。閉塞する血管の種類により，動脈血栓症と静脈血栓塞栓症（venous thromboembolism；VTE）とに分類される。動脈血栓症の代表的疾患は，脳梗塞（心房細動によらない），心筋梗塞である。また，VTEの代表は，深部静脈血栓症（deep vein thrombosis；DVT），肺塞栓症（pulmonary embolism；PE），脳梗塞（心房細動による）である。

## ◆◆ リスク因子

　血栓形成には，1856年にVirchowが提唱した「血流の異常」「血液成分の異常」「血管内壁の異常」が3大要因として重要である[1]。

　動脈血栓症のリスク因子は，高血圧症，高脂血症，糖尿病，喫煙のほか，肥満や欧米型の生活習慣がある。一方，VTEのリスク因子を3大要因別に示すと，血流の異常として，長期臥床，長距離旅行，肥満，下肢麻痺など，血液成分の異常として，アンチトロンビン欠損症，プロテインC欠損症，抗リン脂質抗体症候群，悪性腫瘍，ネフローゼ症候群，経口避妊薬，手術，多血症，脱水など，血管内壁の異常として，外科的侵襲，外傷，骨折，熱傷，静脈炎などがある[2]。

## ◆◆ 症状と検査

### ❶深部静脈血栓症（DVT）の症状と検査

　DVTの症状は，患肢の腫脹，疼痛，熱感，色調変化（暗赤色や紫色）が主体である。Homans徴候（膝を軽く押さえて足関節を背屈させると腓腹部に疼痛が生じる）やLoewenberg徴候（下腿に血圧測定用のカフを巻き加圧すると，100〜150mmHgの圧迫で疼痛が生じる）が陽性の場合は，DVTを疑うが特異性は低い[3]。

　検査には血清D-dimerの測定と超音波が普及している。血清D-dimerの上昇は診断に有用であるものの，DVT以外の疾患でも上昇がみられること，施設により基準値が異なることに留意する[4]。多くの場合，DVTは下肢超音波検査でのスクリーニングが可能である。断層法を基本として，カラードプラ法を併用する方法が検査の中心となってい

る[5,6]。

## ❷肺塞栓症（PE）の症状と検査

　急性期のPEでは，呼吸困難，胸痛が主要症状であり，Pallaらは，呼吸困難，胸痛，頻呼吸のいずれかが97％の症例でみられたと報告している[7]。検査所見では，低血圧（ショック合併時）や心電図での右側胸部誘導の陰性T波，洞性頻脈を高頻度に認めるほか，動脈血液ガス分析での低酸素血症，低二酸化炭素血症，呼吸性アルカローシスが特徴的所見である。治療方針の決定のためには，心エコーによる右室拡大や肺高血圧の存在を確認する必要がある[2]。画像診断は，現在わが国では造影CTが86％を占め主流になっている[8]。

　慢性期のPEでは，労作時の息切れが最も高頻度にみられ，反復型では，突然の呼吸困難や胸痛などを認める。診断のための諸検査は急性期PEと同様，心電図，動脈血液ガス分析，CTなどを行う。

# 🔷 悪性腫瘍と血栓

## ❶悪性腫瘍と血液凝固活性

　1865年にTrousseauらが，腹部悪性腫瘍患者でVTEが多いことを初めて報告した[9]。1977年にはSackらが，Trousseau症候群に微小血管炎，心内膜炎，動脈血栓を伴う慢性DIC（disseminated intravascular coagulation）が含まれることを報告した[10]。現在では，悪性腫瘍患者の過凝固状態の機序が明らかになってきている[11]。その機序を図1に示す。

## ❷悪性腫瘍患者における血栓塞栓症のリスク因子

　非悪性腫瘍患者と比較して，悪性腫瘍患者は血栓塞栓症のリスクは高い。American Society of Clinical Oncology（ASCO）のガイドラインでは，悪性腫瘍患者での血栓塞栓症リスクについて次のように記載されている。腫瘍因子として，原発部位（特に消化器，脳，肺，生殖器，腎臓，血液系），組織型，進行した悪性腫瘍，3〜6カ月前の悪性腫瘍の診断。治療因子としては，化学療法，血管新生阻害薬，ホルモン療法，放射線治療，60分以上の手術，輸血，中心静脈栄養。また，患者因子として高齢，肥満，感染症の合併などのほか，血小板数35万/mm$^3$以上，白血球数11,000/mm$^3$以上，ヘモグロビン10g/dL未満が挙げられている[12]（表1）。貧血が血栓症の原因となる理由については，抑制因子である鉄の減少とエリスロポエチンの分泌亢進による血小板増多，赤血球の小球化による変形能低下が示唆されている[13]。

## ❸悪性腫瘍における血栓症の発症頻度

　悪性腫瘍における血栓症の発症頻度は報告により差があるが，Sakumaらが65,181例のがん患者の剖検例を対象に組織型，発生臓器別のPEの合併頻度を調査している。全症例

図1　腫瘍細胞と凝固カスケードの相互作用（文献11より改変）

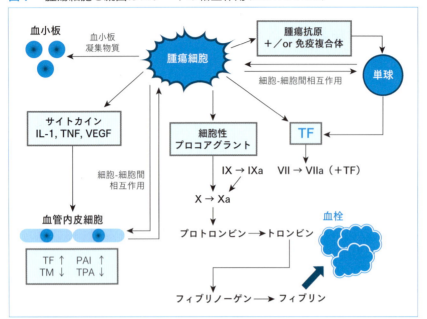

腫瘍細胞から放出される凝固促進物質が血小板の凝集を促進するほか，サイトカインや免疫複合体を介して，もしくは細胞-細胞間相互作用により，単球や血管内皮細胞に働きかけてTFなどを放出させる。さらに，腫瘍細胞自らも凝固カスケードを活性化させることにより血栓形成を促している。

IL-1：インターロイキン1　　　　　　　　PAI：プラスミノゲンアクチベータインヒビター
TF：組織因子　　　　　　　　　　　　　TM：トロンボモジュリン
TNF：腫瘍壊死因子　　　　　　　　　　TPA：組織プラスミノーゲン活性化因子
VEGF：血管内皮細胞増殖因子

でのPEの合併頻度は2.32％で，臓器別では卵巣（5.75％）で最も頻度が高く，造血器（4.51％），胆嚢（3.82％），膵臓（3.60％），肺（3.46％），子宮（3.19％）という順番であった。組織型では，large cell carcinoma，leukemia，adenocarcinoma，mucinous carcinomaに多くみられた[14]。また，Connollyらは，原発部位毎のVTE発症率について，脳（1.6-26％），リンパ腫（6.0-60％），メラノーマ（13.6-21.0％），卵巣（2.0-25％），膵臓（5.2-26％）で発症率が高く，膀胱（4.7％），頸部（3.1％），前立腺（0.5-1.3％）で低いと報告している。原発臓器の物理的な位置，組織型などによる生物学的プロファイルの相違が影響すると思われるが，いずれの報告でも卵巣でVTEの発症率が高いとされている[15]。

## ◆◆ 婦人科がんと血栓

　悪性腫瘍に伴う血液凝固亢進により脳卒中症状が生じるTrousseau症候群は，その原因となる悪性腫瘍のほとんどが固形がんで，なかでも婦人科がんが多いとされている[16]。また，前述のように卵巣がんのVTE発症率は高率であり，我々婦人科医が対応する患者とVTEの関連は強い。

**表1　がん患者における静脈血栓塞栓症のリスク因子**

| 患者関連因子 |
| --- |
| ・高齢 |
| ・併存症（肥満，感染症，腎疾患，肺疾患，動脈血栓塞栓症） |
| ・静脈血栓塞栓症の既往 |
| ・前回化学療法時の血小板増加 |
| ・遺伝性プロトロンビン変異 |

| がん関連因子 |
| --- |
| ・がんの原発部位（消化器，脳，肺，生殖器，腎，血液系） |
| ・診断から最初の3〜6カ月間 |
| ・転移の存在 |

| 治療関連因子 |
| --- |
| ・過去の大手術 |
| ・入院中 |
| ・積極的化学療法 |
| ・積極的ホルモン療法（特にタモキシフェン） |
| ・過去/現在の血管新生阻害薬（サリドマイド，レナリドミド，ベバシズマブ） |
| ・現在の赤血球造血刺激因子製剤（ESA） |
| ・中心静脈カテーテルの存在 |

| バイオマーカー |
| --- |
| ・白血球数 11,000/mm$^3$以上 |
| ・ヘモグロビン 10 g/dL未満 |
| ・血小板数 350,000/mm$^3$以上 |

　また，婦人科がんでは治療開始前からVTEが高率に合併しているという点にも注意が必要である。我々は，治療開始前の時点でDVTを合併している患者の割合が，卵巣がんで25％，子宮体がんで9.9％，子宮頸がんで4.8％であることを報告した[17-19]。婦人科がんでDVTの合併率が高い理由として，腹水貯留による血管内脱水，巨大な骨盤内腫瘍による血管の圧迫，TFの発現[20]，組織型に腺癌が多い（子宮頸がんを除く）ことなどがある。さらに，治療関連因子として，60分以上の手術，化学療法，血管新生阻害薬の投与，放射線治療が関わってくるほか，リンパ節郭清により，骨盤内の主要な血管の内皮細胞へ侵襲が加わることや，リンパ浮腫が発症するなど，Virchowの3徴がすべて関わってくることがわかる。

　したがって，婦人科がんでは診断時から周術期，後療法，その後の定期的な通院時を通して血栓症の存在を常に念頭におくことが重要である。

## ◆◆ 緩和医療での血栓への対応

### ❶診断

　悪性腫瘍の死因は原病死が9割を占めるが，VTEは第二の主要な死因とされる[21]。また，婦人科がん患者の終末期では，長期臥床，腹水貯留による血管内脱水や低栄養状態，骨盤内腫瘍による血管の圧迫，performance status（PS）の低下，担がん状態に伴う過凝

固状態など，血栓症が悪化もしくは再発しやすい状況と言える。

したがって，緩和医療ではVTE発症に注意を要する一方で診断，治療には原疾患による患者の全身状態を十分に加味しなければいけない。

DVTの診断は，患者の全身状態が良い場合には，血管超音波や造影CTによる検査が望ましい。超音波だけでは診断に限界がある一方で，造影剤の投与に際してカテーテルを留置することは，患者にとって大きな負担となる場合がある[22]。また，終末期においてPEを疑った際は，造影CTなどの侵襲を伴う検査は行わず，ベッドサイドでの心臓および下肢血管の超音波検査など低侵襲の検査を行いDVTの診断を，さらに右心室の機能低下や拡張によりPEの診断をすることが推奨されている[23]。

## ❷抗凝固療法の考え方

Gartnerらは，緩和ケア病棟に入院している115人の悪性腫瘍患者で，抗凝固療法の禁忌について報告している。それによると，禁忌（Karnofsky index ＜ 20，platelet count ＜ 50,000/$\mu$L，prothrombin time ＜ 40% of normal，serum creatinine ＞ 1.5mg/dL，active bleeding）がみられた割合は24％で，禁忌の理由として，Karnofsky index ＜ 20が86％と高率であった。また，最終的には悪性腫瘍患者の約半数で血栓症予防のための抗凝固療法を行ったとしている[24]。

抗凝固療法の方法について，Johnsonらは，ワルファリンを内服していた患者では6日から2.4日に1回の割合でPT-INRのモニタリングが必要であったため，ワルファリンによる抗凝固療法に対して否定的である。一方，低分子量ヘパリン（low molecular weight heparins；LMWH）は，凝固系の血液検査のモニタリングが不要であるほか，1日1回の投与でよいため，緩和医療での抗凝固療法として適切だと述べている[25]。同様にNobleらは，緩和ケアを受けている進行した悪性腫瘍患者で，弾性ストッキングは患者の不快感が増して，QOLが下がったので許容できないと述べている[26]。19の報告を解析したメタアナリシスでは，悪性腫瘍患者の進行期，PS，予後にかかわらず，長期のLMWH投与がVTEに対する薬物療法の最優先の選択肢であるとされている。また，治癒不能な悪性腫瘍患者では，過凝固状態により血栓が発症しやすい状況であるため，無期限の抗凝固療法が推奨されるほか，転移が広範，PSが低下している場合では，LMWH投与と比較してワルファリン内服で出血が多くみられたため，ワルファリンは推奨されないと報告されている[27]。

緩和ケアを行っている悪性腫瘍患者はVTEのリスク因子をもつため，抗凝固療法は重要である。一方で，PSの低下や悪性腫瘍病変の程度により抗凝固療法の有害事象が発生しやすいというリスクもある。よって抗凝固療法を行う際は，その適応，治療法の選択，有害事象発生の有無について，十分な注意が必要である。

### ❸抗凝固療法の実際

緩和医療を受けている婦人科がん患者を対象とした抗凝固療法は確立されていない。

ASCOのガイドラインではVTEを合併していない入院中の悪性腫瘍患者に対して，**表2**に示すような禁忌がない場合，予防的な抗凝固療法が推奨されている[16]。具体的な抗凝固療法の方法は，LMWHのdalteparin 5,000単位 皮下注 1日1回，enoxaparin 40mg 皮下注 1日1回，tinzaparin 4,500単位または75単位/kg 皮下注 1日1回とされている。しかし，本邦では，dalteparinの適応は，血液透析時における血液体外循環時の灌流血液の凝固防止とDICのみで，enoxaparinの適応は手術施行時のVTEの発症抑制のみとなっているほか，tinzaparinは未承認である。Xa阻害薬のfondaparinux 2.5mg 皮下注 1日1回投与も記載があるが，本邦では手術施行時のVTE発症抑制とVTE治療での適応のため，周術期以外の予防には使用できない。唯一用いることができるのは，未分画ヘパリンのヘパリンナトリウムで5,000単位 皮下注 1日3回である[28]。

本邦でVTE治療として抗凝固療法を行う際は，Xa阻害薬としてfondaparinux 5mg ［＜50 kg］；7.5mg ［50-100kg］；10mg ［＞100kg］皮下投与 1日1回もしくは未分画ヘパリン80単位/kg ボーラス静注，以降18単位/kg/時間（目標APTTをコントロールに対して2.0-2.5に設定）を急性期に行い，慢性期ではワルファリンを目標PT-INR値 2.0（日本人）として用量調節を行う方法がある[2]。

VTEを有する患者で，抗凝固療法の禁忌例，抗凝固療法の合併症ないし副作用発現例，十分な抗凝固療法中のVTE再発例，抗凝固療法の維持不能例では，永久留置型下大静脈フィルターの留置を検討する[2]。

また，直接作用型経口抗凝固薬（direct oral anticoagulants；DOAC）のエドキサバン，リバーロキサバン，アピキサバンもVTEの治療に適応になっている。緩和医療では，鎮痛薬も可能な限り経口で投与することが原則であるため，DOACがLMWHに代わっていく可能性もある。

投与に際し，一部のヘパリン・Xa阻害薬は主に腎臓で排泄されるため，腎機能に合わ

**表2 抗凝固療法を行う上での禁忌事項**

| 1. 絶対禁忌 |
|---|
| ・最近生じた中枢神経系の出血，頭蓋内や脊髄における出血のハイリスク状態 |
| ・活動性出血（24時間以内に2単位以上の輸血を必要とした出血） |
| ・脊椎麻酔/腰椎穿刺 |

| 2. 相対禁忌 |
|---|
| ・慢性的で，臨床的に有意で確認可能な48時間以上の出血 |
| ・血小板減少（血小板数 50,000/mm³未満） |
| ・重篤な血小板機能障害（尿毒症，薬物，dysplastic hematopoiesis） |
| ・併存する出血素因 |
| 　凝固因子異常（例：重症肝疾患） |
| 　PT，またはaPTTの上昇（ループスインヒビターを除く） |
| ・転倒（頭部外傷）のハイリスク状態 |

せた減量が必要となることも忘れてはならない。

##  まとめ

　婦人科がんでは，もともとVTE合併が高頻度にみられ，原疾患に対する治療の最中は無論のこと，治療後もVTEへの対処が必要になることが多い。さらに再発・再燃の際は，よりいっそうVTEが発生しやすい状態になる。

　VTEの診断，治療に関するガイドラインは数多く存在するものの，緩和医療に特化したガイドラインは存在しない。現存するガイドラインを参考に対応していくことになるが，それらのエビデンスが終末期の患者にあてはまるとはいえない。

　現状，VTEの診断および治療に際しては，患者のPSや原疾患による予後などを含め，患者の個々の状態に十分に配慮した上で，治療の導入，方法の選択，中止の決定を行う必要がある。また，その際は患者の家族とも十分なコミュニケーションを取っておくことが重要である。

　今後，緩和医療でのエビデンスの集積，ガイドラインの作成が望まれる。

●文献

1）Lowe GD. Virchow's tried:revisited:abnormal flow. Pathophysiol Haemost Thromb 2004; 33: 455-457
2）日本循環器学会合同研究班. 肺血栓塞栓症および深部静脈血栓症の診断，治療，予防に関するガイドライン 2009年改訂版
　　http://www.j-circ.or.jp/guideline/index.htm
3）Browse NL, Burnand KG, Irvine AT, et al. Deep vein thrombosis: pathology and diagnosis. Browse NL, et al. eds. Diseases of the Veins. London, Arnold, 1999, pp249-291
4）Stein PD, Hull RD, Patel KC, et al. D-dimer for the exclusion of acute venous thrombosis and pulmonary embolism: a systematic review. Ann Intern Med 2004; 140: 589-602
5）Meisnner MH, Moneta G, Burnand K, et al. The hemodynamics and diagnosis of venous disease. J Vasc Surg 2007; 46: 4S-24S
6）Society for Vascular Ultrasound. Lower extremity venous duplex evaluation. Society for vascular ultrasound ed. Vascular technology professional performance guideline. Lanham, 2003, pp1-6
7）Palla A, Petruzzelli S, Donnamaria V, et al. The role of suspicion in the diagnosis of pulmonary embolism. Chest 1995; 107 (1 Suppl): 21S-24S
8）佐久間聖仁，中村真潮，中西宣文，他. 急性肺塞栓症の診断と治療. 第4回症例登録データから. Therapeutic Research 2007; 28: 1108-1109
9）Trousseau A. Phlegmasia alba dolens. Clinique medicale de l' Hotel-Dieu de Paris. 3rd edition. J.B. Balliere et Fils, Paris, 1865, pp654-712
10）Sack GH Jr, Levin J, Bell WR. Trousseau's syndrome and other manifestations of chronic disseminated coagulopathy in patients with neoplasms: clinical, pathophysiologic, and therapeutic features. Medicine (Baltimore) 1977; 56: 1-37
11）Falanga A, Rickles FR. Pathophysiology of the thrombophilic state in the cancer patient. Semin Thromb Hemost 1999; 25: 173-182
12）Lyman GH, Khorana AA, Kuderer NM, et al. Venous thromboembolism prophylaxis and treatment in

patients with cancer: American Society of Clinical Oncology clinical practice guideline update. J Clin Oncol 2013; 31: 2189-2204

13) Ogata T, Kamouchi M, Kitazono T, et al. Cerebral venous thrombosis associated with iron deficiency anemia. J Stroke Cerebrovasc Dis 2008; 17: 426-428

14) Sakuma M, Fukui S, Nakamura M, et al. Cancer and pulmonary embolism: thrombotic embolism, tumor embolism, and tumor invasion into a large vein. Circ J 2006; 70: 744-749

15) Connolly GC, Khorana AA. Emerging risk stratification approaches to cancer-associated thrombosis: risk factors, biomarkers and a risk score. Thromb Res 2010; 125 (Suppl 2): S1-S7

16) 内山真一郎, 赫 洋美, 清水優子, 他. 抗リン脂質抗体症候群とTrousseau症候群. 脳卒中 2005; 27: 547-552

17) Satoh T, Oki A, Uno K, et al. High incidence of silent venous thromboembolism before treatment in ovarian cancer. Br J Cancer 2007; 97: 1053-1057

18) Satoh T, Matsumoto K, Uno K, et al. Silent venous thromboembolism before treatment in endometrial cancer and the risk factors. Br J Cancer 2008; 99: 1034-1039

19) Satoh T, Matsumoto K, Tanaka YO, et al. Incidence of venous thromboembolism before treatment in cervical cancer and the impact of management on venous thromboembolism after commencement of treatment. Thromb Res 2013; 131: 127-132

20) Sakurai M, Matsumoto K, Gosho M, et al. Expression of tissue factor in epithelial ovarian carcinoma is involved in the development of venous thromboembolism. Int J Gynecol Cancer 2017; 27: 37-43

21) Lyman GH, Khorana AA. Cancer, clots and consensus: new understanding of an old problem. J Clin Oncol 2009; 27: 4821-4826

22) Robert G Twycross, Andrew Wilcock, Clare Stark Toller. Symptom Management in Advanced Cancer 4th. Radcliffe Publishing Ltd, United Kingdom, 2009

23) Stein PD, Woodard PK, Weg JG. Diagnostic pathways in acute pulmonary embolism: recommendations of the PIOPED II investigators. Am J Med 2006; 119: 1048-1055

24) Gartner V, Kierner KA, Namjesky A, et al. Thromboprophylaxis in patients receiving inpatient palliative care: a survey of present practice in Austria. Support Care Cancer 2012; 20: 2183-2187

25) Johnson MJ. Problems of anticoagulation within a palliative care setting: an audit of hospice patients taking warfarin. Palliat Med 1997; 11: 306-312

26) Noble SI, Nelson A, Turner C, et al. Acceptability of low molecular weight heparin thromboprophylaxis for inpatients receiving palliative care: qualitative study. BMJ 2006; 332: 577 -580

27) Noble SI, Shelley MD, Coles B, et al. Management of venous thromboembolism in patients with advanced cancer: a systematic review and meta-analysis. Lancet Oncol 2008; 9: 577-584

28) Streiff MB. Venous thromboembolic disease, version 1.2012. National Comprehensive Cancer Network (NCCN) guidelines（accessed August 31, 2012）
http://www.nccn.org/professionals/physician_gls/f_guidelines.asp

# 14 瘻孔

兵庫医科大学　産科婦人科　鍔本 浩志（つばもと ひろし）

## 瘻孔の診断

　婦人科緩和医療でしばしば遭遇する瘻孔は，がんが腹壁から皮膚へ浸潤することで形成された腸管皮膚瘻や局所再発した子宮頸がんの直腸腟瘻である。瘻孔形成時には，既に化学療法抵抗性となっており全身状態が不良のことが多い。また，積極的な施設では放射線再照射や経血管カテーテル治療などを施行しており，瘻孔周囲の非がん組織も脆弱で易感染性となっている。瘻孔からの排出物は腫瘍浸潤に伴う壊死組織や出血が混じるが，性状や悪臭の有無は小腸か大腸かの由来の鑑別に役立つ。臭いが少なく薄茶色あるいは淡褐色水様で多量の排出物があれば小腸由来を，悪臭を伴う便状であれば大腸由来を考える。

　直腸腟瘻は，患者が帯下の色調や臭いの変化で小孔の段階で自覚すれば，放射線治療後やクローン病などの直腸腟瘻同様に瘻孔を診断できることもある。腟内にガーゼを留置した後，直腸へ生食に希釈したインジゴカルミンを注入し，腟内ガーゼの染色を確認する。あるいは，腟鏡で瘻孔からのインジゴカルミン染色液流出を直接確認する。手術可能であれば消化管造影検査や骨盤MRI検査を実施するが，手術加療が困難な患者は腎機能低下や脱水状態も予想され，負担の少ない単純CT検査を施行して患者や家族へ説明することも多い。

## 腸管皮膚瘻，直腸腟瘻への対応

　腸管皮膚瘻を発症した際には，①頻回のガーゼ交換による苦痛の緩和，②悪臭の密閉，③正確な排液量の把握，④瘻孔の排液による汚染防止（スキントラブルの回避）などを目的としてストーマ（人工肛門）装具を装着する。漏出液が多量（200mL/日以上）であれば密閉吸引法が試みられることもあるが，活動範囲が制限される。

　緩和期の瘻孔は徐々に拡大，あるいは別の部位に広がり管理が難しくなる。このような患者のケアには，皮膚排泄ケア認定看護師と協力して創部のケアを行う。実際のところは，他がん種も含めて経験豊富な彼らに早期から介入依頼し，創傷被覆材や外用薬などの選択も含めて相談するとよい。病棟看護師は担当医よりも細やかに局所の観察を行っているし，看護の立場からアセスメントを行い，洗浄・消臭などの創部ケアの具体的な介入計画を立てている。また，瘻孔からの悪臭を伴う漏出や失便は，終末期へと向かう現実を突きつけ尊厳を傷つけるため，心理的なダメージについてスタッフ全員が注意深く観察しな

がら介入する。多職種が主体性をもって患者のケアにあたることにより，お互いのカバーする範囲が重なり集学的なケアが可能になる。

直腸腟瘻は，漏出液が少量であればタンポンなどで対処でき社会活動も可能であるが，腟からの便失禁が多量となり，体力的に人工肛門造設術に耐えられなければ，常時腟内に便が貯留する状態で大人用のおむつをあてることになる。皮膚びらんによる疼痛などの身体症状だけでなく，悪臭も含めた患者の精神的なダメージは多大で大きな課題となる。

再発に伴う膀胱腟瘻は，一時的にも膀胱カテーテルを留置するが，先に尿閉が出現し経尿道カテーテルの留置や膀胱皮膚瘻が造設されていたり，水腎症で腎瘻が造設されることが多いように思う。

## 緩和医療における瘻孔

緩和医療における皮膚瘻や直腸腟瘻について，医学中央雑誌，PubMed，Google Scholarで検索してもまとまった報告はみられない。北海道がんセンター消化器外科 前田らが2016年にがん性イレウス・瘻孔158例（瘻孔20例）に対する緩和手術を報告しているが，主に食事摂取を目標としたもので，直腸腟瘻が含まれていたか不明である[1]。婦人科では，静岡がんセンター婦人科 久慈らが2009年に30例の緩和手術を学会報告しており，瘻孔5例の中に直腸腟瘻の記載はあるが，再発の有無など詳細は不明である[2]。

腸閉塞解除手術は，食事摂取による退院など，明確な目標が設定できれば，2〜3カ月の予後であっても消化器外科医の理解も得やすい。一方で，腸管の閉塞や貯留による圧力が自然に解除された瘻孔（皮膚瘻，腟瘻）に対する緩和手術のエビデンスは乏しい。小腸瘻の場合は，小腸人工肛門造設をした場合に多量の排液を生じることがあり，ストーマ管理が難しく，皮下埋め込み型中心静脈ポート留置による持続点滴で脱水管理を行う必要が生じる。瘻孔手術の前に，造設されたストーマについて誰がどのように管理していくのかを十分に話し合う必要がある。結腸に閉塞がないことを確認した上で小腸結腸バイパス造設術を行うのが理想だが，実際は，開腹してみると新たに狭窄部位が発見されたり，腹腔内癒着が高度で瘻孔部位のどちらが口側かどうかもわからないことも多い。

漠然とした表現になってしまうが，瘻孔の緩和手術については，各施設の消化器外科医と共に経験に照らしながら症例毎に検討し，患者や家族と共に方針決定する他はない。

症例 40代女性，2経産

子宮頸がんⅡB期（扁平上皮癌）に対してA病院にて手術・放射線・化学療法の集学的治療を行った。初回治療終了から6カ月で腟断端再発を認め，X病院でセカンドオピニオンを受けた。照射野内再発に対する再照射は適応がないこと，右側方再発で骨盤壁との間隙が狭く骨盤除臓術の適応はないことから，化学療法の適応と説明された。その後，B病院にて高線量組織内照射が施行された。組織内照射から6カ月後に膀胱腟瘻が出現し膀胱

バルーンカテーテルが留置され，9カ月後に直腸腟瘻が出現した。A病院にて，QOLの改善および尿路感染リスクの低減を目的として，横行結腸導管による尿路変向および人工肛門造設が検討された。B病院泌尿器科に手術適応について相談したところ，周術期リスクが高く不可と回答された。なお，化学療法は，尿路感染リスクから生命予後改善効果は期待できないと判断され施行されていない。その後，CT検査にて下腹壁再発を認め，当院のセカンドオピニオンを受診された。瘻孔周囲腸管壁（直腸，S状結腸）に不整があり，再照射による腸管障害および骨盤腹膜から腹壁への浸潤再発と診断し，小腸癒着も否定できないと判断した。全身状態は比較的良好であったが，緩和手術は周術期リスクが高く不適と回答した。2カ月後，尿中への便汁混入が増悪したため，B病院外科にて横行結腸人工肛門が造設され，直後に両側尿管閉塞による腎不全が出現し，A病院にて左腎瘻が造設された。また，腹壁再発により皮膚瘻が形成され，膿性滲出液に対してガーゼ被覆管理された。本人の実家（当院の近隣）で過ごす時間が増え，以後の対応について当院に依頼された（図1）。車椅子での来院であったが食事摂取もできており，オピオイドで疼痛管理も良好であった。ご家族が協力的で本人も自宅での療養を希望されたため，当院泌尿器科（腎瘻交換）や在宅緩和医と在宅管理体制を整えた。6カ月後，朝方にスープを食した後，ご家族に見守られながら自宅で看取られた。

　本患者がセカンドオピニオンに受診された当時，腟からの便失禁を改善するような緩和手術の提案はできなかった。その後，尿中への便汁混入をきっかけに他院にて結腸人工肛門が造設され，腎瘻造設後に再診された。がんの進行はみられたものの，便失禁がなく生活できていることを喜ばれていた。子宮頸がん再発ではbest supportive careに移行した後，1年以上生存することも珍しくない。本患者も腹壁再発から18カ月間生存された。

　また，図1のように腫瘍が骨盤を占拠し腹壁から皮膚にかけて浸潤した状態からでも10カ月間生存され，看取られる日まで経口摂取が可能であった。セカンドオピニオン受診時，40代前半で全身状態が比較的良かったことを考えれば，尿路変向は困難としても

**図1　子宮頸がん術後放射線治療後の局所再発，膀胱直腸腟瘻，皮膚瘻**

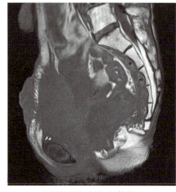
MRI　T1強調 矢状断

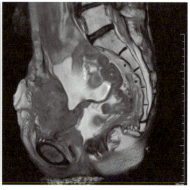
MRI　T2強調 矢状断

結腸人工肛門造設を考慮してもよかったのではないかと思う。実際の手術は婦人科医がするわけではなく，外科医が手術をするかどうかは婦人科医のプレゼンテーションと普段の信頼関係によるところも大きい。A病院からの依頼を受けてB病院の外科医が緩和手術を施行したのは，A病院の担当医の熱意によるところも大きいと思う。

●文献 ･･････････････････････････････････････････････････････････････････････

1）前田好章, 篠原敏樹, 片山知也, 他. 外科医は根治不能患者のQOL改善へどこまで貢献できるのか−癌性イレウス・瘻孔に対する症状緩和手術. 癌の臨床 2016; 62: 19-25
2）久慈志保, 高橋伸卓, 武隈宗孝, 他. 再発婦人科癌の腸閉塞, 瘻孔形成に対する緩和的消化管手術の意義. 関東連合産科婦人科学会第117回学術集会. 日本産科婦人科学会関東連合地方部会誌 2009; 46: 156

# 15 褥瘡

杏林大学医学部 形成外科 大浦 紀彦, 倉地 功, 加賀谷 優, 多田 朋子, 斉藤 隆文, 浅野 悠, 多久嶋 亮彦

東京警察病院 看護部 吉村 美音, 杏林大学附属病院 看護部 丹波 光子

褥瘡は様々な疾患で発生するが，終末期がん患者に発生することが少なくない。褥瘡は単なる慢性創傷ではなく，発生すると全身にも影響を及ぼし，疼痛を伴うことから精神的にも抑うつ状態を生じ，担がん患者の精神状態を悪化させる要因ともなる。担がん患者においては，がんの状態によって通常の褥瘡予防・治療とは異なった視点から対応する必要がある。婦人科がん領域の褥瘡について概説する。

## ◆◆ 褥瘡の定義と発生メカニズム

現在，日本褥瘡学会によって褥瘡は次のように定義されている[1]。

「身体に加わった外力は骨と皮膚表層の間の軟部組織の血流を低下，あるいは停止させる。この状況が一定時間持続されると組織は不可逆的な阻血性障害に陥り褥瘡となる」。単なる圧迫による不可逆的な変化ではなく，様々な要因が複合的に関与していると考えられている。褥瘡は，単なる圧迫による阻血性の変化であるとされていたが，近年，褥瘡発生には，①組織耐久性の低下，②基礎疾患に基づく回避能力低下，③外力（垂直応力とずれ力）負荷の3つの事象が関係していることがわかってきた（図1）[2]。すなわち，①皮膚が脆弱になるなど組織耐久性が低下した状態に，②自分で寝返りなどができなくなって，そこに③外力が負荷されると褥瘡が発生する。さらに，①組織耐久性を低下させる要因として，高体温，湿潤などの褥瘡好発部位のmicroclimateといわれる要因が近年報告された[3,4]。

褥瘡の発生要因は，「患者個人がもつ要因」と「環境が患者にもたらす要因」に細かく分類される（図2）[5]。患者個人がもつ要因は，改善することが比較的困難なものが多い。環境要因は，ケア，介護，看護要因でもあり，適切に管理すれば，褥瘡予防，褥瘡治癒に導くことが可能であるが，管理が悪いと褥瘡発生要因となる。

## ◆◆ 婦人科がんと褥瘡発生要因

患者個人がもつ要因で，婦人科がんと関連が深いものには，自立体位変換能力低下，病的骨突出，浮腫，栄養状態低下，皮膚湿潤などがある。

**図1** 褥瘡発生に関連する3つの事象（文献2より改変）

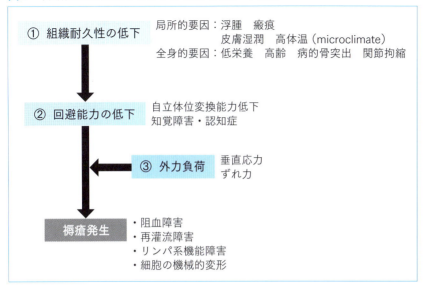

**図2** 褥瘡発生危険要因：患者個人がもつ要因と環境が患者にもたらす要因（文献5より改変）

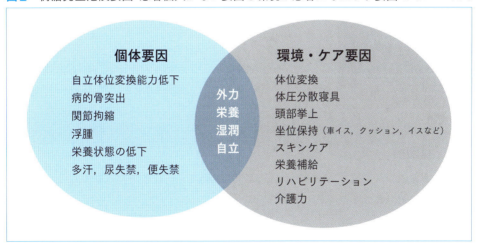

## ❶リンパ浮腫

　婦人科がん治療では，放射線治療や手術後に続発性リンパ浮腫が生じることが多い（**図 3**）。下肢のみならず骨盤周囲も浮腫になる場合が多く，褥瘡好発部位である仙骨部，大転子部の浮腫が問題となる。浮腫に体位変換困難を合併し，体位変換が困難になると（先述の①と②），仙骨部や大転子部の浮腫が圧迫され湿潤状態になり，さらに褥瘡が発生しやすい状況となる。

図3　骨盤から背部にかけての浮腫

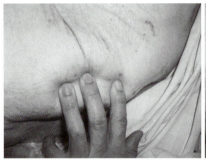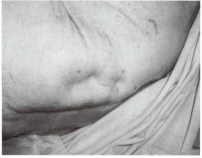

指圧痕を認める。

図4　病的骨突出

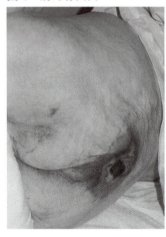

廃用性の殿筋萎縮と仙骨の病的骨突出を認める。
壊死を伴った褥瘡を仙骨部に認める。

## ❷体位変換困難

　骨転移等が存在し，骨痛が存在すると自力で体位変換することができなくなり，圧力を回避することが困難になる（②）。

## ❸低栄養状態

　廃用性障害などから殿筋が萎縮すると，病的骨突出といわれる状態になる。仙骨が3次元的に浮き出た状態となり，突出した部位に高い圧が負荷され，褥瘡が発生しやすくなる（図4）。浮腫も発生しやすくなる。

## ❹放射線外照射による急性皮膚障害

　骨盤内の婦人科領域がんに放射線外照射がなされると，褥瘡好発部位である仙骨や大転子部に急性放射線性皮膚障害，すなわち皮膚紅斑，表皮剥離，水泡が生じることがあり，組織耐久性が低下し皮膚が脆弱になり（①），表層から褥瘡が発生しやすくなる。

## ◆◆ 緩和医療と褥瘡の考え方

がんの状態を総合的に評価しながら，褥瘡治療のゴールをどこにするのかという方針を決定することが重要である。患者のがんの予後と創傷治癒力を考慮し，褥瘡治療を積極的に行うのか，褥瘡が悪化しないように褥瘡の状態を維持するのかというゴールを決定してから治療を開始する。

### ❶積極的な褥瘡治療が可能な場合の褥瘡治療

体圧分散寝具が使用可能で患者にも余力があり，体位変換を行うことや毎日の褥瘡処置が患者にとって苦痛を伴わなければ，積極的に褥瘡治療を試みる。浅い褥瘡の場合には創傷被覆材を使用する。創傷被覆材の中でもシリコンが展延してあるフォーム材は，交換時に疼痛が少ない。このフォーム材は滲出液の吸収能力が高く，2〜3日おきに創傷処置を行うことができ，終末期担がん患者にも適する。終末期がん患者においては，洗浄などの創傷処置の時間をできるだけ短くすることにも留意する。体位変換が可能な場合には，がん患者特有の脆弱な皮膚を保護するために，圧力が負荷された状態で「ずれ力」が発生しないような工夫が重要である。具体的には，体位を座位にした際に「背抜き」というテクニックを使用して，背部から仙骨に負荷される「ずれ力」を解放する。体位変換用のグローブを使用し，「ずれ力」が皮膚に直接負荷されないようにする。

### ❷褥瘡が悪化しないように維持するための褥瘡処置

体圧分散寝具が苦痛で使用できない場合や，常に座位を取らないと安楽でない場合などは，積極的な褥瘡治療は適応とはならない。褥瘡治療における最重要事項は，体圧分散寝具による外力の排除，減弱である。これが困難である場合には，いかなる局所処置も効果を示さないので，褥瘡の増悪を抑えるようなヨード系の抗菌薬による感染の制御にとどめる。呼吸状態が不安定な場合や，体位を少し動かしただけで疼痛を訴える場合には，処置の時間を短くするとともに処置回数も少なくする。

#### 抗がん薬と線維芽細胞増殖因子

化学療法，特に，細胞障害性抗がん薬ではDNA合成阻害や細胞分裂を抑制する作用を有するので，上皮化や肉芽形成が抑制され創傷治癒が遷延する。褥瘡治療では，標準治療といえる塩基性線維芽細胞増殖因子製剤は，がん細胞も増殖させるため，がん治療中の患者に対しては禁忌とされる。創傷治療に効果のある薬剤が使用できない状況にあることを理解しておく。

## ◆◆ 褥瘡の予防

終末期がん患者は褥瘡発生要因を数多くもっており，創傷治癒も遷延しているので，一

度褥瘡が発生すると難治性となる。褥瘡を発症しないように最大限注意することが重要である。自力体位変換ができない患者では，早期から体位変換機能付きの体圧分散寝具を使用する。仙骨や大転子部周囲が湿潤状態にあることが多い場合には，microclimateに対応したマットレスから乾燥した空気が噴出されるlow air lossマットレス等を使用することも考慮する[6]。抗がん薬治療などによる味覚障害，食思不振から低栄養状態であることも多いため，栄養サポートチーム（nutrition support team；NST）にコンサルテーションしながら栄養治療も行い，病的骨突出とならないように，さらに低栄養による浮腫の発生をできるだけ遅くするように心がける。病的骨突出を認める場合には，予防的に創傷被覆材を使用する（図5）。近年，褥瘡予防に創傷被覆材が有用であることが報告された[7,8]。エビデンスは比較的高いが，日本においては，創傷被覆材を保護的・予防的に創傷のない皮膚に貼付する方法は保険収載されていないので，留意する。

## ◆◆ 褥瘡を治療する意味

真皮までの浅い褥瘡や表皮剥離のような褥瘡では，担がん状態であっても2〜3週間で比較的早期に治癒する可能性が高い。予後や患者の状態が許せば，積極的に褥瘡治療を行う。終末期がん患者において褥瘡を積極的に治療する必要はないという一元的な考え方もあるが，一方で終末期がん患者であるからこそ，積極的に治療を行うという考えもある。浅い褥瘡を治癒させることができれば，患者は自分の治癒力を実感することができ，褥瘡が治癒していく過程において生きる希望を見出すことが可能になる。それこそが，治療がQOLを高め精神的なサポートにもつながる緩和ケアとなりうる。

**図5　病的骨突出に対する予防的創傷被覆材貼付**

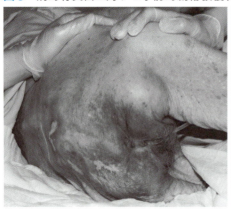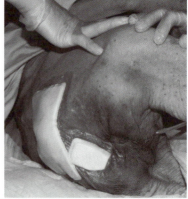

病的骨突出と褥瘡の治癒後の瘢痕を認める。脆弱な瘢痕部を保護するために，創傷被覆材（ハイドロサイト®ジェントル，スミス＆ネフュー社）を貼付した。

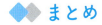 **まとめ**

　終末期がん患者は褥瘡発生要因を数多くもっているので，一度褥瘡が発生すると難治性となる。褥瘡の対応には予防と治療があるが，担がん患者においては，褥瘡予防を一般の患者以上に注意深く行う必要がある。褥瘡治療におけるゴール設定は患者の状態によって変化するものであり，常に主治医，緩和ケアの医師，担当看護師，NSTでミーティングを行い，ゴールを確認しつつ，最適な緩和ケアが提供できるように心がける。

●文献

1）日本褥瘡学会 編. 褥瘡予防・管理ガイドライン. 照林社, 東京, 2009
2）大浦紀彦, 井原 玲, 清家志円, 他. 褥瘡発生のメカニズム. PEPARS 2013; 79: 1-8
3）Yoshimura M, Iizaka S, Kohno M, et.al. Risk factors associated with intraoperatively acquired pressure ulcers in the park-bench position: a retrospective study. Int Wound J 2016; 13: 1206-1213
4）Yoshimura M, Nakagami G, Iizaka S, et.al. Microclimate is an independent risk factor for the development of intraoperatively acquired pressure ulcers in the park-bench position: A prospective observational study. Wound Repair Regen 2015; 23: 939-947
5）日本褥瘡学会学術教育委員会. 褥瘡発生要因の抽出とその評価. 日本褥瘡学会誌 2003; 5: 136-149
6）Wounds International. International review. Pressure ulcer prevention: pressure shear, friction and microclimate in context. A consensus document. Wounds International, London, 2010
7）Santamaria N, Gerdtz M, Sage S, et al. A randomised controlled trial of the effectiveness of soft silicone multi-layered foam dressings in the prevention of sacral and heel pressure ulcers in trauma and critically ill patients: the border trial. Int Wound J 2015; 12: 302-308
8）Yoshimura M, Ohura N, Tanaka J, et al. Soft silicone foam dressing is more effective than polyurethane film dressing for preventing intraoperatively acquired pressure ulcers in spinal surgery patients: the Border Operating room Spinal Surgery (BOSS) trial in Japan. Int Wound J 2016 Dec 7. doi: 10.1111/iwj.12696. [Epub ahead of print]

# 16 脊髄圧迫

京都府立医科大学大学院　女性生涯医科学　黒星 晴夫（くろぼし はるお）
京都府立医科大学　疼痛・緩和医療学　細川 豊史（ほそかわ とよし）

## 脊髄圧迫の原因・発生頻度

　婦人科がんの転移や浸潤により脊髄圧迫（malignant spinal cord compression；MSCC）症状を来す頻度は低いが，迅速な判断と対応が求められるオンコロジー・エマージェンシーの一つである。がん患者のうち，MSCCを生じる頻度は5〜10％で，その発症のリスクは，がんの進行に伴って上昇することが知られており，進行がんではより注意を要する病態である。

　原因は，主として椎体や硬膜外腔への転移により，脊髄が圧迫され脊髄麻痺を来すことである。脊椎転移の2〜20％がMSCCに移行するとされる。脊椎転移は進行がん患者の25〜70％にみられ，骨の中でもがんの転移が最も起こりやすい部位である。脊椎転移は血行性もしくは周囲からのがん浸潤で発生する。脊椎転移の好発部位は小動脈が多く分布する椎体後半から椎弓根への移行部とされ，終板直下の血流が緩徐になる部位に好発する。また，骨盤や腹腔内発生の結腸がん，婦人科がんでは逆流防止弁をもたないBatson傍脊椎静脈叢を介して肺転移成立前に脊椎転移を起こしやすい。転移部位は胸椎50〜70％，腰椎20〜30％，頸椎10〜15％で，その頻度は脊椎の長さに比例している。MSCCの頻度もほぼこの割合である。骨転移率の高い肺がん，乳がん，前立腺がんが代表的（各20％程度）で，次いで骨外腫瘍や骨折を起こしやすい溶骨，混合型脊椎転移発生が多い骨髄腫，腎細胞がん，甲状腺がんにMSCC発生例が多い（5〜10％）。また，初診時進行骨転移例の8〜20％にMSCCが併発しているが，診断が遅れやすく，重篤な麻痺となりやすい。がん種により発生頻度は異なり，多発性骨髄腫が15％と最も発生頻度が高く，次いでホジキン・非ホジキンリンパ腫13.9％，前立腺がん5.5％であった[1]。

　一般に子宮原発悪性腫瘍の骨転移例は稀で，骨転移発生の約3％，腸骨，仙骨，腰椎へ転移しやすい。頸椎や胸椎に比較して運動麻痺は軽く，馬尾神経や腰部仙骨神経叢からの症状である頑固な下肢の刺激痛や腰痛，臀部痛が先行する。

　悪性腫瘍によりMSCCを来した場合には，予後は不良と考えられるが，生存期間の中央値は6カ月で，重要な予後因子は，歩行可能かどうかである。放射線治療を施行した時に歩行が可能であった場合は生存期間の中央値は8〜10カ月であるが，歩行ができなかった場合には2〜4カ月，放射線治療が終了した時点で歩行ができなかった場合には，生存期間の中央値は1カ月であった。原疾患によっても予後は異なり，乳がん，前立腺がん，

**表1** Frankel分類

A：完全麻痺（Complete）

損傷部以下の運動・知覚完全麻痺

B：運動喪失・知覚残存（Sensory only）

損傷部以下の運動は完全麻痺，感覚はある程度残存

C：運動不全（Motor useless）

損傷部以下にわずかな随意運動機能残存，実用的運動は不能

D：実用的運動機能残存（Motor useful）

損傷部以下に随意運動残存，補助歩行または独歩可能

E：回復（Recovery）

運動・知覚麻痺，膀胱・直腸機能障害なし，反射異常のみ残存の可能性あり

リンパ腫，骨髄腫では9〜10カ月，肺がんでは3カ月程度と報告されている[2]。

脊髄損傷の評価尺度として，Frankel分類（**表1**）が用いられる。

## 🔷 脊髄圧迫の診断

　がん患者におけるMSCCは，治療開始時の麻痺の状態と発症からの時間がその後の機能障害と相関することから，正確な診断と迅速な治療開始を必要とするオンコロジー・エマージェンシーの一つである。また，20％の患者はがんの初発症状がMSCCであったと報告されている[3]。診断後には緊急治療を必要とすることを忘れてはならない。

### ❶症状

　MSCCの臨床症状は，痛み，神経症状（運動障害・知覚障害・自律神経症状），諸臓器・組織の合併症，の3つの症候である。

#### a．痛み

　痛みはほとんどのMSCC患者に認められる症状であり，MSCCの初発症状の88％は痛みである。痛みがほかの神経症状に先行して生じる[4]。初発症状としては，障害レベルの神経根の刺激痛が現れ，背部痛が多い（83〜95％）。進行すると神経根性疼痛，筋力低下，感覚低下，排尿・排便困難などを認める。また，労作時にのみ痛みを訴える場合は，脊椎の不安定性を示唆する所見であり，外科的治療を検討する症例もある。

#### b．神経症状

　一般に椎体からの硬膜外前方圧迫がMSCCの86％を占めるため，運動系の障害から出現することが多い。

　神経根症状として，病変部位に一致したレベルの筋力低下，感覚障害，深部腱反射の低下がみられ，病変部の叩打により同部の神経根支配域に電撃痛を生じる。

　脊髄麻痺の所見は基本的には左右対称で，近位筋優位の筋力低下，感覚障害，深部腱反

射の亢進，病的反射の出現がみられる。診断時に筋力低下を認める症例は60～85％で，対称性の下肢筋力低下を呈するものが多い。馬尾領域の病変の場合には，下肢の深部腱反射の低下のみを示す。まず筋力低下が進行し，次いで歩行能力が低下し，最終的に麻痺に至る。診断時に大多数が歩行不能となっている報告が多いが，労作時の強い痛みが原因で歩行しなくなることもある。さらに，不全麻痺で発見されても，3割弱は24時間以内に完全麻痺へと増悪するので経過観察を怠ってはならない。また，発症から放射線治療開始まで2週間以内の症例では，2週間以後の症例に比較して機能温存率は高く，麻痺発生後の迅速な対応が不可欠である。治療開始が遅れる原因として，MSCC患者の2/3が，がんの再燃で麻痺が起こることを認識していないことが指摘されている。患者教育，医療者の認識，他科との連携が重要である。

　知覚障害はMSCCの初発症状として約1割にみられる症状であり，温痛覚，触覚，振動覚のすべての知覚が低下・脱出する。

　排尿障害や排便障害は，病変がかなり進行してからみられることが多い。

### c. 諸臓器・組織の合併症

　MSCCによる感覚障害のため，姿勢を変える動きが阻害され，皮膚の圧迫壊死により局所の血流障害から褥瘡が生じる。褥瘡は予防が第一で，体位変換やマットレスを工夫することが重要である。

　また，MSCCにより関節を動かさないでいると，関節包や靭帯が徐々に短縮・癒着することにより関節拘縮を生じる。関節の全可動域の他動運動が予防につながる。

　さらに，麻痺性腸閉塞，急性胃拡張，消化性潰瘍などの消化器症状，呼吸器感染症，尿路感染症にも注意を要する。


## ◆◆ 脊髄圧迫の検査

　確定診断と治療方針決定のためには，画像検査が必要である。MSCCでは硬膜外腫瘍病変の多発を1/3の症例で認めるとの報告があり[5,6]，全椎体の検査が必要である。多発病変が存在する場合，予後だけでなく治療方針にも影響する。


### ❶単純X線

　単純X線は，簡便であり安価であることから，腰背部痛を訴える患者ではほぼルーチンで行われる検査で，圧迫骨折や椎弓根の消失の有無の診断に有用である。椎弓根の消失は，椎体（前方）から椎弓根（後方）への病変の進行を示す所見である。ただし，約50％の骨量の増減が生じない場合には画像に描出されず，軟部組織への腫瘍浸潤は検出できないことから，10～17％は偽陰性となる[7]。

## ❷ MRI

　非侵襲的検査で，脊椎転移を診断する際に最も診断感度が高い検査である。感度は93％，特異度は97％と高い[8]ことから，現在ではMSCCの診断に必須の検査である。脊髄・髄内を正確に描出でき，周囲の骨・軟部組織の評価，脊髄圧迫の有無・程度の評価も可能である。単純MRIでは10〜17％の偽陰性が生じる。痛みのために長時間臥位がとれない場合，ステロイド静注により痛みが改善しMRI撮影が可能となることがある。転移巣ではT1強調画像で低〜中等度信号強度，T2強調画像で中〜高信号強度となる。

## ❸ CT

　組織の描出能に関してはMRIに劣るが，脊椎や周囲組織との解剖学的構造が明らかとなる。機械弁やペースメーカーなど常磁性体が体内にありMRI撮影ができない場合や，強い痛みのために臥位の保持が長時間できない場合にはMRIの代わりとなる。また，脊髄造影との併用で脊髄圧迫の程度が確認可能である。

　MSCCを来した44例の症例についてCTとMRIでの比較をした報告では，CTの感度は89％，特異度は92％とされており，感度・特異度は読影医の経験年数に比例して上昇していた[9]。現在のところ有用性は定まっていないが，PET-CT検査も参考にして，迅速な診断が重要である。


## ◆◆ 脊髄圧迫の治療

　MSCC治療の初期目標は，各症例における予後や病状の進行の程度に合わせて痛みをコントロールすること，脊髄麻痺を予防し悪化を防ぐこと，さらに合併症を予防し神経学的機能の維持や改善を図ることである。治療は，放射線治療，手術療法，薬物療法ならびに緩和治療の組み合わせで行われる。がん種，全身状態，予想される生命予後，重要臓器への転移の有無，原発巣の診断からMSCC発生までの期間，麻痺の程度，麻痺発生からの期間などの因子を総合して治療を選択する。

　治療開始時点での状態が，治療後に歩行可能であるかどうかを左右する最も重要な予後予測因子である[2]。脊椎転移を疑わせる痛みの訴えがあれば早めに診断をつけることが重要であり，患者へも早期に受診をするよう教育しておくことも重要である。2010年の報告では62％が歩行可能であったとされており[10]，改善の徴候も認めている。

　早期発見され，症状が軽微なうちの放射線治療成績は良好であるが，進行・重篤な麻痺症例では緊急的治療を要し，麻痺が高度な症例，増悪例では手術療法も考慮される。

　治療目的は，鎮痛，病的骨折の予防，脊髄圧迫症状改善である。

　脊髄麻痺が一度生じると，麻痺は急速に進行することもあることから，早期に診断し，迅速に治療を開始することが重要である。

### ❶鎮痛治療

　NSAIDsの使用，早期からのオピオイド製剤導入による鎮痛が必要となる。全身状態が不良の場合には，オピオイドを主体とした疼痛コントロール・緩和医療のみが選択されることもある。プレガバリンが脊髄損傷による中枢性神経障害性疼痛に対して有効であったとの報告がある[11]。ビスホスホネート製剤や抗RANKL抗体によって，骨転移巣の拡大が制御されることも報告されている[12,13]。

### ❷ステロイド投与

　脊髄麻痺の神経症状出現後，数時間以内に投与を開始する。麻痺症例に対するデキサメタゾン投与には，機能改善の面で明らかな効果が認められている。

　ステロイド投与と初期の至適投与量についての検討は，ランダム化比較試験3件が報告されている。

　96mg静注し以後24mgを1日4回，3日間投与し10日以上かけて漸減したデキサメタゾン群とプラセボ群にランダムに割り付けし放射線治療を施行した[14]。治療終了時点（81% vs. 63%）および6カ月後（59% vs. 33%）の統計学的比較において，デキサメタゾン群で有意に歩行可能であった。また，3例（11%）に重篤な副作用を認めた。

　投与量を比較した試験としては，20例を3Gy×10回の外照射に併用し，最初の48時間をデキサメタゾン96mg/日，15日以上かけて漸減した高用量群と，最初の48時間を16mg，以降同様に漸減した低用量群をランダムに2群に割り付けし比較した[15]。下肢の神経症状改善率に関しては両群間で有意な差はなく，96mg投与群で副作用が多かったと報告しているが，いずれも放射線治療を併用しており，症例数も20例のみで，エビデンスレベルが高いとはいえない。

　また，初期投与量デキサメタゾン100mg静注と10mg静注（以降は両群ともに24mgの経口投与）のランダム化比較試験では，神経障害の改善は有意差がなかったと報告されている[16]。

　現在のところ，投与量についてのコンセンサスは得られていない。

　現段階でのMSCCに対するステロイド投与に関しては，16〜100mgの範囲で投与し，圧迫の強い症例では高用量，圧迫が強くない症例に対しては低用量で開始し，3日ごとに1/3ずつ減量し，神経症状に応じて必要最少量で維持することが推奨される。

### ❸放射線治療

　放射線治療は，QOLの観点からも治療の中心である。

　外照射により疼痛が緩和され，腫瘍の局所制御が期待できる。痛みの改善は約70%の患者にみられ，脊椎の不安定性のない患者の半分は背部痛が寛解する[2,17-19]。ステロイドを併用することにより，60〜90%で鎮痛が可能となる。MSCCに対して放射線治療を行うことにより，60〜90%で歩行が可能となる[20]。早期に治療を開始することが症状の改

善につながり，完全麻痺の場合で10〜20％で歩行可能となり，完全麻痺でない場合には，症状の改善が70〜75％，歩行可能となる症例が20〜60％，歩行可能な症例では機能維持が70〜100％可能と報告されている[2]。機能回復に影響するのは，原発巣の腫瘍の放射線感受性，圧迫の程度などであるが，最も影響が大きいのは治療開始前の神経障害の程度である。早期に診断し，迅速に治療を開始することが機能回復にも重要である[21]。

放射線治療の方法については，単回の高線量照射から長期の分割照射など，様々な治療スケジュールで行われている。

3Gy×10回（計30Gy）と2Gy×20回（計40Gy）との比較試験[22]において，機能予後および全生存期間で統計学的有意差を認めなかったが，局所制御率（61％ vs. 77％）と12カ月での無増悪生存率（55％ vs. 72％）は，後者が有意に良好であった。また単回照射と分割照射に関する比較試験として，8Gy単回照射から2Gy×20回（計40Gy）の長期分割照射まで5つの照射スケジュールを比較した試験がある[23]。効果には相違がなく，長期の局所制御は分割照射が優れるという結果であった。

以上より，緊急性が低く生命予後が長い場合には分割照射，予後が短い場合には単回照射を選択する。

近年，定位照射によって高い制御率が得られ，その有用性についての報告が増えてきているものの，施行しうる施設が限られ，その適応とMSCCに対する役割は定まっていない。

### ❹外科切除

現在，MSCCに対する手術適応は以下の場合が挙げられる。

①脊椎の不安定性がある，②骨性の圧迫がある，③単一部位での圧迫がある，④神経障害が急速に進行している，⑤放射線治療抵抗性の腫瘍である，⑥放射線治療が無効である，⑦化学療法抵抗性の腫瘍である，⑧原発腫瘍が不明である，⑨傍脊椎病変がある。

一方，手術不適応例としては，①全身状態が不良である，②生命予後が短い，③広範な脊椎転移がある，といった場合が挙げられる。

放射線治療に対する外科切除の優位性を示したランダム化比較試験はほとんどなく，以下のすべてを満たす場合にのみ，放射線治療単独に対する手術＋放射線治療の優位性が証明されている[24]。

①発症48時間以内，②3カ月以上の予後が見込める，③麻痺が起こる前のperformance status（PS）が良い，④責任病変が1カ所のみ。

生命予後に関しては，脊椎転移に特化した生命予後の評価尺度である徳橋スコア[25]（表2）が広く用いられている。

これらを総合的に判断し，患者・家族と十分に相談した上で，手術療法を選択することが重要である。

**表2** 徳橋スコア

| 徳橋スコア | | 点数 |
|---|---|---|
| PS | 不良 (PS 3,4) | 0 |
| | 中等度 (PS 2) | 1 |
| | 良好 (PS 0,1) | 2 |
| 脊椎以外の他の骨転移数 | 3以上 | 0 |
| | 1〜2 | 1 |
| | 0 | 2 |
| 脊椎転移の数 | 3以上 | 0 |
| | 1〜2 | 1 |
| | 0 | 2 |
| 原発巣の種類 | 肺，食道，胃，膀胱，膵，骨肉腫 | 0 |
| | 肝，胆嚢，不明 | 1 |
| | その他 | 2 |
| | 腎，子宮 | 3 |
| | 直腸 | 4 |
| | 乳，前立腺，甲状腺 | 5 |
| 腫瘍臓器転移の有無 | 切除不能 | 0 |
| | 切除可能 | 1 |
| | 転移なし | 2 |
| 麻痺の状態 | Frankel A, B | 0 |
| | Frankel C, D | 1 |
| | Frankel E | 2 |

総計点数　0〜8点　予後6カ月以下
　　　　　9〜11点　予後6カ月以上
　　　　　12〜15点　予後1年以上

●文献 ···········································································································

1）Loblaw DA, Laperriere NJ, Mackillop WJ. A population-based study of malignant spinal cord compression in Ontario. Clin Oncol (R Coll Radiol) 2003; 15: 211-217

2）Maranzano E, Latini P. Effectiveness of radiation therapy without surgery in metastatic spinal cord compression: final results from a prospective trial. Int J Radiat Oncol Biol Phys 1995; 32: 959-967

3）Schiff D, O'Neill BP, Suman VJ. Spinal epidural metastasis as the initial manifestation of malignancy: clinical features and diagnostic approach. Neurology 1997; 49: 452-456

4）Helweg-Larsen S, Sørensen PS. Symptoms and signs in metastatic spinal cord compression: a study of progression from first symptom until diagnosis in 153 patients. Eur J Cancer 1994; 30A: 396-398

5）Schiff D, O'Neill BP, Wang CH, et al. Neuroimaging and treatment implications of patients with multiple epidural spinal metastases. Cancer 1998; 83: 1593-1601

6）Helweg-Larsen S, Hansen SW, Sørensen PS. Second occurrence of symptomatic metastatic spinal cord compression and findings of multiple spinal epidural metastases. Int J Radiat Oncol Biol Phys 1995; 33: 595-598

7）Gabriel K, Schiff D. Metastatic spinal cord compression by solid tumors. Semin Neurol 2004; 24: 375-383

8）Li KC, Poon PY. Sensitivity and specificity of MRI in detecting malignant spinal cord compression and in distinguishing malignant from benign compression fractures of vertebrae. Magn Reson Imaging 1988; 6: 547-556

9）Crocker M, Anthantharanjit R, Jones TL, et al. An extended role for CT in the emergency diagnosis of malignant spinal cord compression. Clin Radiol 2011; 66: 922-927

10) Rades D, Huttenlocher S, Dunst J, et al. Matched pair analysis comparing surgery followed by radiotherapy and radiotherapy alone for metastatic spinal cord compression. J Clin Oncol 2010; 28: 3597-3604

11) Siddall PJ, Cousins MJ, Otte A, et al. Pregabalin in central neuropathic pain associated with spinal cord injury: a placebo-controlled trial. Neurology 2006; 67: 1792-1800

12) Costa L, Major PP. Effect of bisphosphonates on pain and quality of life in patients with bone metastases. Nat Clin Pract Oncol 2009; 6: 163-174

13) Iranikhah M, Wilborn TW, Wensel TM, et al. Denosumab for the prevention of skeletal-related events in patients with bone metastasis from solid tumor. Pharmacotherapy 2012; 32: 274-284

14) Sørensen S, Helweg-Larsen S, Mouridsen H, et al. Effect of high-dose dexamethasone in carcinomatous metastatic spinal cord compression treated with radiotherapy: a randomized trial. Eur J Cancer 1994; 30A: 22-27

15) Graham PH, Capp A, Delaney G, et al. A pilot randomized comparison of dexamethasone 96 mg vs 16 mg per day for malignant spinal-cord compression treated by radiotherapy: TROG 01.05 Superdex study. Clin Oncol (R Coll Radiol) 2006; 18: 70-76

16) Vecht CJ, Haaxma-Reiche H, van Putten WL, et al. Initial bolus of conventional versus high-dose dexamethasone in metastatic spinal cord compression. Neurology 1989; 39: 1255-1257

17) Young RF, Post EM, King GA. Treatment of spinal epidural metastases. Randomized prospective comparison of laminectomy and radiotherapy. J Neurosurg 1980; 53: 741-748

18) Maranzano E, Bellavita R, Rossi R, et al. Short-course versus split-course radiotherapy in metastatic spinal cord compression: results of a phase III, randomized, multicenter trial. J Clin Oncol 2005; 23: 3358-3365

19) Gerszten PC, Mendel E, Yamada Y. Radiotherapy and radiosurgery for metastatic spine disease: what are the options, indications, and outcomes? Spine (Phila Pa 1976) 2009; 34 (22 Suppl): S78-S92

20) Abrahm JL, Banffy MB, Harris MB. Spinal cord compression in patients with advanced metastatic cancer: "all I care about is walking and living my life". JAMA 2008; 299: 937-946

21) Helweg-Larsen S, Sørensen PS, Kreiner S. Prognostic factors in metastatic spinal cord compression: a prospective study using multivariate analysis of variables influencing survival and gait function in 153 patients. Int J Radiat Oncol Biol Phys 2000; 46: 1163-1169

22) Rades D, Lange M, Veninga T, et al. Preliminary results of spinal cord compression recurrence evaluation (score-1) study comparing short-course versus long-course radiotherapy for local control of malignant epidural spinal cord compression. Int J Radiat Oncol Biol Phys 2009; 73: 228-234

23) Rades D, Stalpers LJ, Veninga T, et al. Evaluation of five radiation schedules and prognostic factors for metastatic spinal cord compression. J Clin Oncol 2005; 23: 3366-3375

24) Patchell RA, Tibbs PA, Regine WF, et al. Direct decompressive surgical resection in the treatment of spinal cord compression caused by metastatic cancer: a randomized trial. Lancet 2005; 366: 643-648

25) Tokuhashi Y, Matsuzaki H, Toriyama S, et al. Scoring system for the preoperative evaluation of metastatic spine tumor prognosis. Spine 1990; 15: 1110-1113

第2章

各論（症状）

# 17 適応障害

名古屋市立大学大学院医学研究科　精神・認知・行動医学　明智 龍男 (あけち たつお)

## ◆◆ がん患者の適応障害

わが国のがん患者の日常生活における悩みのサーベイランスの結果，最も頻度が高かったものは，不安などのこころの問題であったことが示されている（表1）[1]。このように，がん患者には，高頻度に精神症状が認められることが示されており，治療やケアを要する精神医学的な問題の代表が適応障害である[2,3]。適応障害とは，強い心理的ストレスのために，日常生活や社会生活に支障を来す（仕事や家事が手につかない，眠れないなど）ほどの不安や抑うつなどを呈するもので，いわゆるストレス反応性の疾患である（表2）[4]。適応障害は，がんという病の軌跡のあらゆる時期に発現し得るが，頻度が高いのは診断病名の告知後とがんの進行や再発などの進行病期である[3,5]。

診断学的には，適応障害はそもそも除外診断であり，多様な臨床状況の集合体であるともいえる。例えば，うつ病の前駆状態のような病態や，がんの再発不安や衝撃的ながん告知に続発する不安障害に近い病像のもの，パーソナリティ特性を背景としてがん罹患がストレッサーとなり強い情緒的反応を経験するもの，一過性の病態で自然経過とともに正常反応に回復していく例などである。その他，依存や自立性の喪失をめぐる苦悩など終末期がん患者の実存的苦痛なども現在の精神医学の診断基準では適応障害に分類されることが多い[6]。一方，適応障害は極めて強い苦痛をもたらすことがあり，がん患者の自殺の原因の一つとしても知られている[7]。

婦人科領域のがんに適応障害をはじめとした精神症状の頻度が特に高いわけではないものの[8]，性機能障害を含め女性性をおびやかすなどの点で特有のストレスが存在することを念頭におきながらの対応が求められる[9]。

## ◆◆ 適応障害の評価

前述したように適応障害は本来除外診断であり，特にがん患者においてはうつ病を除外することが重要である。典型的には，がん罹患に関連して不安や抑うつがみられている際に，うつ病の診断基準を満たさない場合の多くが適応障害である。参考までに，うつ病の診断基準を表3[4] に示した。

一方，重篤な身体疾患に合併するうつ病の評価自体が困難であることに加え[10]，除外診断として位置付けられる適応障害の診断は非専門家にとって容易ではない。そこで本稿

## 表1　わが国のがん患者が抱える「悩み」

| 悩み | 頻度 |
|---|---|
| 不安などのこころの問題 | 34% |
| 症状・副作用・後遺症 | 23% |
| 診断・治療 | 12% |
| 家族・周囲の人との関係 | 11% |
| 就労・経済的負担 | 11% |

## 表2　適応障害の診断基準（米国精神医学会DSM-5）

| 診断基準<br>（日本精神神経学会〔日本語版用語監修〕、髙橋三郎，大野 裕 監訳. DSM-5 精神疾患の診断・統計マニュアル. 医学書院，2014, p285 より） | 具体的な臨床症状 |
|---|---|
| A. はっきりと確認できるストレス因に反応して，そのストレス因の始まりから3カ月以内に情動面または行動面の症状が出現。 | がんの再発を知ってから，気分が沈み，些細なことで涙が出てしまい，夜も眠れない状態が持続している。 |
| B. これらの症状や行動は臨床的に意味のあるもので，それは以下のうち1つまたは両方の証拠がある。<br>（1）症状の重症度や表現型に影響を与えうる外的文脈や文化的要因を考慮に入れても，そのストレス因に不釣り合いな程度や強度をもつ著しい苦痛<br>（2）社会的，職業的，または他の重要な領域における機能の重大な障害 | 最近は床に臥せっていることが多く，食事の準備など家事をすることにも支障がある。近所付き合いも避けるようになった。 |
| C. そのストレス関連障害は他の精神疾患の基準を満たしていないし，すでに存在している精神疾患の単なる悪化でもない。 | うつ病等他の精神医学的な疾患の診断基準は満たさない。 |
| D. その症状は正常の死別反応を示すものではない。 | |
| E. そのストレス因，またはその結果がひとたび終結すると，症状がその後さらに6カ月以上持続することはない。 | |

下位分類として急性（持続が6カ月未満），持続性（慢性，持続が6カ月以上）がある。
また優勢にみられる症状により，抑うつ気分を伴う，不安を伴う，不安と抑うつ気分の混合を伴う，素行の障害を伴う，情動と素行の障害の混合を伴う，特定不能，の下位分類が存在する。がん患者の場合は，ほとんど，抑うつ気分を伴う，不安を伴う，不安と抑うつ気分の混合を伴う，のいずれかである。

では，身体疾患患者の不安，抑うつのスクリーニング法として開発された自己記入式で簡便な Hospital Anxiety and Depression Scale（HADS）を紹介したい[11]。HADS は，身体疾患患者への使用を想定し，倦怠感や不眠などの身体症状項目が含まれていないという特徴を有する。計14項目から構成されており，0〜42点までのスコアの幅があり，スコアが高いほど精神的苦痛が強いことを示している。日本語版が標準化されていることから，本邦における緩和ケアの診療，研究の現場で最も頻用されている尺度の一つである[3,12]。

わが国の様々な病期のがん患者を含めて，臨床的に顕在化した抑うつ，不安状態のスクリーニング性能を検討した際には，総スコア11点が最適なカットオフ値として示されたが（感度0.92，特異度0.65）[13]，終末期がん患者を対象とした場合には，カットオフ値は17点であった（感度0.71，特異度0.77）[12]。我々は，終末期がん患者の抑うつ，不安状態に対する HADS 総スコアの層別尤度比（層別尤度比については，表4の脚注参照）を報告

**表3** うつ病の診断基準（米国精神医学会DSM-5）

| 診断基準<br>（日本精神神経学会〔日本語版用語監修〕. 髙橋三郎，大野 裕 監訳. DSM-5 精神疾患の診断・統計マニュアル. 医学書院，2014, p160-161より） | 備考 |
|---|---|
| A. 以下の症状のうち5つ（またはそれ以上）が同じ2週間の間に存在し，病前の機能からの変化を起こしている。これらの症状のうち少なくとも1つは①抑うつ気分，または②興味または喜びの喪失である。<br>注：明らかに他の医学的疾患に起因する症状は含まない。<br>①その人自身の言葉（例：悲しみ，空虚感，または絶望を感じる）か，他者の観察（例：涙を流しているように見える）によって示される，ほとんど1日中，ほとんど毎日の抑うつ気分<br>注：子どもや青年では易怒的な気分もありうる。<br>②ほとんど1日中，ほとんど毎日の，すべて，またはほとんどすべての活動における興味または喜びの著しい減退（その人の説明，または他者の観察によって示される）<br>③食事療法をしていないのに，有意の体重減少，または体重増加（例：1カ月で体重の5%以上の変化），またはほとんど毎日の食欲の減退または増加<br>注：子どもの場合，期待される体重増加がみられないことも考慮せよ。<br>④ほとんど毎日の不眠または過眠<br>⑤ほとんど毎日の精神運動焦燥または制止（他者によって観察可能で，ただ単に落ち着きがないとか，のろくなったという主観的感覚ではないもの）<br>⑥ほとんど毎日の疲労感，または気力の減退<br>⑦ほとんど毎日の無価値感，または過剰であるか不適切な罪責感（妄想的であることもある。単に自分をとがめること，または病気になったことに対する罪悪感ではない）<br>⑧思考力や集中力の減退，または決断困難がほとんど毎日認められる（その人自身の言明による，または他者によって観察される）。<br>⑨死についての反復思考（死の恐怖だけではない），特別な計画はないが反復的な自殺念慮，または自殺企図，または自殺するためのはっきりとした計画 | |
| B. その症状は，臨床的に意味のある苦痛，または社会的，職業的，または他の重要な領域における機能の障害を引き起こしている。 | |
| C. そのエピソードは物質の生理学的作用，または他の医学的疾患によるものではない。<br>注：基準A〜Cにより抑うつエピソードが構成される。<br>注：重大な喪失（例：親しい者との死別，経済的破綻，災害による損失，重篤な医学的疾患・障害）への反応は，基準Aに記載したような強い悲しみ，喪失の反芻，不眠，食欲不振，体重減少を含むことがあり，抑うつエピソードに類似している場合がある。これらの症状は，喪失に際し生じることは理解可能で，適切なものであるかもしれないが，重大な喪失に対する正常な反応に加えて，抑うつエピソードの存在も入念に検討すべきである。その決定には，喪失についてどのように苦痛を表現するかという点に関して，各個人の生活史や文化的規範に基づいて，臨床的な判断を実行することが不可欠である。 | インターフェロンやステロイドによるものは，「物質誘発性気分障害」，身体疾患によるものは，「一般身体疾患を示すことによる気分障害」と診断される。 |
| D. 抑うつエピソードは，統合失調感情障害，統合失調症，統合失調症様障害，妄想性障害，または他の特定および特定不能の統合失調症スペクトラム障害および他の精神病性障害群によってはうまく説明されない。 | |
| E. 躁病エピソード，または軽躁病エピソードが存在したことがない。<br>注：躁病様または軽躁病様のエピソードのすべてが物質誘発性のものである場合，または他の医学的疾患の生理学的作用に起因するものである場合は，この除外は適応されない。 | 過去に躁病/軽躁病エピソードが存在すると診断は双極性障害になる。 |

表4　終末期がん患者の抑うつ，不安に対するHospital Anxiety and Depression Scale
（HADS）の層別尤度比（文献12より）

| HADS総スコア | 層別尤度比（95％信頼区間） |
|---|---|
| 0〜4 | 0.05（0.01-0.38） |
| 5〜9 | 0.49（0.25-0.96） |
| 10〜14 | 0.65（0.33-1.30） |
| 15〜19 | 2.25（1.43-3.54） |
| 20〜24 | 2.95（1.20-7.25） |
| 25以上 | 5.26（1.55-17.90） |

注：層別尤度比（stratum-specific likelihood ratios；SSLRs）
多段階の検査値ごとの尤度比は，疾患を有する者のうちその検査値をとる者の割合を，疾患を有しない者の
うちその検査値をとる者の割合で割ったオッズで与えられる。これを層別尤度比という。Faganのノモグラム
を用いると，想定した検査前確率と得られた検査値から検査後の確率を簡便に得ることができる。例えば，緩
和ケアを受けている患者にスクリーニング目的でHADSを施行したところ，総スコアが21点であった。その
患者の抑うつ状態の確率（検査前確率）を20％と見積もっていたとすると，Faganのノモグラムを用いると，
その患者が抑うつ状態である確率（検査後確率）は55％程度であることがわかる。層別尤度比やFaganのノ
モグラムについての詳細は他者を参照いただきたい（古川壽亮. エビデンス精神医療. 医学書院, 2000など）。

しているので参照していただきたい（表4）[12]。

　なおHADSは，あくまで抑うつ，不安のスクリーニング尺度として開発されたもので
あり，本来的には不安やうつ状態の重症度を測定したり特定の疾患を診断するためのもの
ではないことに留意しておきたい。

# ◆◆ 適応障害の治療

　婦人科がんに限らないが，がん患者にみられる適応障害の治療に際しては，がんの様々
な臨床経過において，患者個人にとってのストレッサーの意味や大きさ，パーソナリティ
やストレス対処様式などの個人の心理学的特性，周囲からのサポート状況，医師や看護師
をはじめとした医療スタッフや家族との関係など多様な情報から，現在の状態を評価し，
今後のがんの病状の見通しなどを考慮しながら治療にあたる必要性がある。そういった意
味で個別性が高くなるが，その治療の柱が精神療法である[14]。また，適宜，薬物療法も
提供される。

## ❶精神療法

　適応障害に対する精神療法として，臨床現場で最も一般的に適用されているのは支持的
精神療法である[15]。本稿では，精神療法に際しての基本的な姿勢，精神療法全般に通じ
る非特異的な要素を含め，支持的精神療法について概説する。

### a．基本的な姿勢

　多くのがん患者は元々の心理的健康度が高く，精神療法的アプローチの上でも，特殊な
技術を必要としないことが多い。一方，元々の健康度が高いからこそ，基本的なコミュニ

ケーションスキルや患者を個として尊重する細やかな配慮の積み重ねが必要不可欠であるともいえる。重要な基本的コミュニケーションスキルとして，場の設定（患者が話しやすい空間を提供するなど），"聴く"技術（アイコンタクト，あいづちをうつなど），"質問する"技術（オープンクエスチョンを多用するなど）などが挙げられる。これらを通して，患者は，この医療者は自分に関心をもってくれており，また個人的な情緒的問題を話しても聴いてくれる存在であると認識できるようになる。

### b. 非特異的要素

　がん患者に精神療法的アプローチを行う上で，すべての患者に提供すべき非特異的要素について紹介する。これらは，あらゆる精神療法に共通の基盤となるスキル，がんという疾患を有していることで生じている身体状態への配慮，およびがんが及ぼしている身体・心理・社会的側面への配慮を念頭においたコミュニケーションスキルでもある。

　まず患者と良好な信頼関係を形成することが，精神療法の第一歩として不可欠であり，そのために，あたたかさ，礼節，繊細な感受性をもって患者と接するといった事項が重要となる。また，患者は，あくまで身体疾患の治療を受けるための入院/通院であると考えていることが多く，情緒的な問題について言語化することを躊躇していることも多いので，医療者側から積極的に感情表出を促す必要がある場合も多い。重篤な入院患者の診療に際しては，ベッドサイドマナーを念頭においておくとよい（**表5**）[16]。

　次に，治癒が望めない，あるいは死が差し迫った状況にある終末期のがん患者を念頭においたアプローチを紹介する。終末期がん患者は，病状の進行に伴い様々な身体的機能や社会的役割の喪失に加え，家族や親しい人たちとの別れ，やり残した仕事の整理など多くの課題に直面し，結果的に喪失に喪失を重ねることを余儀なくされることが多い。また，

**表5　入院患者に接する際のベッドサイドマナー**（文献16より作成）

| 具体的なベッドサイドマナー | 理由および具体例 |
| --- | --- |
| 座ること | コミュニケーションを促す非言語的なメッセージとなる |
| 患者さんのためにちょっとした何かをすること | 自分が患者のケア提供者側にいることを示す非言語的なメッセージとなる |
| 笑顔で接すること | 患者さんの多くは，初回面接では緊張していることが多いため |
| 今一番心配なことは何かを聞くこと | 患者の個別性を尊重していること，および関心を寄せているというメッセージとなる |
| 患者さんの家族や仕事，それに現在の病気が家族関係や社会的な役割に与えている影響の大きさについてよく聞いておくこと | 例："今のご病気で，ご家族との関係やお仕事などに何か変化がありましたか？" |
| 患者さんが誇りに思っている活動や業績を聞いておくこと，そして，機会をみてそのことを讃えること | 例："－－さんが，これだけは人に負けないとか，がんばってこられたこととかはどういったことですか？" |
| 患者さんが遭遇している人間としての苦境について理解を示すこと | 例："この病気で随分大変なことをご経験されているのですね" |

**表6　終末期に際しての精神療法的アプローチの実際**

- 静かで急がない態度を心がける。
- 手を握るなど非言語的なコミュニケーションを積極的に利用する。信頼関係が築かれている場合は，傍らにただ座っているだけでも患者の安心感につながる。
- 患者が病気や死を受容することを一義的な目標とすることは慎む。死を受容できない患者をそのまま受け容れることを心がける。
- 患者の状態に常に配慮し，個別性を尊重しながら医療者が最後まで訪れ続けることは，患者のみならず家族にとってかけがえのない援助になり得る。
- 医療者の無意識の感情（典型的には，医療者は患者の役に立たないという無力感）によって患者に影響（例：患者を訪れる頻度が減ってしまう）を与えないよう注意を払う。

　終末期患者をおびやかすのは多くの場合「死」そのものではなく，積極的な治療がないために医療者から見捨てられるのではないかという不安，がん患者だからと特別視され家族や友人から孤立してしまうのではという懸念，そして病状の進行に伴い生じる痛みや機能の喪失への恐怖などである。以上の理由から，終末期に際しての精神療法的アプローチに関しては若干の配慮が望まれる（**表6**）[17,18]。

### c. 支持的精神療法

　支持的精神療法は，受容，傾聴，支持，肯定，保証，共感などを中心とした精神療法であり，緩和医療の領域においても，最も一般的な治療技法である。実際，緩和ケア領域で実存的苦痛（スピリチュアル・ペイン）等に対するケアの実践として推奨されているコミュニケーションスキルの多くは，傾聴，共感を中心とした支持的精神療法である。

　支持的精神療法は，がん罹患に伴って生じた役割変化，喪失感や不安感，抑うつ感をはじめとした精神的苦痛を，支持的な医療者との関係・コミュニケーションを通して軽減することを目標とする。

　実際的には，その人なりの方法で病を理解し適応していくことを援助することが有用であることが多い。このために医療者はまず患者に関心を寄せ，患者が抱いている不安や抑うつといった負の感情を傾聴，支持，共感しながら現実的な範囲で保証を与えていく。保証に関しては，医療者として責任をもってケアを提供し続ける心積もりがあることを繰り返し伝えるだけで，患者の無用な不安感を和らげることにつながることも多い。最も重要なことは，患者との良好なコミュニケーションを通して，患者の経験している苦しみを医療者として理解しようとする努力を続けることである。真の意味で患者の苦しみを理解することは我々医療者には不可能であるが，患者の苦しみを理解する努力はどういった状況でも可能であり，この「理解する努力」こそが，医療者がなし得る最も支持的なことである。患者の身体状態が悪化している状況にあっても，このような医療者の存在を感じることができれば，患者の苦痛，苦悩はわずかではあっても和らぐことが多い。

表7 日本人にとっての望ましい最期

| 皆が共通して望むもの | 個人差が大きいもの |
| --- | --- |
| 希望がある | 役割を果たせる |
| 他者の負担にならない | 感謝して準備ができる |
| 自分のことが自分でできる | 自尊心がある |
| ひととして尊重される | 残された時間を知り準備する |
| 人生を全うしたと感じられる | 信仰をもつ |
| 苦痛がない | 自然なかたちでなくなる |
| 家族と良い関係でいる | 死を意識しない |
| 医師・看護師と良い関係でいる | 納得するまでがんとたたかう |
| 望んだ場所で過ごす | |
| 落ち着いた環境である | |

## ❷薬物療法

　抑うつ，不安など顕在化している精神症状や患者の身体状態によって選択薬剤が異なるが，抗うつ効果も期待でき，また半減期の短い抗不安薬アルプラゾラムから投与することが実際的である[19]。例えば，アルプラゾラムを0.4〜0.8mg/日程度の少量から開始し，適宜増減する。アルプラゾラムで効果が十分得られない場合，抑うつ気分を主体とした適応障害であれば，後述するうつ病治療に準じて抗うつ薬への変更または併用を行い，不安が優位な適応障害であれば他剤（ロラゼパムなど）への変更を考慮する。いずれの場合も，少量から開始し，眠気やふらつきといった副作用の出現などの状態をきめ細かく観察しながら，状態に応じて適宜漸増していくことが原則である。また，がんサバイバーに対して抗不安薬を用いる場合は，依存形成の可能性を考慮し，症状が軽減すれば漸減中止していくことが望まれる。

 ## おわりに

　緩和医療においては，主たる目標が，患者のQOLを最大限に維持することに加え，進行・終末期においては，いわば患者にとっての「望ましい最期（good death）」の体現に移行することも多い。これは，患者の個別的な価値観の理解抜きでは治療目標の設定が不可能であるという理由による。日本人にとっての望ましい最期の要素として，皆が共通して望むものと個人差が大きいものがあることが報告がされており，身体的にも精神的にも苦痛がない状態を多くの人々が望んでいる（表7）[20]。したがって，緩和ケアにおける精神症状緩和として最も重要なものの一つが本稿で紹介した適応障害への対応ともいえる。

●文献 ••••••••••••••••••••••••••••••••••••••••••••••••••••••••••••••••••••••••••••••••••••

1）「がんの社会学」に関する研究グループ．2013 がん体験者の悩みや負担等に関する実態調査報告書．がんと向き合った4,054人の声．2015

2）Akechi T, Okamura H, Nishiwaki Y, et al. Psychiatric disorders and associated and predictive factors in patients with unresectable nonsmall cell lung carcinoma: a longitudinal study. Cancer 2001; 92: 2609-2622

3）Akechi T, Okuyama T, Sugawara Y, et al. Major depression, adjustment disorders, and post-traumatic stress disorder in terminally ill cancer patients: associated and predictive factors. J Clin Oncol 2004; 22: 1957-1965

4）日本精神神経学会〔日本語版用語監修〕. 髙橋三郎, 大野 裕 監訳. DSM-5 精神疾患の診断・統計マニュアル. 医学書院, 東京, 2014

5）Okamura H, Watanabe T, Narabayashi M, et al. Psychological distress following first recurrence of disease in patients with breast cancer: prevalence and risk factors. Breast Cancer Res Treat 2000; 61: 131-137

6）Block SD. Assessing and managing depression in the terminally ill patient. ACP-ASIM End-of-Life Care Consensus Panel. American College of Physicians-American Society of Internal Medicine. Ann Intern Med 2000; 132: 209-218

7）Henriksson MM, Isometsä ET, Hietanen PS, et al. Mental disorders in cancer suicides. J Affect Disord 1995; 36: 11-20

8）Zabora J, BrintzenhofeSzoc K, Curbow B, et al. The prevalence of psychological distress by cancer site. Psychooncology 2001; 10: 19-28

9）Carter J, Stabile C, Gunn A, et al. The physical consequences of gynecologic cancer surgery and their impact on sexual, emotional, and quality of life issues. J Sex Med 2013; 10 Suppl 1: 21-34

10）Akechi T, Ietsugu T, Sukigara M, et al. Symptom indicator of severity of depression in cancer patients: a comparison of the DSM-IV criteria with alternative diagnostic criteria. Gen Hosp Psychiatry 2009; 31: 225-232

11）Zigmond AS, Snaith RP. The hospital anxiety and depression scale. Acta Psychiatr Scand 1983; 67: 361-370

12）Akechi T, Okuyama T, Sugawara Y, et al. Screening for depression in terminally ill cancer patients in Japan. J Pain Symptom Manage 2006; 31: 5-12

13）Kugaya A, Akechi T, Okuyama T, et al. Screening for psychological distress in Japanese cancer patients. Jpn J Clin Oncol 1998; 28: 333-338

14）Shimizu K, Akizuki N, Nakaya N, et al. Treatment response to psychiatric intervention and predictors of response among cancer patients with adjustment disorders. J Pain Symptom Manage 2011; 41: 684-691

15）Akechi T. Psychotherapy for depression among patients with advanced cancer. Jpn J Clin Oncol 2012; 42: 1113-1119

16）Yager J. Specific components of bedside manner in the general hospital psychiatric consultation: 12 concrete suggestions. Psychosomatics 1989; 30: 209-212

17）明智龍男, 森田達也, 内富庸介. 進行・終末期がん患者に対する精神療法. 精神神経学雑誌 2004; 106: 123-137

18）明智龍男, 鈴木志麻子, 谷口幸司, 他. 進行・終末期がん患者の不安, 抑うつに対する精神療法の state of the art：系統的レビューによる検討. 精神科治療学 2003; 18: 571-577

19）van Marwijk H, Allick G, Wegman F, et al. Alprazolam for depression. Cochrane Database Syst Rev 2012; (7): CD007139

20）Miyashita M, Sanjo M, Morita T, et al. Good death in cancer care: a nationwide quantitative study. Ann Oncol 2007; 18: 1090-1097

# *18* せん妄

藤田保健衛生大学医学部　精神神経科学講座　**内藤　宏**（ないとう　ひろし）

　せん妄（Delirium）は，身体疾患や手術による身体的ダメージ，水分・栄養不足，ストレス，薬剤など様々な影響によって急速に生じる，ごく軽度の意識障害を背景とした精神神経症状として広く知られてきた。脳器質性精神病や身体疾患を原因として生じる症状性精神病の急性期にせん妄はしばしば出現するが，治療薬を含む薬物の中毒症状やその離脱により生じることもある。一般には原因疾患の診断とその治療によりせん妄は一過性の経過をとり回復することが多いが，全身状態の悪い終末期の患者では症状が遷延することが少なくない。夜間せん妄を代表とする過活動型せん妄では，興奮・焦燥を呈し，幻覚や妄想を伴うことも多い。一方，低活動型せん妄では，気力低下，動作緩慢や傾眠傾向を示し，活動性が低下することが特徴である。また，それぞれの特徴を24時間以内に同時に認められた場合は混合型と呼称され，Lipowskiによりせん妄は現在これら3類型に分類されている[1]。

　過活動型せん妄では，ベッドからの転落，転倒，点滴ルートの自己抜去などの発生に加え，医療スタッフへの暴力行為が生じることもあり，医療安全上の観点からも注意を要する。せん妄に伴う激しい焦燥や興奮に対しては，原因疾患への対応では間に合わず，やむを得ず向精神薬が導入されることも少なくないが，全身状態の悪い患者への薬物の使用にあたっては，その有害事象への配慮も怠ってはならない。また，事故防止の最終手段として，身体拘束を要する事例は確かに存在するが，安全管理を理由とした安易な予防的な身体拘束は許されない。一方，低活動型せん妄は症状が地味で臨床場面では見逃されやすいが，過活動型せん妄に伴う問題行動を未然に予防する前段階としての位置付けもあり，日常診療の中での「低活動型せん妄への気付き」が重視されている。

　また，過活動型のみならず低活動型せん妄の時期においても患者が苦痛を感じている事実が明らかにされており，低活動型せん妄への積極的な治療も求められている。特に低活動型せん妄に遭遇しやすい緩和ケア領域では，せん妄に関する教育的かつ組織的活動の普及が期待されている。せん妄の薬物療法については主に抗精神病薬が選択されるが，なかでも有害事象の少ない第二世代抗精神病薬が主流となってきた。こうした薬剤の特性を生かした治療選択肢から，せん妄に対する薬物療法の臨床指針も提供されるようになった。

　本稿では，緩和ケア領域という臨床セッティングを前提に，せん妄への実践的な対応を紹介する。

## ◆◆ せん妄の衝撃と対応

　過活動型せん妄では，もうろう状態や錯乱状態を呈し，患者の問題行動の出現により家族や医療者が困惑させられることも少なくない。また，せん妄自体の症状により，あるいはその治療の結果として，患者が傾眠状態に陥ることもあり，家族が患者とコミュニケーションが取れなくなることも稀ではない。がん患者とその家族を対象に行われた，せん妄に関する調査からは，過活動型せん妄では88％の家族が激しい苦悩を感じていたが，低活動型せん妄の場合でもその割合は66％に及んでいた[2]。せん妄に関する知識が乏しい家族は，せん妄の発現を機に，今後患者とコミュニケーションが取れなくなるのではないかという不安に悩まされたり，患者が認知症を発症したと誤解し落胆させられたりしている。こうした家族の苦悩は，現在の患者の状態の背景にはせん妄という病態があり，一過性で今後十分回復しうることについて，医師や看護師から説明を受けるまで解消しない。

　一方，せん妄は患者にとってもつらい体験であることが，先の調査結果からわかってきた。また，患者の苦悩は過活動型せん妄でも低活動型せん妄でも，全く同じだったと報告されている[2]。同様に，想起可能なせん妄を体験したがん患者の別の調査からも，実に患者の81％がせん妄による苦痛を感じていたと報告された。患者は，せん妄中の体験から生じる不安や恐怖に悩まされたり，コントロールが効かない自分に困惑したり，孤立感を感じたり，周囲が何を望んでいるかわからなかったり，様々な体験が表出されている。また，記憶がない中での自分の犯した逸脱行動の事実に直面し，羞恥に駆られたという体験も語られている[3]。

　こうした事実を踏まえると，患者や家族の苦悩を軽減するために，せん妄に関して事前に説明を行うことは，緩和ケアの臨床現場では不可欠と言える。患者の全身状態が悪化した際には入院・在宅を問わず，経過中に起こりうる事例の一つとしてせん妄を取り上げ，その心理教育が望まれる。患者・家族向けのせん妄に関する説明書については，日本総合病院精神医学会の「せん妄の臨床指針」の付録を参照いただきたい。順天堂大学医学部附属練馬病院6B病棟版と広島市立病院機構広島市立広島市民病院版が例示されているが，いずれも簡便で患者や家族が安心できる内容になっている[4]。

## ◆◆ せん妄の診断

　せん妄は，従来一過性の病態と考えられていたが，いったん発症すると持続して身体予後に悪影響を及ぼすことが明らかになってきた。終末期に向けせん妄の発現が避けられない緩和ケア領域では，せん妄の予防や早期発見のみならず，緊急時の鎮静を目的とした薬物療法の導入の際も，せん妄の診断と評価が重要なことは言を俟たない。せん妄は，治療的介入が遅れることにより，より複雑な病態に至ることも指摘されており，医療者は常に患者の変化に敏感に対応し，探索的な診断姿勢を維持することが肝要である[5]。

わが国で継承されてきた症候学では，複雑な様式を呈する意識障害の状態像も，明識困難状態，アメンチア，せん妄，もうろう状態として分類されてきた。1980年代にわが国へ紹介された米国精神医学会発行の「精神疾患の診断・統計マニュアル 第3版（DSM-III）」では，これらは「せん妄」として一つにまとめられ，わが国の症候学にも影響を与えた。また，その表現型から過活動型，低活動型，混合型の3類型が紹介され，なかでも予防的介入ポイントでもある低活動型せん妄の概念は特筆すべきものであった。DSM-IIIでは，せん妄の診断場面での留意点とし，意識障害と併せ注意の集中困難を強調し，低活動型せん妄の存在とその見逃しに警鐘を鳴らした。2013年に改訂された最新版のDSM-5 [6]でもこれは変わるところはなく，せん妄の中核症状は注意（attention）の障害と意識（consciousness）の障害であり，その動揺性の経過や認知の障害を伴うことが明示され，依然としてDSMの診断基準はせん妄診断のゴールドスタンダードとなっている（表1）。また，DSM-5では，せん妄と昏睡との鑑別が強調され，認知機能障害に視空間認知の障害が新たに例示されたことなど，せん妄の臨床場面での診断の注意点をより明確にしたものとなっている。

　わが国でも，原田が最軽度の意識混濁の把握について古くから言及し，注意の領域の重要さを同様に強調していた。具体的には，①思考のまとまりの悪さ，②些細な単語の言い間違い・聞き違い，③不注意による暗算の間違い，④感情や意欲の変化，⑤記憶の欠損，⑥状態の動揺性を挙げており，家族の情報と診療場面での観察から判断することを推奨していた [7]。

　Trzepaczによるせん妄評価尺度（Delirium Rating Scale；DRS）は，DSM-IIIのせん妄診断後の重症度評価のため開発され，わが国にも総合病院を中心に早くから普及した。その後，注意・記憶・見当識等の精神現象学的評価も重視し，また短期間でのせん妄の縦断像の変化を評価できるように改良が加えられ，Delirium Rating Scale-Revised-98（DRS-R-98）として改訂された。現在では，その日本語版も信頼性・妥当性の検証を終え，臨床研究にも使用可能となった（著者のTrzepacz PTによる許可が必要だが，日本語

**表1　せん妄の診断基準（米国精神医学会 DSM-5）**

| A | 注意の障害（すなわち，注意の方向づけ，集中，維持，転換する能力の低下）および意識の障害（環境に対する見当識の低下）。 |
|---|---|
| B | その障害は短期間のうちに出現し（通常数時間～数日），もととなる注意および意識水準からの変化を示し，さらに1日の経過中で重症度が変動する傾向がある。 |
| C | さらに認知の障害を伴う（例：記憶欠損，失見当識，言語，視空間認知，知覚）。 |
| D | 基準AおよびCに示す障害は，他の既存の，確定した，または進行中の神経認知障害ではうまく説明されないし，昏睡のような覚醒水準の著しい低下という状況下で起こるものではない。 |
| E | 病歴，身体診察，臨床検査所見から，その障害が他の医学的疾患，物質中毒または離脱（すなわち，乱用薬品や医薬品によるもの），または毒物への曝露，または複数の病因による直接的な生理学的結果により引き起こされたという証拠がある。 |

（日本精神経学会〔日本語版用語監修〕．高橋三郎，大野 裕 監訳．DSM-5 精神疾患の診断・統計マニュアル．医学書院，2014，p588より作成）
米国の精神疾患の診断基準であるDSM-5のせん妄の診断基準は，現在のゴールドスタンダードである。

版の共著者への連絡で代行可能）[8]。DRS-R-98では，13項目の重症度セクションと3項目の診断セクションから構成され，せん妄の重症度評価だけでなく診断も可能である。なお，診断に用いる際のカットオフ値は，総得点で14.5点，重症度得点では10点とされている。表2にDRS-R-98のスコアシートを示すが，日常診療に使用するには煩雑であり，それを日常診療に取り入れることは現実的ではない。しかし，研修医や看護師のせん妄診断の教材としては有用であり，低活動型せん妄も含めせん妄の精神現象を整理して理解することができる有益な資材である。せん妄の診断・重症度の評価には，ベッドサイドの看護師の情報によるところが大きく，医療チームのスキルアップは重要である。人事異動後の時期に合わせ，DRS-R-98を用いたせん妄診断技術に関する講座の定期的な開催が望まれる。その際は，昨年度教育を受けた新人が講師を担当するなど，屋根瓦式の教育システムの構築が，知識の定着を促す面からも有用である。

## ◆ ベッドサイドでの診断手順

　総合病院での精神科副科依頼や緩和ケアチームにおける精神科医の回診を参考に，せん

**表2　せん妄の評価尺度のスコアシート（DRS-R-98）**

| 重症度項目 | 得　点 | その他の情報 |
|---|---|---|
| 睡眠覚醒サイクル | 0 1 2 3 | □昼寝　□夜間の障害のみ　□昼夜逆転 |
| 知覚障害 | 0 1 2 3 | 錯覚，幻覚のタイプ　□聴覚　□視覚　□臭覚　□触覚<br>錯覚，幻覚の体裁　　□単純　□複雑 |
| 妄　想 | 0 1 2 3 | 妄想のタイプ　　□被害型　□誇大型　□身体型<br>性質　　　　　□系統だっていない　□体系づいている |
| 情動の変容 | 0 1 2 3 | タイプ　　□怒り　□不安　□不機嫌　□高揚　□いらだち |
| 言　語 | 0 1 2 3 | 挿管，無言などの場合ここにチェック□ |
| 思考過程 | 0 1 2 3 | 挿管，無言などの場合ここにチェック□ |
| 運動性焦燥 | 0 1 2 3 | 身体拘束されている場合ここにチェック□<br>身体拘束の方法： |
| 運動制止 | 0 1 2 3 | 身体拘束されている場合ここにチェック□<br>身体拘束の方法： |
| 見当識 | 0 1 2 3 | 日付：　　　　　場所：　　　　　人物： |
| 注　意 | 0 1 2 3 | |
| 短期記憶 | 0 1 2 3 | 項目を記銘するまでの試行回数：<br>□カテゴリーのヒントを与えた場合チェック |
| 長期記憶 | 0 1 2 3 | □カテゴリーのヒントを与えた場合チェック |
| 視空間能力 | 0 1 2 3 | □手指が使えない場合ここにチェック |
| 短期間での症状発症 | 0 1 2 3 | □症状がその他の精神症状に重畳している場合チェック |
| 症状重症度の変動性 | 0 1 2 | □夜間のみに症状が出現している場合チェック |
| 身体の障害 | 0 1 2 | 関係している障害： |

©Trzepacz PT 1998
（Trzepacz PT, 岸 泰宏，保坂 隆，他. 日本語版せん妄評価尺度98年改訂版. 精神医学 2001; 43: 1365-1371 より作成）
Trzepaczのせん妄評価尺度は，せん妄の病態理解の教材としても有用である。

妄が疑われる患者の診療手順を表3にまとめた。どれも特別な面接技術ではなく，既に緩和ケア領域では一般的な診療手順として定着しつつある。

　診療録の確認の際は，患者背景から認知症やうつ病等の精神疾患の既往や入院時のQOLを確認する。検温表を概観し，体温・脈拍・血圧の変動時期があれば，全身状態悪化のはじまりの時期を特定する手掛かりになる。血液・生化学所見は肝・腎機能，脱水，電解質，血糖，炎症反応等の直近の異常値だけでなく，経過の中での変動にも留意する。処方歴については内服・注射薬だけでなく，離脱に関わる突然中止された医療用オピオイドや向精神薬にも注目する。睡眠覚醒リズムの崩れや，症状の日内変動，危険行為，不機嫌さを含む情動易変性等は，担当看護師の口頭での情報や診療録に記載された最近数日間の観察記録が参考になる。

　診察と問診の際は，主訴の確認と併せて外見上の観察を行う。睡眠と日中の眠気，食欲・味覚・臭覚，便通も尋ねる。身体的診察としては，脈拍，皮膚のツルゴール，下肢の浮腫の確認から，全身状態を推察する。なお，緩和ケア病棟では身体面の診察がおろそかになりやすく，患者が悲しい思いをしていることが多い。ベッドサイドでの何気ない身体面の診察を大変喜ばれる患者の存在を忘れないでいただきたい。

　Communication Capacity Scale（CCS）はMoritaらにより開発され，終末期がん患者のコミュニケーション能力を評価するものだが，低活動型せん妄を抽出するためのベッドサイドでの質問としても有用である[9]。CCSは，意識水準1項目，Open-ended questionに対する回答1項目，Closed-ended questionに対する回答1項目，自発的なコミュニケーシ

**表3　ベッドサイドでの診療手順**

1. 診療録の確認
　　患者背景・体温・脈拍・血圧・血液・生化学検査所見・処方歴
　　（観察記録で数日間の変化を含め確認する）
　　睡眠覚醒リズム・症状の日内変動・危険行為・情動易変性
　　（本日の担当看護師の情報，ここ数日間の観察記録）

2. 診察と問診
　　主訴の確認，睡眠と日中の眠気，食欲・味覚・臭覚，便通
　　身体的診察（脈拍，皮膚のツルゴール，下肢の浮腫は必須）

3. Communication Capacity Scale（CCS）[9]
　　意識水準の評価
　　「今日，一番つらいことは何ですか？」（Open-ended question）
　　「今，痛みはありますか？」（Closed-ended question）
　　「・・・・○△□・・。」患者が自発的に話した内容を評価する
　　「お腹（胸，手）を見せてください」と指示する

4. Single Question in Delirium（SQiD）[10]
　　家族や友人に「○○さんは，いつもと違いますか？」と尋ねる

5. 見当識の障害，注意力障害の検査（意識障害が疑われれば追加）
　　日にちや場所の見当識の確認
　　100-7の連続引き算・3桁4桁の数字の逆唱や曜日の逆唱

著者の推奨するベッドサイドでの診療手順を示し，低活動型せん妄の抽出を促した。

ョン1項目，自発的な運動1項目からなる。意識水準は眠気の有無等で最初に評価され，次に患者が周囲の状況を理解し自らの意思を適切に伝える能力を評価するため，Open-ended questionとして「今日，一番つらいことは何ですか？」，Closed-ended questionとして「今，痛みはありますか？」と質問し，的外れな回答，思考の迂遠や中断，適切な回答かを評価する。その他にも患者が自発的に話す内容を自発的なコミュニケーションとして，会話のまとまりや豊かな言語表現かを評価し，最後に自発的な運動の評価として「お腹（胸，手）を見せてください」と指示し，目的が明確かを観察する。総合的な判断から低活動型せん妄を抽出することが可能であるが，CCSの点数評価は別として，日常診療の問診項目としての価値も高い。

せん妄の診断には，患者をよく知る家族や付添い人の情報が有用だが，Single Question in Delirium（SQiD）は，家族や友人に「○○さんは，いつもと違いますか？」と尋ねるだけの単純な質問法である[10]。患者を不快にさせることなく，家族の発した言葉への患者の反応も観察項目として注目したい。

緩和ケア領域では，全身状態の悪い患者への負担となる認知機能検査の導入は相応しくない。長谷川式簡易知能評価スケールやMini Mental State Examinationも，その施行には15分ほどを要し現実的ではない。しかし，そこに包含されている見当識の障害（日にちや場所の見当識）と注意力障害（連続引き算・数字や文字の逆唱）の項目程度であれば，せん妄診断として状況に応じて，ときに取り入れることは許容される。

## ◆◆ せん妄の予防と治療

せん妄の予防にあたっては，70歳以上の高齢者，脳器質性疾患・認知症・アルコールの多飲・せん妄の既往，ベンゾジアゼピン系薬剤の服用など，せん妄発現のリスク因子から，ハイリスク患者を同定することから始まる。せん妄の予防は，環境的誘因，身体的誘因，感覚的誘因，睡眠関連誘因といった，せん妄の誘発因子への非薬物療法的介入が原則である。現場での対応には，看護師のみならず多職種によるせん妄ケアシステムの構築と教育的介入が望ましい[11]。文献的にも，単独の因子への介入効果はいずれも証明されておらず，多職種チームによるせん妄への多因子介入プログラムの有用性のみが報告されている。InouyeらはThe Hospital Elder Life Program（HELP）として，①見当識や認知機能への刺激，②早朝からの運動，③視力補正，④聴力補正，⑤脱水補正，⑥睡眠の補助を挙げている[12]。こうした非薬物療法的介入に加え，予防的薬物療法も最近では検討されているが，わが国の保健医療制度上，予防的治療は認められてはいない。ラメルテオン（ロゼレム®）の優れたせん妄予防効果の報告[13]からも，睡眠導入薬としてラメルテオンを強く推奨するにとどめる。

せん妄の治療の原則は，原疾患の診断とその治療である。したがって，既に述べてきたように，低活動型せん妄を含め，せん妄という意識障害の背景にある要因の吟味が重要で

ある。意識障害の鑑別にあたっては，救急場面で用いられるカーペンター分類が有用であり，表4に示す。わが国では通称「AIUEO TIPS」と称され，その語呂合わせから連想できる疾患を吟味していく方法である[14]。せん妄は複数の要因が組み合わさって出現している場合も少なくなく，複数の要因を念頭においた対応が望ましい。また，緩和ケア領域では，薬剤によるせん妄の誘発に加え，薬剤の中断による離脱症状として，せん妄が生じることを忘れてはならない。緩和ケア領域でせん妄を誘発しうる薬剤を，表5に列挙した。特に，オピオイドを含む麻薬性鎮痛薬，副腎皮質ホルモン，非ベンゾと称される新規睡眠導入薬を含むベンゾジアゼピン系薬剤，ヒドロキシジン（アタラックス®-P），プロクロルペラジン（ノバミン®）を含む抗コリン薬は，いずれもせん妄を誘発する頻度が高く，特に3種類以上の薬物の服用例は注意を要する。

**表4　せん妄（意識障害）の原疾患の鑑別診断**

| A | Alchol | 急性アルコール中毒・離脱・Wernicke脳症 |
|---|---|---|
| I | Insulin | 低血糖・高血糖・DM性ケトアシドーシス |
| U | Uremia | 尿毒症 |
| E | Encephalopathy<br>Endocrinology<br>Electrolytes | 高血圧性脳症・肝性脳症・浸透圧性脳症<br>副腎・甲状腺・下垂体・副甲状腺の異常<br>Na, K, Ca, Mgの異常 |
| O | Opiate or Other overdose<br>Oxygen | 麻薬・薬物中毒（過量摂取・大量内服）<br>低酸素・貧血・CO中毒・$CO_2$ナルコーシス |
| T | Trauma<br>Tumor<br>Temperature | 外傷<br>脳腫瘍<br>低体温・熱中症 |
| I | Infection | 脳炎・髄膜炎・敗血症・呼吸器感染症 |
| P | Psychogenic<br>Porphiria | 精神疾患<br>ポルフィリン症 |
| S | Seizure<br>Shock<br>Storoke, SAH | てんかん（高齢発症の複雑部分発作）<br>各種ショック・大動脈解離・心原性疾患<br>脳出血・脳梗塞・くも膜下出血 |

（寺澤秀一，島田耕文，林 寛之. 研修医当直御法度 第5版. 三輪書店，2015, p4より改変）
意識障害の鑑別法であるカーペンター分類を示し，語呂合わせから意識障害の要因を複数抽出することを推奨した。

**表5　緩和ケア領域でせん妄を誘発しうる薬物**

**麻薬性鎮痛薬**
**副腎皮質ホルモン**
**ベンゾジアゼピン系薬剤**
**抗コリン薬**
非ステロイド性抗炎症薬
ドパミン作動薬
免疫抑制剤/抗悪性腫瘍薬
抗菌薬/抗ウイルス薬
抗不整脈薬
アルコール・薬剤の離脱

緩和ケア領域でせん妄を誘発しやすい薬剤を列挙し，警鐘を鳴らした。

　一般的な身体疾患と精神症状との関わりや緩和ケア領域に詳しい日本総合病院精神医学会は，せん妄の臨床指針を2015年11月に10年ぶりに改訂し，2016年4月にはベッドサイドで使用しやすい電子書籍版も発刊した[4]。本指針は，2015年2月末までの10年間の文献レビューからのエビデンスを提供し，薬物療法については現在主流となっている第二世代抗精神病薬を中心に，「一般病院連携精神医学専門医あるいは特定指導医によるエキスパート・コンセンサス」を新たに収集し，これらを統合して，せん妄の薬物療法ガイドラインを作成し，薬物療法アルゴリズムも提供している（図1）。海外の指針より優れた実践的な対応マニュアルとなっており，緩和ケア領域でのせん妄治療にも有用である。特にせん妄の薬物療法については，リスペリドン，オランザピン，クエチアピン，ペロスピロンの4剤を中心に，経口投与が難しくなった状況や糖尿病の有無による薬剤の使い分けや，初回投与に向いている半減期の短い薬剤の選択法を示し，特殊な状況での具体的な使用量まで解説している。

　本臨床指針で残念な点は，低活動型せん妄への薬物療法については，エビデンスの集積が編集時に間に合わず，エキスパートの50％が言及できなかったことから，空欄となっていることである。現在では，低活動型せん妄の治療に対するエビデンスが集積しつつあるが，鎮静を含め有害事象が少ないアリピプラゾールによる低活動型せん妄への有用性への期待が高まっている。せん妄を生じたがん患者へのアリピプラゾールの効果を調べる規模の小さな21名を対象としたオープントライアルであるが，過活動型せん妄の反応率は58％だったが，低活動型せん妄では100％であった[15]。また，最近報告されたハロペリドール，リスペリドン，アリピプラゾール，オランザピンによるせん妄治療に関しては，効果は同等であったが有害事象のプロフィールは異なっていた。錐体外路症状はハロペリド

**図1　せん妄に対する薬物療法アルゴリズム**

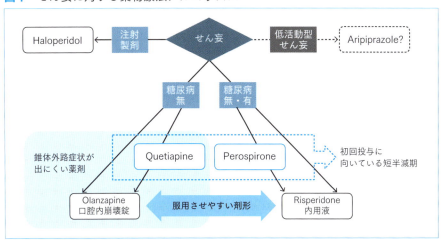

（日本総合病院精神医学会せん妄指針改訂班 編. 増補改訂 せん妄の臨床指針［せん妄の治療指針 第2版］日本総合病院精神医学会治療指針1. 星和書店, 2015, p100より改変）
せん妄の臨床指針の実践的な薬物療法アルゴリズムを紹介した。

ール（19％）とリスペリドン（4.8％）で出現し，過鎮静はオランザピン（28.6％）に認め，アリピプラゾールの安全性が証明されている[16]。低活動型せん妄への薬物療法に関しても，本指針の改訂に期待したい。ベッドサイドで活用される電子版の普及に伴い，増補版での迅速な対応は可能と思われる。

●文献 ••••••••••••••••••••••••••••••••••••••••••••••••••••••••••••••••••••••••••••••••••••••••••••••••

1）Lipowski ZJ. Transient cognitive disorders (delirium, acute confusional states) in the elderly. Am J Psychiatry 1983; 140: 1426-1436

2）Breitbart W, Gibson C, Tremblay A. The delirium experience: delirium recall and delirium-related distress in hospitalized patients with cancer, their spouses/caregivers, and their nurses. Psychosomatics 2002; 43: 175-182

3）Bruera E, Bush SH, Willey J, et al. Impact of delirium and recall on the level of distress in patients with advanced cancer and their family caregivers. Cancer 2009; 115: 2004-2012

4）日本総合病院精神医学会せん妄指針改訂班（統括：八田耕太郎）編．増補改訂 せん妄の臨床指針［せん妄の治療指針 第2版］日本総合病院精神医学会治療指針1．星和書店，東京，2015

5）Heymann A, Radtke F, Schiemann A, et al. Delayed treatment of delirium increases mortality rate in intensive care unit patients. J Int Med Res 2010; 38: 1584-1595

6）日本精神神経学会〔日本語版用語監修〕．髙橋三郎，大野 裕 監訳．DSM-5 精神疾患の診断・統計マニュアル．医学書院，東京，2014

7）原田憲一．精神症状の把握と理解．中山書店，東京，2008

8）Trzepacz PT, 岸 泰宏, 保坂 隆, 他．日本語版せん妄評価尺度98年改訂版．精神医学 2001; 43: 1365-1371

9）Morita T, Tsunoda J, Inoue S, et al. Communication Capacity Scale and Agitation Distress Scale to measure the severity of delirium in terminally ill cancer patients: a validation study. Palliat Med 2001; 15: 197-206

10）Sands MB, Dantoc BP, Hartshorn A, et al. Single Question in Delirium (SQiD): testing its efficacy against psychiatrist interview, the Confusion Assessment Method and the Memorial Delirium Assessment Scale. Palliat Med 2010; 24: 561-565

11）矢野和美, 吉永貴世美．現場におけるせん妄の予防と早期発見・早期対応への取り組み-教育介入とシステムの導入と構築．緩和ケア 2016; 26: 104-109

12）Inouye SK, Bogardus ST Jr, Charpentier PA, et al. A multicomponent intervention to prevent delirium in hospitalized older patients. N Engl J Med 1999; 340: 669-676

13）Hatta K, Kishi Y, Wada K, et al. Preventive effects of ramelteon on delirium: a randomized placebo-controlled trial. JAMA Psychiatry 2014; 71: 397-403

14）寺澤秀一, 島田耕文, 林 寛之．研修医当直御法度 第5版．三輪書店，東京，2015

15）Boettger S, Breitbart W. An open trial of aripiprazole for the treatment of delirium in hospitalized cancer patients. Palliat Support Care 2011; 9: 351-357

16）Boettger S, Jenewein J, Breitbart W. Haloperidol, risperidone, olanzapine and aripiprazole in the management of delirium: A comparison of efficacy, safety, and side effects. Palliat Support Care 2015; 13: 1079-1085

# 19　スピリチュアル・ペイン

北海道医療大学　石垣 靖子（いしがき やす こ）

## ◆◆ 全人的苦痛（total pain・total suffering）について

　WHOは2002年，緩和ケアについて次のように定義している。「緩和ケアとは，生命を脅かす疾患による問題に直面している患者とその家族に対して，痛みやその他の身体的問題，心理・社会的問題，スピリチュアルな問題を早期に発見し，的確なアセスメントと対処（治療・処置）を行うことによって，苦しみを予防し，和らげることで，クオリティ・オブ・ライフを改善するアプローチである」[1]。全人的苦痛はtotal painとかtotal sufferingの意味で，図1[2]のように説明されることが多い。すなわち，身体的苦痛，精神・心理的苦痛，社会的苦痛そしてスピリチュアルな苦痛である。従来，スピリチュアルな苦痛は図のように霊的と表現されていたが，必ずしも日本語として的確な訳ではなく，現在はそのまま，スピリチュアルな痛みとして使われることが多い。4つの領域はそれぞれの苦痛が影響し合って，その人が全存在（全人的）で感じる苦痛で，単独に体験するものではないと説明されている。

**図1　痛みの全人的な理解**

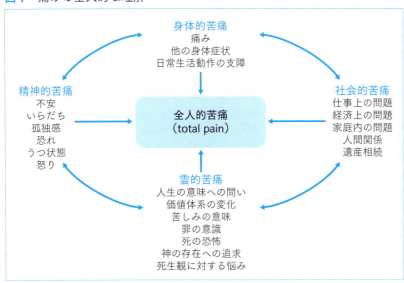

（恒藤 暁. 最新緩和医療学. 最新医学社, 1999, p7 より）

## 全人的なアセスメント：武田さんとの出会い

　武田さん（仮名）のことを思い出す。膵がんで予後ひと月と予想され，痛みの緩和のために入院された。いつも眉間にしわを寄せ痛さに耐えている様子だった。「ここは痛みを取ってくれる専門の病院と聞いてきたが，痛みは少しもよくならない。何とかしてほしい」と主治医に訴え続けていた。主治医は武田さんの痛みの緩和に誠実に取り組んでおり，工夫を重ねながら，客観的に見ても適切な処方がされていると思えた。ある日，主治医の回診に同行した時も，「痛み止めを変えてくれたと説明されたが，痛みは相変わらず続いている。早く何とかしてほしい」と険しい顔で訴えていた。主治医が退室した後，武田さんの隣に座らせてもらった。「痛みが続くとつらいですね」と問いかけると，武田さんはしばらく無言でいたが，「あと二十日しかない……」とつぶやくようにポツリと言った。「二十日ですか？」また，しばらく無言でいた武田さんは，「そうなんだ。ここに来るときあとひと月ぐらいといわれた。十日過ぎて……残っているのは，あと二十日くらいかな……」「そうですか，そんなふうに言われてきたのですね」「まだ53歳なんだ。……会社のこともあるし……。死ぬのが恐ろしい……。どんなことになるのか……。痛みがあると，ますます不安になって夜も眠れないんだ」。私は何と言ってよいのか，「おつらいですね」と，それだけ言うのがやっとで，思わず武田さんを抱き寄せていた。武田さんはギクッと身を固くしたが，その後すっと力が抜け，うつむきながら肩を震わせて嗚咽し始めた。私は，どうすることもできず，もらい泣きをしながら武田さんの丸めた背をさすっていた。その後どのくらいの時が経ったのか，武田さんは，「すみません。見苦しいところを見せてしまいました……。わかっているんです。……膵臓のがんの痛みは治療が難しいことも，主治医の先生が本当に一生懸命取り組んでくれていることも……」。しばらく沈黙の時が流れた。武田さんの様子は先ほどとは変わってきたと感じられた。

　「死ぬ前にもう一度会社に行ってみたい……」と，つぶやかれた。「そうなんですか。できると思いますよ」。武田さんは「ありがとうございます」と軽く頭を下げられた。

　その後，ご家族とも相談し，看護師が一緒について，市内にある武田さんの会社にお連れすることになった。車椅子で，社員たちに黙礼をしながら社内を回り，その途中で「もういい，帰る」とおっしゃって帰院された。その後，武田さんは何かが吹っ切れたように，表情も穏やかになり，痛みの訴えはほとんどなくなった。

　武田さんを抱き寄せたとき，一瞬身を強張らせた武田さんの様子から，彼が一人で必死に耐えている苦しみが伝わってくるのを感じた。特にこの世代の男性は，弱音を吐いてはいけないと自縛していることがある。そして身体的なタッチもほとんどない。武田さんが泣かれたとき，何かほっとしたことを覚えている。涙の効用は大きい。言葉を超えるコミュニケーションもあるのだ。特に体験していることを適切に言葉で表現できない苦悩の中

にいる人には，「触れる」というケアがどんな薬よりも勝ることがある。そして，同じ人間として温もりを伝え合うケアは，固定した状況を変えるきっかけにもなる。それは，スピリチュアル・ケアの大切な一つのあり方だろう。

　武田さんのように，死の不安や残していく家族の経済的な保証の心配，やり終わっていない仕事のことなど，様々な理由で苦痛の閾値が下がり，身体的な痛みの緩和が困難になる場合もある。身体的な痛みの緩和には全人的なアセスメントが必要なことを，多くの患者が教えてくれる。同時に，身体的な痛みや苦痛症状を緩和することが，スピリチュアルな苦痛を和らげる基盤でもある。「痛みが強いと何も考えられなくなる」とか，「死ぬためにここに来たのに，痛みが落ち着くと生きる希望が湧いてきた」と話してくれた患者もいた。

### スピリチュアル・ケアの基本：有田さんとの出会い

　緩和ケアに携わるようになって間もなくのころ出会った有田さん（仮名）は，まだまだ未熟であった私にスピリチュアル・ケアについて教えてくれた人である。

　有田さんは60代の女性，膀胱がんの術後で肺転移，骨転移そして腹腔内リンパ節転移があった。ご主人と死別後，教員をしながら3人の子どもを育て，17歳になる末の息子さんのことが気がかりのようだった。手術や放射線治療のため，いくつかの病院での入院体験もあり，極めて自立心の強い人だった。入院時，栄養状態も悪く，痛みもあって，「がんならそう言ってほしい」といつも硬い表情で，身体がだるい，食事ができない，おなかが張るなどといつも眉間にしわを寄せていた。

　入院して2～3日後にお訪ねすると，表情が穏やかでゆったりとしており，入院時とはまるで別人のようだった。

　「痛みが少しお楽になったようですね」

　「熱があるので身体はまだだるいけど，痛みはずいぶん楽になったの。……先生からがんだと聞いて……」

　「そう，先生がそうおっしゃったの」

　「いままでいろんな先生に聞いてみたけど，誰も本当のことを言ってくれなかった。ここの先生は，はっきりがんだって……」

　「……」

　「痛みは必ずとってくれるって言ってくれたし，ようやく信頼できる先生に出会えた感じ」

　「そう，有田さんがそう思えてくれてうれしいわ」

　「がんなら死ぬとき苦しむの」

　「大丈夫よ，苦しまないようにする方法はたくさんありますから，安心して」

　「よろしくお願いします」

有田さんは，がんではないかと疑心暗鬼でいたことから解放されたが，同時に新たな不安がでてきたようだった。その後，小康を得ていたが，徐々に病状が進行し，性器からの出血や，下肢の麻痺，呼吸困難などが現れてきた。

　「死ぬんじゃないか，早く死なせて，逝かせてほしい」と，不安と恐怖，そして新たな身体的な苦痛のなかで，その苦しみを終わらせてほしいと言うようになった。

　そのうち有田さんは全く話をしなくなった。表情も硬く，いつも目を閉じて，言葉をかけても応じてくれない。何をしても頑固に沈黙を続ける有田さんの苦しみが切なく，それでも毎日病室に伺うことは続けた。「おはようございます」と挨拶をしてもすーっと目を閉じてしまう。そばにいることを許されていない感じで，そっと退室する日が続いた。病室の前で足がすくんでしまうことも度々だった。そんな毎日で，有田さんは時々目を開けても目が合うことはなく，ひたすら有田さんのちからになるにはどうしたらよいかと，厚い沈黙の壁に自分の無力さを感じるばかりだった。

　そんな日が1週間も続いたころ，ある朝，有田さんは1点をじっと見つめていた。

　「おはようございます」

　「……」

　「カーテンを開けてもいいですか。今日はとても良いお天気ですよ」

　「……」

　有田さんは一度目を閉じ，そしてまたすーっと目を開け，こちらを見てくれた。有田さんと目が合ったのは何日ぶりだろう。私を見てくれた，うれしい。そんな思いで有田さんを見ていると，小声で有田さんは何か言っているよう。耳を近付けると，「め・が・ね」と。

　「めがね。あ，めがねよね」と慌てて眼鏡を探した。眼鏡をかけた有田さんとしっかり目が合った。「今朝はご気分がいいんですね」有田さんは黙って頷いた。「よかった。よかった」私は独り言のように言い続けて有田さんのそばにいた。そうしているうちに，有田さんはポツリ，ポツリと話し始めた。それは，何か象徴的な話だった。

　「皆さんのお導きによってようやく気が付いたのです。長い，長い夢をみていたのです。塔がずっと並んでおりました。一つひとつの塔が崩れて，また次の塔があらわれるのです。お菓子屋さんはお菓子屋さんの一生かけてつくった塔があります。それが崩れるとまた次の塔が出てくるのです。夢をみている間は，こわくてやめよう，やめようと思っていました。……私の塔もその後ろにありました」

　「おつらかったのですね」

　「どうしたんでしょう。いまはとてもすがすがしい気持ち」

　「人は皆それぞれじぶんの塔があって，一生かけて登っていくんですね」

　「そうですね。私も私の塔があって……今日も頑張って登っていかなきゃ」

　有田さんの表情はすがすがしく，不思議と凛とした雰囲気で，思わず手を合わせたくなるような神々しさえ感じられた。そして，有田さんは「いつも，そっと見守っ

てくれてありがとうございます」と手を合わせてくれた。私は涙が止まらず，思わず有田さんの手を取り，「私のほうこそありがとうございます」と言いながら，このような苦悩の中にいる人に，ケアされているのは私のほうなのだと。そしてこんな大事な"時"を分かち合えたことに，心から感謝したい気持ちでいっぱいだった。毎朝，拒まれていると感じつつも，「今日はきっと良い日になりますように」と祈るように声をかけ続けてきた，その思いが有田さんに届いたのかもしれないと思った時でもある。

死という抗うことのできない（ある意味では過酷な）運命に直面し，その苦悩を通り抜けることで，人間は「透明な存在」になっていくのだと，苦悩と折り合ってきた人たちから教わってきた。人はどんな過酷な状況になっても，その境遇と折り合うちからをもっている，それは誰かが傍らにいることによって，そのちからが引き出されるのだと。それは，スピリチュアル・ケアの基本かもしれない。

## ◆◆ スピリチュアル・ペインへの対応：医療者ができること

私たちは皆，いつかは自分にも死が訪れることを知っている。しかしそれはあくまでも一般論であり，その死が現実の世界に入ってきた人にとっては，不安や恐怖や哀しみを体験するのは普通にあり得ることである。医療者はそれが患者の苦痛（pain）となると，緩和せねばならぬという義務感にとらわれる。しかし，私たちはその分野の専門家ではないことを心すべきである。もしかして，そのとき患者が体験する苦悩は，人間としての最後の成長のプロセスであるかもしれないのである。

清水はその著『医療現場に臨む哲学』のなかで，「そもそも死に直面して悲しいのは当然ではないか。今少し生き延びたかったと悔しがったとしても，それは自然ではないか。それを"痛み－スピリチュアル・ペインがある"と否定的に評価し，"何とか和らげてあげなければ"と看做すのは，人間に対して思いあがった立場から向かうことではないだろうか」と述べ，さらに，「とはいえ，そうした"スピリチュアル"な問題を抱えていると（他者が判断するのではなく）自覚している人もいよう。そうした状況ではQOLを高めることは人生の意味とか，死生観とか，超越者とかについて考えることができる環境，また例えば宗教的活動をやりたければできる環境を整えることであろう。そうであれば，もし"スピリチュアルQOL"という領域があるとすれば，それはそうした精神的活動のための環境が整備されているかどうかを評価するものに他ならない。その環境には，患者がそうした問題をぶつけてきたときには誠実に対応するという医療者個々人の姿勢も含まれよう（ただし，肝要なのは誠実に応じることであって，何らかの援助をしてあげようといった思いあがった対応ではない）」[3] と結んでいる。傍らにいる（in a presence）というケアの意味はそこにある。死んだこともないし，人生経験も浅い未熟な自分に何ほどのことが

できようかと，自戒の意味をこめてその人のそばに居続けてきた。また，Dame Cicely Saunders もその著『Living with Dying，邦題：死に向かって生きる』のなかで，「患者をケアする人達は患者の苦悩の意味を説明しようと試みないことが大切である。答えにくい質問をいくつも抱えた患者とその家族のそばに何も答えられないままにとどまっている人々は，そばにいることによって患者とその家族が求めているスピリチュアルな救いを提供している自分自身に気付くことになろう」[4] と述べている。まさしくスピリチュアル・ケアに対する我々医療者のあり方がそこにある。

臨床では治療やケアの対象は，常に一人である。その人はたった一度きりの人生を生きているかけがえのない人であり，病や障害をもつことによって多くの苦しみを抱えている人でもある。かけがえのない人として尊重することは，その人が苦痛（苦悩）に向き合い，折り合うことができる環境を創るための大切なケアの姿勢である。

### スピリチュアルな面での健康を取り戻す：佐藤さんとの出会い

　忘れられない佐藤さん（仮名）の話をしよう。佐藤さんは60代の女性，入院時から不機嫌でクレームも多く，スタッフが対応に苦慮していた。私が訪室しても，「医者が決まった時間に来ない，食事がまずい，職員の教育がなっていない」など，攻撃的に話す佐藤さんをこんなにイライラさせているのは何かと気になりつつ，毎日伺って話を聞いていた。1週間ほど経って少し関係もできてきたころ，それまでよりは穏やかになった佐藤さんがポツリ，ポツリとご自分を語り始めた。

　「働いて，働いて働きづめの人生だった。5年前にがんで死んだ主人も許してくれるだろうと店を手放した。これからはあれもこれも今まで我慢してきたことをしようと思っていた」

　「からだの調子がおかしいのは，楽になって気が緩んだせいだと思っていた。念のため病院に行ったら，がんが見つかって，それも手術もできないほど悪くなっていると言われた」

　「その時は悔しくて，悔しくて，私の人生はいったい何だったんだろうと腹が立って仕方がなかった」

　「医者のくせに，がんも治せないのかと医者が信じられなかった」

　「これまで病院を3回変えた。いつも文句を言って医者や看護師とうまくいかなかった」

　「ようやくここで死ねそう。ここはいつも誰かが居てくれるという安心感があるんだよね。わたし，きっと寂しかったんだね」

　そして，その時が近付いたころ，「考えてみれば，私は幸せな人生だったんだよ。主人と二人で店を始め，子どものいない私たちにとって，店はまるで子どものようだった。……そんな大事にしてきたことを最後までできたんだから……。幸せな人生だったんだよ」

　佐藤さんは突然，自分の人生の崩壊に直面し，怒りや不条理に，その思いをスタッフにぶつけるしかなかった。それでもなお，誠実に佐藤さんのケアにあたるスタッフの関わりや，その悔しさや怒りをあたりまえのことと受け止めてくれる人たちがいて，徐々に自分に向き合うようになり，自分を振り返り，生きてきたプロセスを肯定できるようになってきた。それは，"いま"生きている自分自身を肯定することでもある。スピリチュアルな面での健康（ちから）を取り戻されたのかもしれない。ちょっとしたきっかけが，その人のライフレビューを引き出すこともある。来し方を振り返り，それを自分自身が価値付けることができることを支援するのは，スピリチュアル・ケアの大切な方法の一つでもある。そして，細やかな日常生活のケアは，ときにスピリチュアルな苦悩を緩和する手助けにもなるものだ。特に食事に気を配ること，食べることは，生きることにつながることである。よく眠れるように環境を整える。お風呂の好きな佐藤さんには，どっぷりと湯船につかるようにケアの工夫をする。「お風呂の中で目をつぶっていると，あ〜生きているんだと感じたんだよ」と。小さな細々したケアがその人にとっての"日常"を取り戻すケアになる。"日常"は誰にとっても心を癒す基盤である。

　表現するかどうかは別として，ほとんどの終末期の患者はスピリチュアルな苦悩を体験する。いつも穏やかだった人が医療者の苦痛の問いかけで，「苦しいことは二つある。一つはこの胸の痛み，もう一つは死んでゆく苦しみ」とつぶやかれた。その言葉の前に私は何ほどのことができようかと深く頭を垂れるしかなかった。

　話は変わるが，ロンドンの郊外にあるセント・クリストファーズ・ホスピスを訪ねたとき，次の言葉に出会った。

"You matter because you are you. You matter to the last moment of your life, and we will do all we can not only to help you die peacefully, but also to live until you die."

　「あなたは，あなただから大事な人です」で始まるこの言葉は，スピリチュアル・ケアに限らず，医療やケアに向かう私たちの基本的な姿勢である。誰もが固有の名前があり，固有の歴史と，その中で培われた固有の価値観をもっている。そして，たった一度きりの人生を生きているかけがえのない存在で，その人の人生はその人しか生きられないのである。相手が病気（身体的なこと）だけではなく，自分をかけがえのない一人の人間存在として大事にしてくれると感じたとき，人はつらい境遇とも折り合っていく自分自身のちからと出会うのだ。

　私たち医療者は，見知らぬ人に出会い，その人の人生に触れ，ときには深くコミットしながら，その人の人生が変わり，そのプロセスを通しての自分の人生も変わるということを日々体験している。医療に携わるということは，何という特権を与えられていることか。

## ◆◆ セクシュアリティへの支援

　女性性としての身体の一部を失ったとき（また男性性を失ったとき），人はときに自分の存在価値さえ失ってしまうこともある。しかし，どんな障害があろうと，どんなに病が重くても，一人の人間としての存在価値に変わりはない。そのことを身近な人が，そして医療者が認め，その人をエンパワーすることが求められる。

　また，ボディイメージの変化への対応も忘れてはならない。手術による乳房の喪失や化学療法，放射線治療などによる脱毛や色素沈着，手術後のリンパ浮腫やるい痩などアピアランスの変化は自尊の感情を著しく低下させ，スピリチュアルな痛みとなり得る。スキンカモフラージュの技術も進歩してきたが，なかなか普及していない。ほんの少しの工夫が患者に自分自身を取り戻すきっかけにもなる。一人ひとりの患者の状況に合わせ，その人の視点で一緒に考え，アピアランスを支援するケアが望まれる。

　がんによる性機能障害や，治療による身体的な変化が性行為に及ぼす影響も自尊感情に影響する。治療に先立って性機能障害に対する説明は必ずなされているが，患者は治療への期待や不安が先立っており，性機能障害について治療前にはそれほど重要に捉えていないことがある。治療後，現実に女性性（あるいは男性性）の喪失に直面する。セクシュアリティへの支援は大事なスピリチュアル・ケアでもある。

　疾患の種類によって，あるいは病期によって，体験するスピリチュアルな痛みは異なることもあろう。しかし，大事にしなければならないことは，前述したように「身体がどのように変化してもあなたには変わりはなく，あなたは，あなただから大事なのです」という，その人への向き合い方がスピリチュアルな痛みを緩和する基本である。

●文献 ……………………………………………………………………………………………

1）World Health Organization. WHO Definition of Palliative Care
　　http://www.who.int/cancer/palliative/definition/en/
2）恒藤 暁. 最新緩和医療学. 最新医学社, 大阪, 1999, p7
3）清水哲郎. 医療現場に臨む哲学. 勁草書房, 東京, 1997, pp64-65
4）Cicely Saunders, Mary Baines. 武田文和 訳. 死に向かって生きる. 医学書院, 東京, 1990, p62

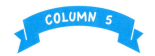

# 大学病院における緩和ケアの現状と展望

昭和大学医学部　医学教育学講座　高宮 有介

　大学病院は，がん診療連携拠点病院として，がん治療とともに，緩和ケアの発信基地としての役割を担っている。医師への緩和ケア研修会の開催により，基本的な緩和ケアの普及に貢献してきた。また，緩和ケアセンターとして，病院内の専門的な緩和ケアの提供や地域連携も推進している。一方，大学病院は，緩和ケアの教育と研究の重責も果たす必要がある。本稿では，大学病院における緩和ケアの現状と今後の展望について述べる。

## 大学病院における緩和ケア病棟

### ❶ 大学病院における緩和ケア病棟の現状

　2016年11月10日現在，全国の緩和ケア病棟入院加算を算定している緩和ケア病棟は，377施設である。そのうち大学病院は以下の9病院である（開設年，病床数）[1]。藤田保健衛生大学七栗記念病院（1997年，20床），久留米大学病院（1998年，16床），東北大学病院緩和ケアセンター（2000年，22床），昭和大学横浜市北部病院（2001年，25床），自治医科大学附属病院（2007年，18床），藤田保健衛生大学病院（2010年，19床），島根大学医学部附属病院（2011年，21床），京都府立医科大学附属病院（2014年，16床），福島県立医科大学会津医療センター附属病院（2015年，18床）。非認可での緩和ケア病床を有するのは2病院であり，和歌山県立医科大学附属病院（9床），山梨大学医学部附属病院（6床）である。また，今後，東京医科歯科大学病院でも緩和ケア病棟の開設が計画されている。

### ❷ 大学病院における緩和ケア病棟の役割

　大学病院は，高度先進医療を提供する特定機能病院であり，Diagnosis Procedure Combination（DPC）の導入など，平均在院日数の短縮化に努めている。そのため，がんの診断・治療は行うが，根治不能で治療法のないがん患者の入院の継続や再入院は困難な状況である。とは言え，治療の経過の中で，大学病院で最期を迎える患者数も少なくない。

　大学病院内に緩和ケア病棟が存在すれば，治療が終了した患者にエンド・オブ・ライフケア，看取りを提供し，医学生・研修医の教育となる。早期からの緩和ケアも重要であるが，死を前にした患者の精神・社会・スピリチュアルケアも含めた，全人的ケアの大切な教育現場となる。また，家族のケアとして，遺族への配慮も重要な教育内容となる。実際に末期がん患者さんと接する機会は，医学生・研修医にとって大きな宝になると考える。

## 大学病院における緩和ケアチーム

　わが国の緩和ケアチームの発展は，がん診療連携拠点病院の指定要件に緩和ケアチームの設置が含まれたことの影響が多いとされている[2]。大学医学部・医科大学付属病院の本院の多くは，がん診療連携拠点病院に認定されており，これらには必然的に緩和ケアチームが設置されている。

　本邦における緩和ケアチームに関して，日本緩和医療学会に登録制度がある。2010年度の活動実績からWEB上に登録する制度である[3]。日本緩和医療学会の2014年度緩和ケアチーム登録結果報告では513施設が登録され，そのうち92施設が大学病院であった。

　2012年のアンケート調査であるが，大学病院に特化した調査は他にみられないので紹介する。中村ら[4]は，全国80の大学医学部・医科大学・省庁所管大学校の付属病院139施設に，自作のアンケート調査を実施し，集計・分析している。

　66施設より回収（回収率47.5％）され，がん診療連携拠点病院が44施設（66.7％）であり，形式にかかわらず緩和ケア診療を行っている施設は59施設（90.8％）であった。58施設には緩和ケアチームが存在し，そのうち40施設では緩和ケア診療加算を行っていた。緩和ケア病棟を有する施設は8施設であった。

　介入状況であるが，全患者のうち直接介入した患者とコンサルテーションのみ行った患者の割合に関しては，直接介入が21.4％，コンサルテーションが78.6％であった。年間依頼件数は平均が167.8件であった。依頼理由はがん疼痛緩和が62.5％，精神症状が29.4％，その他身体症状が24.4％，療養場所の調整が8.8％であった。依頼時の患者の状況であるが，抗がん治療中の依頼が42.6％，performance status（PS）3以上が52.0％と，終末期患者の依頼も多かった。患者の転帰は死亡41.4％，緩和ケア病棟への転院・転棟10.4％，一般・療養型病院への転院11.8％，在宅移行が20.7％であった。大学病院であっても，看取りまで関わらざるを得ない現実がみえてくる。

## 大学病院の役割としての教育・研究
### ❶緩和医療講座の現状

　大学医学部での教育，研究を担う緩和医療に関する講座（寄付講座を含めて）は，筆者が把握しているのは以下の22大学である（正式なリストは存在しない）。札幌医科大学，東北大学，自治医科大学，昭和大学，東京慈恵会医科大学，藤田保健衛生大学，岡山大学，聖マリアンナ医科大学，鳥取大学，山形大学の10大学に加え，文部科学省事業の「がんプロフェッショナル養成基盤推進プラン」により2012年以降に，北海道大学，岩手医科大学，新潟大学，信州大学，東京大学，東京医科歯科大学，帝京大学，順天堂大学，京都府立医科大学，近畿大学，神戸大学，島根大学の12大学に緩和医療の講座が設置されており，今後の教育・研究の活動が期待されている。

### ❷大学医学部での教育の現状

　筆者が代表を務める「大学病院の緩和ケアを考える会」では，医学生の緩和ケア教育の

あり方を検討するために，1995年から2012年に，計6回の全国80大学医学部の緩和ケア教育基礎調査を実施してきた[5,6]。2012年は，80大学中68大学（無効1大学）より回答を得た（回答率85.0％）。

講義の実施率であるが，2012年は66大学（97.1％）であった。実施コマ数であるが，平均6.78コマであり，7コマ以上は23大学であった。実施学年は4年生が60大学（89.6％）と多く，次いで，3年生，1年生，6年生，5年生，2年生の順であった。

講義の名称（複数回答可）は，「緩和医療」25大学，「緩和ケア」17大学，「医学概論」9大学であり，その他，疼痛緩和，終末期医療，ターミナルケアであった。担当教員の背景となる診療科は，麻酔科が40大学と多く，内科20大学，精神科16大学，緩和ケア（医療）科14大学，外科13大学，婦人科1大学，小児科1大学と続いた。過去3年間の講義担当教員で比較すると，麻酔科がやはり一番多いが，サイコオンコロジーを反映して，精神科が2005年の8大学から，2009年は16大学に増えた。また，緩和ケア（医療）科は，2005年には存在せず，2009年にも1大学であったが，2012年には14大学に増加している。

### ❸カリキュラムの標準化に向けて

木澤ら[7]は，医学生が卒業時に習得するべき緩和ケアに関する能力を明確化する目的で，2009年に大学医学部・医科大学における緩和ケアの学習到達目標を作成した。この研究では，関係する専門家の意見を集約し合意を形成するために医学領域で広く使用されているデルファイ変法を用いている。この研究により，学習到達目標としてのカテゴリー分類，到達することが必須の目標，到達することが望ましい目標が網羅された。目標の次には，方略，評価が必要である。

全国がんプロ協議会緩和医療部会では，前述の到達目標に沿って，方略，評価を作成している。方略は項目ごとに作業グループが，講義内容のモデルを示した。評価では，到達目標に達しているかどうかの試験問題を作成している。今後，公表していく方向である。

また，大学病院の緩和ケアを考える会では，2003年に発表した緩和ケアカリキュラムを基に，医学生向けテキスト『臨床緩和ケア』を発刊し，2013年には，昨今の変化を包含した第3版を刊行している[8]。さらに，このテキストを使用して，教員が講義作成と模擬授業を行う体験型のセミナーを過去10年間にわたり実施している。

### おわりに

特定機能病院として大学病院は先進医療を提供し，早期からの緩和ケアを提供していく役割がある。早期からの緩和ケアは，緩和ケア研修会などによるがん治療医への教育とともに，専門的な緩和ケアを提供する緩和ケアチーム活動が欠かせない。一方，教育機関として考えた場合，緩和医療講座を中心に教育・研究を推進していくことが肝要だと考える。また教育面では，エンド・オブ・ライフケア，看取りも含めた緩和ケア病棟の存在が必要と考える。ただし，大学病院の緩和ケア病棟としては，長期の社会的入院やホスピス

的な役割ではなく，症状緩和を専門的に行い，在宅・居宅を含めた地域への連携を積極的に行い，最期の短期の入院に対応する形が望ましいであろう。患者，家族が，切れ目のない緩和ケアを受けることを願っている。

●文献 ·······················································································

1) 日本ホスピス緩和ケア協会WEBサイト．緩和ケア病棟入院料 関連資料
   http://www.hpcj.org/what/aboutpcu.html
2) 宮下光令，今井涼生，渡邊奏子．データでみる日本の緩和ケアの現状．日本ホスピス・緩和ケア研究振興財団 編．ホスピス緩和ケア白書2013．日本ホスピス・緩和ケア研究振興財団，大阪，2013，pp54-69
3) 日本緩和医療学会．緩和ケアチーム登録
   http://www.jspm.ne.jp/pct/pct.php
4) 中村陽一，高宮有介，斎藤真理，他．大学病院の緩和ケア診療に関するアンケート調査結果報告．大学病院の緩和ケアを考える会総会・研究会記録集 2014; 20: 65-70
5) 高宮有介．本邦における緩和ケア卒前教育の実態と今後の展望．ペインクリニック 2015; 36: S629-635
6) 高宮有介．医学教育の立場から．わが国における緩和ケア卒前教育の実態と今後の展望．内科 2013; 112: 1428-1432
7) Kizawa Y, Tsuneto S, Tamba K, et al. Development of a nationwide consensus syllabus of palliative medicine for undergraduate medical education in Japan: a modified Delphi method. Palliat Med 2012; 26: 744-752
8) 大学病院の緩和ケアを考える会 編．臨床緩和ケア 第3版．青海社，東京，2013

第3章 各論（治療）

# 20 がん悪液質と代謝制御

鹿児島大学大学院医歯学総合研究科　心身内科学分野　乾 明夫，鮫島 奈々美，網谷 真理恵

　食欲不振，痩せを主徴とする悪液質病態は，がんの他多くの基礎疾患に合併して認められる。悪液質は，肥満・メタボリックシンドロームという過栄養に対し，その対極に位置する病態であるが，共に社会に対する二重負荷（double burden）として知られるに至った。

　悪液質の特色は，食欲不振，体脂肪量減少と共に，骨格筋萎縮（サルコペニア）が生ずることである。高齢化に伴い60歳あたりから，急速に筋肉量の減少，相対的な体脂肪量増加が生じやすい。社会の高齢化は，体脂肪の増加病態と骨格筋の減少病態を，表裏一体の関係にしたものとも言うことができる。

　本稿では，がん悪液質の成因と病態を中心に概説する。

## ◆◆ がん悪液質

　がんに伴う悪液質は，がん患者全体の60〜80％に認められ，がん死の20〜25％を占めるといわれる[1-3]。食欲不振，エネルギー消費の増加（基礎代謝の亢進），体脂肪量や筋肉量の減少が特徴的である。感染症・発熱・腸閉塞などがんに伴う合併症や，化学療法・放射線治療といった治療に伴うものなど，二次的要因に基づく悪液質も存在し，治療に対する耐性を低めてきた。食欲不振は悪液質以外にも，がんに伴う抑うつや痛み，疲労などに認められることも多く，留意しておく必要がある。とりわけ抑うつは，サルコペニアを増悪させることが知られている。

　悪液質は，過去12カ月以内に5％の体重減少をもって診断する[4,5]。サルコペニアが特徴的であり，体組成分析により筋肉量を測定し，悪液質の診断に応用しようという試みもなされている。世界的に統一した診断基準を作成するための検討が行われ，いくつかの国際診断基準が提唱されている（図1）。国際悪液質学会の診断基準では，炎症やインスリン抵抗性，性腺機能低下とともに，食欲不振，貧血がその上流因子に挙げられている。

## ◆◆ がん悪液質の成因：サイトカインによる飢えへの応答機構の破綻

　近年の食欲・体重調節機構の解明により，悪液質の成因や病態の解明が進展した[1-3]。レプチンは体脂肪量に応じて血中に分泌され，体脂肪の蓄積程度を脳内視床下部に伝える求心性シグナルとして作用することが明らかとなった。脳内視床下部の摂食関連ペプチド

**図1　悪液質の診断基準（国際悪液質学会）**（文献4より改変）

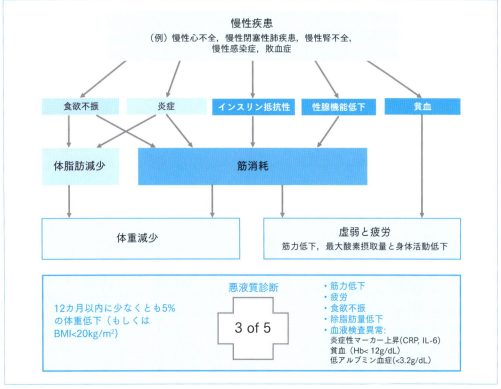

悪液質はがんをはじめ，種々の病態に合併し，QOLを低下させ，予後を悪化させる。悪液質は体脂肪量低下および筋萎縮を主徴とし，12カ月以内に5%以上の体重低下のみられる患者で，筋力低下，疲労，食欲不振，筋肉量低下，検査値異常の5項目のうち，3項目を満たす場合に診断する。10%および15%の体重低下のみられる場合，中等度および高度の悪液質と診断する。検査値異常には，炎症反応，貧血，低アルブミン血症が含まれる。脂肪量低下および骨格筋萎縮の上流にある病態として，食欲不振，炎症，インスリン抵抗性，性腺機能低下，貧血が挙げられているが，なお今後の検討が必要である。2016年には，悪液質の診断基準の改定が行われる予定である。
悪液質はプレカケキシア，カケキシア，不応性カケキシアの3つのステージに分類されている。カケキシアにおける積極的な治療に加え，プレカケキシアにおける予防医療が重要となる。不応性カケキシアの時期では，対症療法が中心となろう[5]。

　は，レプチンの変化に応答し，食欲やエネルギー代謝を変えることで体脂肪量を調節するという，フィードバックループの存在が証明された。

　レプチンの下流に位置する食欲促進因子としては，神経ペプチドY（NPY），アグーチ関連ペプチド（AgRP），オレキシン，メラニン凝集ホルモン（MCH），ガラニン，オピオイドペプチド，δ-アミノ酢酸（GABA）などがある。1999年に胃より，成長ホルモン（GH）分泌促進因子受容体の内因性アゴニストとして同定されたグレリンが，強力な食欲促進作用を有することも明らかにされた。一方，食欲抑制因子としては，メラノコルチン（αMSH），コカイン-アンフェタミン調節ペプチド（CART），コルチコトロピン放出因子（CRF），ウロコルチン，コレシストキニン（CCK），ニューロテンシン，グルカゴ

ン様ペプチド1（GLP-1），ヒスタミン，セロトニン（5HT），インターロイキン1β（IL-1β）など多くのものが存在する。レプチンは主として，視床下部弓状核に存在する摂食促進系NPY/AgRPニューロンを抑制し，摂食抑制系のMC/CARTニューロンを活性化することにより，食欲・体重抑制作用を発現すると考えられている（図2）。

　生体が飢えに直面したり，慢性消耗性疾患によりエネルギーバランスが負に傾くと，血中レプチンレベルは体脂肪量の減少を反映して低下する（図2A）。同時に，血中グレリンは増加し，NPY/AgRPニューロンの活性化が生じて食欲は亢進，エネルギー消費は減少し，飢えに対する応答が行われる。エネルギー効率をも増加させ，少ない摂取カロリーでエネルギーホメオスタシスを維持しようとする，生体の調節機構が作動する。悪液質

**図2　悪液質における食欲不振・体脂肪量減少：サイトカインによる過剰な
　　　　レプチン様シグナル**（文献2より）

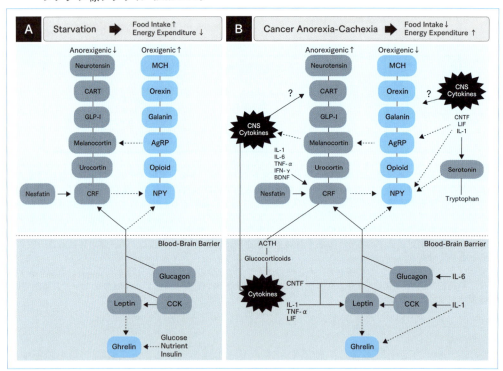

がんや慢性感染症，炎症性疾患などに認められる悪液質病態では，放出されるサイトカインが重要な役割を有する。これらのサイトカインは，急性期蛋白合成に加えて，発熱，疲労，傾眠，抑うつなどの病的行動（sickness behavior）を引き起こす。サイトカインはレプチン分泌を増加させる機序により，またサイトカインそのものがレプチン様のシグナルを脳内視床下部に伝え，十分な体脂肪量の備蓄が存在するかのような誤った食欲・体重調節応答が行われる。すなわち，持続する体重減少下での食欲不振，エネルギー消費の増加であり，この機序は不釣合いな食欲抑制系の活性化（CRF，セロトニン，メラノコルチン），食欲促進系の相対的低下（グレリン，NPY，AgRP）に基づく。Aは飢えに対する応答，Bはがんの悪液質，また実線は刺激，破線は抑制を示す。

AgRP: agouti-related peptide. MCH: melanin-concentrating hormone. CART: cocaine- and amphetamine-related transcript. GLP-I: glucagon-like peptide-I. CCK: cholecystokinin. IL-1: interleukin-1. IL-6: interleukin-6. TNF-α: tumor necrosis factor-alpha. IFN-γ: interferon-gamma. CNTF: ciliary neurotrophic factor. LIF: leukemia inhibitory factor. ACTH: adrenocorticotropic hormone.

は，この飢えに対する応答機構が破綻した状態であることが明らかとなった（図2B）。すなわち，がん組織や免疫担当細胞から放出される炎症性サイトカインが，レプチン様シグナルを視床下部に伝え，グレリン-NPY/AgRPを中心とした摂食促進系の応答不全およびCRF，メラノコルチン，セロトニンを中心とした食欲抑制系の過剰な作動がもたらされ，食欲不振，基礎代謝量の増加，持続する体重減少を引き起こす。

## ◆◆ 炎症性サイトカインによる代謝障害

炎症性サイトカインとしては，IL-1β，IL-6，腫瘍壊死因子（tumor necrosis factor-α；TNF-α）などが代表的であり，これらサイトカインや leukemia inhibitory factor（LIF）がサルコペニアに関与している（図3）。IL-1βを中枢性に投与すると筋萎縮が生じ，副腎摘出をするとIL-1βによる筋萎縮は生じないことから[6]，中枢神経系の炎症応答は視床下部-下垂体-副腎系を介して，筋萎縮を誘発していることが示唆される。IL-6は筋での

**図3** 悪液質におけるサルコペニアとその制御因子（文献3より改変）

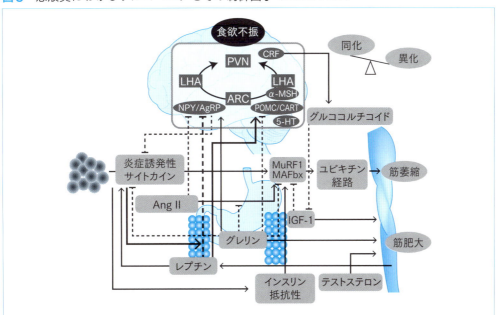

TNF-α，IL-1β，IL-6などの炎症性サイトカインやアンジオテンシンⅡはMuRF1/MAFbxの発現を亢進し，骨格筋萎縮を促進する。グレリン，IGF-1はMuRF1/MAFbxの発現を抑制し，筋萎縮を改善する。グルココルチコイドはIGF-1の作用を阻害することで，筋萎縮を促進する。食欲促進ペプチドであるグレリンは，炎症性サイトカインやアンジオテンシンⅡを抑制する。食欲抑制ペプチドであるレプチンは炎症性サイトカインの産生を促し，一方，炎症性サイトカインは視床下部でのレプチン受容体を増加させる。AgRPは炎症性サイトカインを減少させ，筋萎縮を抑制する。
MuRF1: muscle ring-finger protein 1. MAFbx: muscle atrophy F-box. IGF-1: insulin-like growth factor 1. Ang II: angiotensin II. NPY: neuropeptide Y. AgRP: agouti-related peptide. POMC: proopiomelanocortin. CART: cocaine- and amphetamine-regulated transcript. CRF: corticotropin releasing factor. 5-HT: 5-hydroxytryptamine. PVN: paraventricular nucleus. ARC: arcuate nucleus. LHA: lateral hypothalamic area.

脂質代謝に関与し，脂肪酸酸化を亢進させ，インスリンによる脂質合成効果を減弱させる。TNF-$\alpha$は，骨格筋蛋白分解を引き起こすnuclear factor-kappa B（NF-$\kappa$B）を活性化する。

一方，抗炎症性サイトカインには，IL-4，IL-10，IL-12，IL-15が含まれ，悪液質に拮抗する。IL-15はグルコースの骨格筋への取り込みを促進し，蛋白同化作用を示す。さらに筋由来のIL-15は脂肪の沈着を減少させ，in vitroでは骨格筋を肥大させる作用をもつ[7]。このように，悪液質では，炎症性サイトカインと抗炎症性サイトカインのバランスが重要であると考えられている。

TNF-$\alpha$をはじめとする炎症性サイトカインは，ユビキチン-プロテアソームシステムを活性化し，蛋白異化を促進する。一方，抗炎症性サイトカインやインスリン様成長因子（IGF-1など）は，筋蛋白の合成や筋線維の再生を促進するが，悪液質では炎症性サイトカインがIGFの発現を抑制することによっても，このバランスが異化に傾いている[8]。近年，この骨格筋萎縮のメカニズムが，脳腸相関において明らかとなりつつある（図3）。

また，lipid mobilizing factor（LMF），proteolysis inducing factor（PIF）など，ヒトがん組織より産出される局所因子が脂肪や筋肉組織に直接作用し，崩壊に導くことも報告されている[2,3]。炎症性サイトカインやLMFは，脱共役たんぱく質（uncoupling proteins；UCP）の発現を増強し，熱産生を亢進させる。がん組織ではブドウ糖の取り込みが促進され，低酸素下において乳酸に変換される。

## ◆◆ 骨格筋におけるたんぱく質代謝異常

骨格筋の崩壊，萎縮は，飢えと異なる悪液質の特徴である。骨格筋のたんぱく質代謝が重要な役割をもち，筋蛋白合成の低下と分解の亢進，とりわけ後者の関与が注目されてきた。

たんぱく質分解には，主として3つの経路が知られている。①細胞外蛋白と細胞受容体の分解に関与するリソソーム経路，②組織障害，壊死，自己分解に関与するカルシウム依存性経路，③筋フィラメントの分解にATPを要するユビキチン経路である。筋たんぱく質の分解にはユビキチン経路が重要であり，ユビキチンリガーゼであるmuscle atrophy F-box（MAFbx）とmuscle ring-finger protein 1（MuRF1）は，がん性悪液質などの異化状態において発現が亢進し，筋萎縮を誘発する[9,10]。MAFbxやMuRF1欠損マウスは，筋萎縮に抵抗性を示し，MAFbxとMuRF1が筋萎縮の主要因子であることがわかる。腫瘍由来物質のPIFは，MAFbxの上流でユビキチン経路を活性化させることにより，骨格筋分解を促進させる。さらにアンジオテンシンⅡ（angiotensinⅡ；AngⅡ）も，MAFbxとMuRF1を介しユビキチン経路を活性化することにより，骨格筋の異化を促進させる。アンジオテンシン変換酵素阻害薬は，皮下脂肪と筋肉量を増加させる作用が知られている。

## アナボリックレジスタンス

悪液質では，たんぱく質の同化障害・異化亢進などの代謝障害を特徴とし，栄養補給を行っても有効に同化することができず，不可逆的な栄養障害を呈することとなる[11]。このような同化反応が低下した代謝異常を，アナボリックレジスタンス（anabolic resistance）とよび，薬物との併用療法が模索されてきた。グレリン抵抗性は，悪液質におけるグレリンの相対的低下，アシル基のないデスアシル型グレリンの相対的増加や，グレリンの作用不全として認められる[1-3]。その他，テストステトロン，成長ホルモン（GH）・IGF-1系など蛋白同化ホルモンの低下やインスリン抵抗性も，アナボリックレジスタンスの根底をなすものと思われる（図1）。

## 婦人科がんにおける悪液質

婦人科領域のがんにおいても，悪液質とサルコペニアは，performance status（PS）やQOLを低下させる。卵巣がんにおいて，炎症性サイトカインレベルやサルコペニアは，予後と深く関わることが報告されている[12-14]。ヒト子宮頸がん細胞より樹立された湯本株は，動物にがん悪液質を生じるモデルとしてよく知られてきた。このモデルでは，TNF-$\alpha$，IL-1$\beta$，インターフェロン-$\gamma$，IL-6などが悪液質に深く関わり，抗IL-6中和抗体投与による病態の改善が報告されている。

卵巣がん患者において，アルブミンが栄養状態の指標として，生存率に関連することが報告されてきた[15]。悪液質の鍵となるサイトカインはIL-6であり[14]，抗炎症性サイトカインであるIL-10が筋量の喪失を反映する[16]。卵巣がん患者において，CT画像での筋量の評価は，悪液質のバイオマーカーとして有用であり，CTでの筋喪失量と生存率が関連する[12]。また，卵巣がんの術前化学療法を行っている患者において，骨格筋の喪失量が多いほど，予後は悪いと報告されている[13]。

## おわりに

2015年12月のNature Newsに，「Cachexia: The last illness」として，悪液質病態が紹介された[17]。栄養療法があまり有効でないことと薬物療法の不十分さを理由に挙げている。代表的な薬物であるenobosarm（SARM, selective androgen receptor modulator：性ホルモン作用を除いた蛋白同化ステロイド）の大規模第III相臨床治験で，骨格筋量・身体機能が改善しなかったこと，またグレリン化合物（anamorelin）では骨格筋量や体重の増加にかかわらず，握力が改善しなかったことが記されている。しかしながら，anamorelinは抗悪液質薬として，ヨーロッパで承認申請中であり，これ以外にもマイオスタチン拮抗薬など，多くの抗悪液質薬が世に出ようとしている。動物モデルで研究されてきたがん悪液質

の食行動や代謝異常が，ヒトにおいて治療薬として検討され，明らかになることが期待される。

　臨床的には，食欲や身体活動を低下させる抑うつ，痛み，疲労なども，体脂肪量の減少や廃用性萎縮を介して，サルコペニアを増悪させ，QOLや予後を悪化させる。がん悪液質は，複合要因に基づくことを理解しておく必要があろう。

●文献

1）Inui A. Cancer anorexia-cachexia syndrome: current issues in research and management. CA Cancer J Clin 2002; 52: 72-91

2）Suzuki H, Asakawa A, Amitani H, et al. Cancer cachexia--pathophysiology and management. J Gastroenterol 2013; 48: 574-594

3）Amitani M, Asakawa A, Amitani H, et al. Control of food intake and muscle wasting in cachexia. Int J Biochem Cell Biol 2013; 45: 2179-2185

4）Evans WJ, Morley JE, Argilés J, et al. Cachexia: a new definition. Clin Nutr 2008; 27: 793-799

5）Fearon K, Strasser F, Anker SD, et al. Definition and classification of cancer cachexia: an international consensus. Lancet Oncol 2011; 12: 489-495

6）Braun TP, Zhu X, Szumowski M, et al. Central nervous system inflammation induces muscle atrophy via activation of the hypothalamic-pituitary-adrenal axis. J Exp Med 2011; 208: 2449-2463

7）Quinn LS. Interleukin-15: a muscle-derived cytokine regulating fat-to-lean body composition. J Anim Sci 2008; 86: E75-83

8）Saini A, Nasser A-S, Stewart CE. Waste management- cytokines, growth factors and cachexia. Cytokine Growth Factor Rev 2006; 17: 475-486

9）Baehr LM, Furlow JD, Bodine SC, et al. Muscle sparing in muscle RING finger 1 null mice: response to synthetic glucocorticoids. J Physiol 2011; 589: 4759-4576

10）Bédard N, Jammoul S, Moore T,et al. Inactivation of the ubiquitin-specific protease 19 deubiquitinating enzyme protects against muscle wasting. FASEB J 2015; 29: 3889-3898

11）改元 香, 網谷真理恵, 浅川明弘, 他. anabolic resistance. 栄養-評価と治療 2013; 30: 301-306

12）Aust S, Knogler T, Pils D, et al. Skeletal muscle depletion and markers for cancer cachexia are strong prognostic factors in epithelial ovarian cancer. PLoS One 2015; 10: e0140403

13）Rutten IJ, van Dijk DP, Kruitwagen RF, et al. Loss of skeletal muscle during neoadjuvant chemotherapy is related to decreased survival in ovarian cancer patients. J Cachexia Sarcopenia Muscle 2016; 7: 458-466

14）Tempfer C, Zeisler H, Sliutz G, et al. Serum evaluation of interleukin 6 in ovarian cancer patients. Gynecol Oncol 1997; 66: 27-30

15）Asher V, Lee J, Bali A. Preoperative serum albumin is an independent prognostic predictor of survival in ovarian cancer. Med oncol 2012; 29: 2005-2009

16）Block MS, Maurer MJ, Goergen K, et al. Plasma immune analytes in patients with epithelial ovarian cancer. Cytokine 2015; 73: 108-113

17）Lok C. Cachexia: The last illness. Nature 2015; 528: 182-183

# 21 輸液療法

藤田保健衛生大学七栗記念病院　薬剤課　　　　　　　　　　　二村 昭彦
藤田保健衛生大学医学部　外科・緩和医療学講座　東口 髙志, 伊藤 彰博

輸液療法は，静脈を介して循環血液量，体水分・電解質量の恒常性の維持，および経口摂取が不十分な状況下の水分・栄養補給を主たる目的とした治療法である。さらに輸液療法は，婦人科がん患者にとって，周術期，集学的治療期，そして終末期すべての臨床病期にわたり，欠くことのできない治療法である。一方で，不適切な輸液療法は患者のQOLやADLをも損なう，いわば両刃の剣の治療法であることも認識しておかなければならない。本稿では，担がんから終末期における輸液療法について概説する。

## がん患者における輸液療法の意義

がん患者は，輸液療法を必要とする共通の病態を有している。すなわち，がんの進行や治療に伴う放射線腸炎，イレウス，高度の癒着，がん性腹膜炎などにより消化管機能障害が原因で，経口・経管栄養が不可能または不十分な場合がみられ，その間の栄養状態の維持・改善に輸液療法は有用となる。

欧州のガイドラインでは，がん患者における静脈栄養法の治療目標として，①低栄養・悪液質の予防・治療，②がん治療に対するコンプライアンスの強化，③がん治療の副作用の制御，④QOLの改善，の4項目を設定し，種々の機能とアウトカムの改善を図ることとされている[1]。輸液療法はあくまで補助的手段に過ぎないが，がん患者の栄養障害を的確に把握し，病態に応じた輸液療法を施すことで，生存期間の延長，終末期がん患者の苦痛を緩和できる可能性がある。

## 輸液の種類と静脈栄養法の選択

一般的に，輸液は補充輸液と維持輸液に大別される。

### ❶補充輸液

補充輸液とは，細胞外液の喪失を補充する目的で開発された輸液である。婦人科がんの患者においては，化学療法や放射線治療による嘔吐や下痢，腸炎，消化管出血など，ときに体液喪失に伴う脱水を来す可能性があり，重度の場合は，循環動態が維持できなくなり血圧の低下やショックを来すこともある。したがって，ショック時などでは，補充輸液は

エネルギーや各種栄養素の投与よりも水・電解質の急速補充に重きが置かれている。補充輸液の目的が細胞外液への直接的補充であることから，その電解質組成は細胞外液と一致している。まず，末梢ルートより補充輸液（生理食塩液，乳酸/酢酸/重炭酸リンゲル液），代用血漿剤，血液製剤の輸液療法を開始されるが，長期に及び経口摂取が困難と予想される場合は，維持輸液へ移行する計画を立てる必要がある。ショックから離脱した後も消化液の喪失を伴うようであれば，維持輸液に加え，補充輸液を投与する。

## ❷維持輸液

維持輸液は，ヒトが1日で喪失する水分量と各種電解質を設定し，これを24時間持続的に投与することを原則として構成されている。近年，維持輸液は，調製の手間を省き，加えて調製の際の細菌汚染を減少させる目的で，糖・電解質輸液剤とアミノ酸輸液剤とをダブルバッグやシングルバッグに充填した製剤が一般化している。維持輸液は末梢静脈栄養製剤と高カロリー輸液製剤に大別される。

### a. 末梢静脈栄養製剤

末梢静脈栄養法（peripheral parenteral nutrition；PPN）には，糖濃度10～12%の高濃度糖加維持液や7.5%の糖質に3%のアミノ酸を加えたアミノ酸加総合電解質液が用いられている。さらに，ビタミン$B_1$欠乏によるウェルニッケ脳症や乳酸アシドーシスのリスクを回避する目的から，あらかじめビタミン$B_1$が添加された製剤がよく使用されている。PPNは，先述の通り，がん治療により食欲不振，嘔吐，下痢など1週間未満，経口摂取が困難と予想される場合や高カロリー輸液の導入期，離脱期，終末期がん患者などを適応とし，末梢静脈留置カテーテル（peripheral venous catheter；PVC）を留置し投与する（図1）[2]。

また，PPN製剤を実施する場合には，脂肪乳剤を加えることで1日1,000～1,200kcal,アミノ酸量として50～60gの投与が可能となる。ただし，PPNのみでは必要なエネルギーやアミノ酸，ビタミン，微量栄養素等を充足することはできないことを念頭におき，1週間以上に及ぶと予想される場合には，末梢挿入型中心静脈カテーテル（peripherally inserted central venous catheter；PICC）を第一選択として，高カロリー輸液へ移行する計画を立てることが望ましい（図1）[2]。

### b. 中心静脈栄養法

中心静脈栄養法（total parenteral nutrition；TPN）とは，中心静脈にカテーテルを留置し，栄養投与を目的として高カロリー（高浸透圧）輸液を施行することである。中心静脈アクセスデバイスにおいて，PICCは非トンネル型中心静脈カテーテル〔non-tunneled central venous catheter（CVC)〕に比べてカテーテル関連血流感染率や挿入時合併症発生率などの点で優位に立っていることから，終末期がん患者においても第一選択として推奨されるものである。

高カロリー輸液製剤の組成は，糖・電解質液，アミノ酸製剤，総合ビタミン剤，微量元

**図1　デバイス選択アルゴリズム**

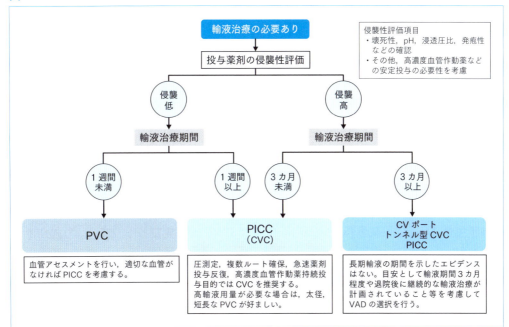

（日本VADコンソーシアム 編. 輸液カテーテル管理の実践基準 輸液治療の穿刺部位・デバイス選択とカテーテル管理ガイドライン. 南山堂, 2016, p46より）

素製剤を混合したもので，脂肪乳剤と併用することで非蛋白カロリー（non-protein calorie）/窒素比（NPC/N）が適正な150〜200となる。TPNの適応は，消化管が機能していないために経腸栄養が不可能な場合，あるいはTPNが経腸栄養に比べて有利と考えられる場合である。すなわち，腸管の完全閉塞・腹膜炎，消化管吸収障害を伴う病態，腸管の安静を必要とする病態（消化管瘻，消化管縫合不全など），肝不全，腎不全，大手術後など積極的な代謝栄養管理を必要とする場合など，長期にわたり静脈栄養が必要と予想される際に用いられる（図1）[2]。TPNによる適切な栄養管理は，がん患者の低栄養を改善でき，加えてTPNは重症患者の管理にも優れている。しかしながら，がん悪液質が進展し全身状態が不良となった"不可逆的悪液質"患者に対しては，耐糖能低下による重篤な糖代謝障害や水分，電解質の過剰投与による心不全，呼吸不全の増悪や胸水，腹水，全身の浮腫の増悪など，患者のQOLを低下させ，生命予後の短縮を招く場合があり注意を要する。

　さらに，免疫能低下に基づくカテーテル敗血症を併発する危険性が高いことも留意しなければいけない。TPNの適応に関しては様々な議論があることも事実ではあるが，優れた栄養法の一つであり，特にがん患者においては，刻々と変化する病態をよく見極めた上で臨機応変に対応していくことが肝要である。

## ◆◆ 生命予後からみた輸液療法

### ❶生命予後が数カ月以上見込まれる場合

　予後が数カ月以上と予測される場合の静脈栄養の適応に関する指標は限られているが，①高度の栄養障害患者，②500kcal/日以下の経口摂取あるいは経管栄養投与が5日間以上続くと予想される場合，③必要量の60%以下の経口・経管栄養摂取が10〜14日間続くと予想される場合，を目安に実施が推奨されている[3,4]。

　静脈栄養の適応があれば速やかに開始するが，がん患者の多くが栄養障害を有することを念頭におき，リフィーディングシンドローム等の代謝性合併症を発症しないよう少量から開始して慎重に投与量を増やすことが望ましい。また，経口摂取・経管栄養がある程度可能な場合は，不足分を補うために静脈栄養を併用する場合もある。この場合，補完的中心静脈栄養（supplemental parenteral nutrition；SPN）が栄養療法として，より適切な場合がある。

### ❷生命予後が1カ月程度の場合

　欧米のガイドラインでは，終末期がん患者において，輸液療法などの緩和的栄養療法が適応となることは少ないとされている[5]。しかしながら，終末期とはいえ，輸液による栄養管理は軽視できない。東口らは，担がん・末期がん患者を，不可逆的な悪液質に陥っていない症例と陥った症例に分類し，輸液・栄養管理実施基準（**表1**，**表2**）を作成し，作成前後の平均生存期間，経口摂取可能期間を比較したところ，いずれも有意に延長が認められたと報告している[6]。また，同時に褥瘡発生率の推移についても，適切な栄養管理を実践後は大きく減少していることが報告されている[6]。

### ❸生命予後が1〜2週間未満の場合

　死亡直前に輸液を行った場合と行わなかった場合の患者のQOLと生命予後に差が認められないとする検証型のランダム化比較試験が発表された（**図2**）[7]。輸液を施行している群では，血液検査での脱水は輸液を施行していない群よりも悪化が少なくなったが，呼吸困難や倦怠感，眠気，幻覚，ミオクローヌスなど患者の自覚できる症状，well-beingに差はなかった。この結果は，予後週単位の患者を対象とした場合は，輸液をルーチンに行うことは，患者の自覚できる症状や生命予後に影響しないことを示している。

## ◆◆ がん終末期における輸液療法

　日本緩和医療学会の『終末期がん患者の輸液療法に関するガイドライン2013年版』では，生命予後が約1カ月以内と考えられる，成人の固形がん患者で，化学療法を受けておらず，適切な治療を行っても経口的に十分な水分・栄養を摂取できない患者を終末期と定

## 表1　担がん・末期がん患者の輸液・栄養管理（悪液質を伴わない症例）（文献6より改変）

1. 水分投与量：30〜40mL/kg体重/日（およそkg体重あたり35mL/日）
    注：終末期症例；25〜35mL/kg体重/日（およそkg体重あたり30mL/日）
2. 必要カロリー（kcal/日）：基礎代謝消費量（BEE）×活動因子（AF）×侵襲因子（SF）
    BEE：Harris-Benedictの式より算出

    > 男性：66＋（13.7×体重kg）＋（5.0×身長cm）－（6.8×年齢）
    > 女性：655＋（9.6×体重kg）＋（1.7×身長cm）－（4.7×年齢）

    AF＝1.0〜1.8（ベッド上安静 → 1.0，歩行可能 → 1.2，労働 → 1.4〜1.8）
    SF＝1.0〜2.0（生体侵襲度・重症度に応じて判定：担癌症例 → 1.2以上）
3. アミノ酸（蛋白）投与量（g/日）：体重（kg）×侵襲因子（SF）；必須アミノ酸を含む
4. 脂肪投与量（g/日）：必要カロリーの20〜50％（0.5〜1.0g/kg体重）；必須脂肪酸を含む
    経静脈栄養における脂肪投与速度；0.1〜0.2g/kg体重/h
5. 糖質投与量（g/日）：（必要カロリー）－（アミノ酸投与量）－（脂肪投与量）
    NPC/N（非蛋白カロリー/窒素量）：150〜200kcal/日；腎不全では300〜500kcal/日
6. ビタミン・微量元素投与量：1日必要量

原則：経口投与 → やむを得ない場合のみ：経腸・経静脈栄養を併施

## 表2　担がん・末期がん患者の輸液・栄養管理（悪液質を伴う症例）（文献6より改変）

### A. 経口摂取可能症例
1. 自由摂食：好きな食事・食べられる食品（緩和ケア食など）
2. 本人の理解・承認が得られる場合：
    ①ビタミン・微量元素栄養剤
    ②高脂肪高蛋白栄養剤（肺転移・呼吸障害合併例）
    ③GFO（摂食不良症例，免疫能低下例，麻薬投与例）
    ④分岐鎖アミノ酸・グルタミン製剤（筋萎縮・四肢だるさ発症例）
    ⑤インナーパワー（臨床症状の緩和）
        GFO：グルタミン・水溶性ファイバー・オリゴ糖

### B. 経口摂取不能例
1. 本人・家族の希望
    ①強制的な輸液・栄養補給実施せず
    ②間歇的輸液（末梢静脈栄養；ヘパリン/生食水ロック）
    ③持続的輸液（末梢静脈栄養/中心静脈栄養；長期ルート保持困難例）
2. 水分投与量：15〜25mL/kg体重/日（およそkg体重あたり20mL/日；500〜1,000mL/日）
    口渇対策：輸液に頼らず口腔ケアをかねてお茶スプレー（カテキン効果）を実施
3. 必要カロリー（kcal/日）：5〜15kcal/kg体重/日（およそ200〜600kcal/日）
4. 投与栄養素
    ①糖質が中心
    ②必要に応じてアミノ酸（分岐鎖アミノ酸）・必須脂肪酸を少量投与
5. ビタミン・微量栄養素：1日必要量投与（口内炎，褥瘡発生予防のため）

義し，輸液療法の指針がまとめられている[8]。ガイドラインによると，総合的QOL指標が改善するのは，消化管閉塞により経口的水分摂取ができない患者のうち，1カ月程度の生命予後が見込め，performance status（PS）の低下が認められない場合であり，PSが低下し，数週間以内に死亡する確率が高い患者に対しては，輸液療法が総合的QOL指標を改善する可能性は低い。したがって，総合的QOL指標の改善を目的とする場合，生命予後が1カ月程度と予想される患者では，「500〜1,000mL/日（100〜400kcal/日；窒素0〜4.8g/日・アミノ酸0〜30g/日」の維持輸液（中カロリー輸液）が強く推奨され，1,000mL/

**図2** 死亡直前期の輸液の生命予後に対する効果（文献7より）

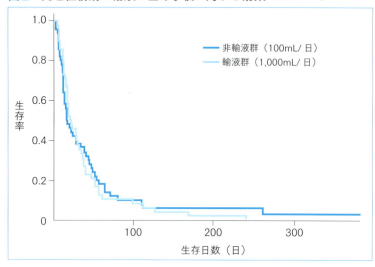

**図3** 終末期がん患者に対する輸液療法の概念的枠組み

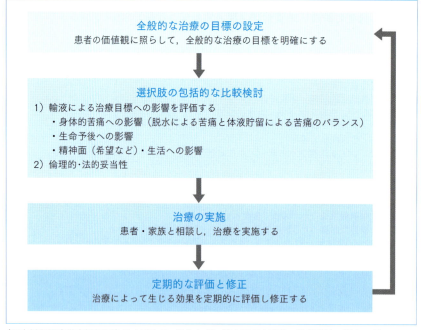

（日本緩和医療学会緩和医療ガイドライン委員会 編. 終末期がん患者の輸液療法に関するガイドライン2013版. 金原出版, 2013, p67より）

日以上の維持輸液は水分過剰による体液貯留症状の悪化をもたらす可能性がある。

　本ガイドラインが，欧米のガイドラインとも共通し提唱していることは，終末期がん患者に対して，①患者・家族の価値観が尊重されること，②個々の患者の状況に応じたものであること，③利益・不利益の包括的評価に基づくこと，④評価と修正が繰り返して継続されることで，輸液療法の概念的枠組みのなかで示されている（図3）[8-10]。すなわち，

臨床上の判断では，まず，患者・家族の価値観を尊重した上で栄養療法の目標を明確にし，終末期の悪液質を含む病態と栄養療法の身体的苦痛，生命予後，精神面や生活面への影響を総合的に評価し，その上で施行された輸液療法を定期的に評価して，病態の変化に応じ，必要があれば修正していくことである。

## ◆◆ おわりに

がん患者の病態は個々により様々で複雑ではあるが，栄養状態を定期的に評価し，輸液療法の適応，デバイス選択の基本を遵守することで，栄養状態の維持・改善が期待できる。一方，終末期に対する輸液療法においては，患者一人ひとりにとって，最も大切な価値観を尊重し，QOLを損なわないことが最も重要である。

●文献

1) Bozzetti F, Arends J, Lundholm K, et al. ESPEN Guidelines on Parenteral Nutrition: non-surgical oncology. Clin Nutr 2009; 28: 445-454
2) 日本VADコンソーシアム 編. 輸液カテーテル管理の実践基準. 輸液治療の穿刺部位・デバイス選択とカテーテル管理ガイドライン. 南山堂, 東京, 2016
3) Ollenschläger G, Konkol K, Mödder B. Indications for and results of nutritional therapy in cancer patients. Recent Results Cancer Res 1988; 108: 172-184
4) ASPEN Board of Directors and the Clinical Guidelines Task Force. Indications for specialized nutrition support. JPEN 2002; 26: 18SA-20SA
5) August D, Teitelbaum DH, Albina J, et al. Guidelines for the use of parenteral and enteral nutrition in adult and pediatric patients. JPEN J Parenter Enteral Nutr 2002; 26
6) 東口髙志, 伊藤彰博, 村井美代, 他. 末期癌患者の輸液療法. 日医誌 2004; 132: 61-64
7) Bruera E, Hui D, Dalal S, et al. Parenteral hydration in patients with advanced cancer: a multicenter, double-blind, placebo-controlled randomized trial. J Clin Oncol 2013; 31: 111-118
8) 日本緩和医療学会緩和医療ガイドライン委員会 編. 終末期がん患者の輸液療法に関するガイドライン2013年版. 金原出版, 東京, 2013
9) American Society for Parenteral and Enteral Nutrition. Guidelines for the use of parenteral and enteral nutrition in adult and pediatric patients. J Patent Ent Nutr 2001; 26: 82SA-83SA
10) Bozzetti F, Amadori D, Bruera E, et al. Guidelines on artificial nutrition versus hydration in terminal cancer patients. European Association for Palliative Care. Nutrition 1996; 12: 163-167

# 22 ギアチェンジ（バッドニュース）

東北大学大学院医学系研究科医科学専攻　外科病態学講座緩和医療学分野　**中島 信久**<sub>なかじま のぶひさ</sub>

## ◆◆「ギアチェンジ」とは

　がん医療において，「ギアチェンジ」という言葉が用いられることがある[1]。もともとは，"Changing Gear: Guidelines for managing the last days of life in adults" において，「終末期の経過の中で，提供するケアの切り替えが必要である」という意味で使用された。一方，わが国においては，「ギアチェンジ」という言葉が2000年頃に登場するようになった。「がんに対する積極的な治療（外科治療，化学療法，放射線治療など）を中止して緩和ケアを中心とした終末期医療に移行する」ことを意味するものであった。

　WHOは1990年に緩和ケアについて，「緩和ケアとは，治癒を目指した治療が有効でなくなった患者に対する積極的な全人的ケアである。痛みやその他の症状コントロール，精神的，社会的そして霊的な問題の解決が最も重要な課題である。緩和ケアの目標は，患者とその家族にとってできる限り可能な最高のQOLを実現することである」と定義した[2]。さらに2002年に「生命を脅かす疾患に伴う問題に直面する患者と家族に対して，疼痛や身体的，心理社会的，スピリチュアルな問題を早期から正確にアセスメントし解決することにより，苦痛の予防と軽減を図り，生活の質（QOL）を向上させるためのアプローチである」と改訂した[3]。こうして緩和ケアは，早期から治療と並行して快適に生活するために行われるべきものと考えられるようになった。

　このような流れを受けて，わが国では2007年に「がん対策基本法」が成立し[4]，これに基づいて「がん対策推進基本計画」が制定された[5]。前者の基本理念の一つに「がん患者の意向を十分に尊重したがん医療提供体制の整備」が示された。また後者の全体目標として，「すべてのがん患者とその家族の苦痛の軽減ならびに療養生活の質の維持向上」が掲げられた。この計画は5年後の2012年に改訂され，その際に，「がんと診断された時からの緩和ケアの推進」が全体目標の一つとして示された[6]。がん治療の早期から，緩和ケアが適切に導入されることの重要性を意味している。

## ◆◆ ギアチェンジのタイミング

### ❶「包括的がん医療モデル」

　ここで，「がん医療」の目標について考えてみる。ここでは話を単純化して，「がん医療」＝「がん治療」＋「緩和ケア」とする。「がん治療」の目標は「治癒」あるいは「予

**図1　がん医療モデル**

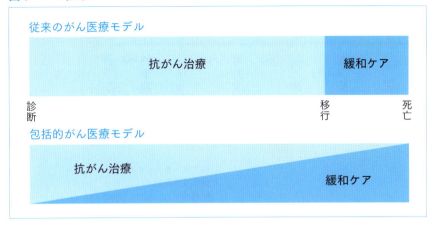

後の延長」と「QOLの向上」である。一方，「緩和ケア」の目標は「QOLの向上」であり，これにより予後に良い影響を及ぼすことが期待される。実際に進行肺がんの治療早期から緩和ケアを併行して行うことで予後が延長したとの報告もある[7]。こうしたことから，両者の目標は一致しており，互いに補い合うものであると考えられ，「包括的がん医療モデル」として捉えられる。従来のがん医療のモデルと包括的がん医療モデルの概念図を図1に示す。

## ❷いつからどのように行うべきか

　次に進行がん患者の臨床経過について，その概略を図2に記す。ここでは，①「初診〜診断〜治療（外科治療など）」，②術後補助療法，③再発，④終末期の4つの時期に分けて考えてみる。

　③再発から④終末期に移行する時期が，いわゆる「ギアチェンジ」のタイミングである。

　①の時期にがんという初回診断を受けることの衝撃は大きいが，③の再発の際に患者が受ける精神的衝撃は，それよりも大きいことが多いということが示されている[8]。再発に対する治療そのものへの不安や今後の見通し（病状や予後）についての不安は大きく，「ギアチェンジ」，すなわち治療からケアへの移行の中で生じる「こころの問題」をはじめとした全人的苦痛へのサポートが不可欠である。

　図1の従来型がん医療モデルでは，積極的ながん治療の選択肢がなくなった時点で緩和ケアに切り替わることになるが，これが望ましい方法でないことは言うまでもない。我々が目指すべき「包括的がん医療モデル」においては，ギアチェンジはある一時点で完遂されるものではなく，がん医療において積極的な治療と緩和ケアが併走して行われていく中で，細かくギアを変えながら段階的に行われるべきものである。それでは，いつからどのように行うべきなのであろうか？　その際に有用な方法の一つに，「アドバンス・ケア・プ

**図2　がん患者の臨床経過－治療とケア**

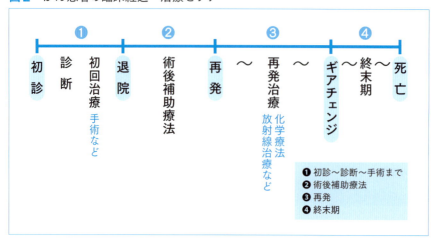

① 初診〜診断〜手術まで
② 術後補助療法
③ 再発
④ 終末期

（図中）
初診　診断　初回治療 手術など　① 退院　術後補助療法　② 再発　〜　再発治療 化学療法 放射線治療など　③ 〜　ギアチェンジ　④ 〜 終末期　〜 死亡

ランニング」がある[9,10]。これは将来の意思決定能力の低下に備えて，今後の治療・ケアの方向性について患者・家族とあらかじめ話し合うプロセスであり，患者の気がかりや価値観を引き出し，これからの治療やケアにおける全体的な目標を立てるというものである。抗がん治療を行っている段階から，患者・家族，医療者による話し合いを繰り返し行い，定期的にupdateしていくもので，こうした中でギアチェンジを進めていくことは，患者のみならず家族のケア，コミュニケーションの向上につながることが期待される。

## ❸注意すべき点

次に，ギアチェンジのタイミングについて注意すべき点について述べる。積極的な治療が無効となった場合，または抗がん薬の副作用のために，これ以上の治療の継続が困難となったときに，医師から患者へ積極的な治療の継続が難しいことが伝えられ，その際に，今後の方針として緩和ケアについての説明がなされることが多い。しかし，その説明が突然にかつ一方的に行われると，患者や家族は不安や戸惑いを感じたり，医師との信頼関係が崩れることがある。そうした状況を回避するためにも，医師はがん治療の開始時に今後の治療プランを見据えて，治療がうまくいった場合の情報とうまくいかなかった場合の情報の両者を伝えながら，患者がこれからのことを理解できるように支援し，その後のがん治療の中で「ギアチェンジ」を段階的に行えるように努めていくことが求められる。その際に重要なことは，患者が立ち止まってじっくりと考えるための時間を十分に確保することである。しかし，専門的な緩和ケアに紹介されてから死亡までの期間は1カ月程度であり，また，15％の患者は1週間程度で死亡しているということが複数の研究で示されている[11-13]。これには，医師による予後予測の不確実さ（楽観的な予後予測），漫然とした抗がん治療の継続，専門的緩和ケアへの紹介タイミングの遅れなどが関与しており，こうした現実を踏まえて「ギアチェンジ」を円滑に行っていくことが大切である。

## 「SPIKES」と「SHARE」

　先に紹介した進行肺がんにおける早期からの緩和ケアの介入に関する報告においては，治療早期から緩和ケアの介入を併施したグループでは，標準的ながん治療を行ったグループと比較して，終末期まで積極的ながん治療が施行された割合が少なかったにもかかわらず，生存期間は有意に延長した[7]。治療の早期から専門的緩和ケアを併施することにより，より早期から質の高い緩和ケアの提供のみならず，今後の見通しを立てることで適切なギアチェンジが可能となったことが，こうした結果につながったと考えられる。

　ここで，積極的な治療の中止〜悪い知らせの伝え方について述べる。「積極的な治療の中止」のような「悪い知らせ」を伝えるために，2000年に米国で「SPIKES」というコミュニケーション・スキルに関するプロトコールが開発された[14]。その概略を表1に示す。基本的コミュニケーションの6つのステップを時間軸に沿って並べたもので，その頭文字をとってSPIKESと命名されている。患者・家族と医療者が「ギアチェンジ」を含めた「今後のこと」を話し合う際に，このプロトコールに沿って行うことは有用である。その際，ギアチェンジにおける患者・家族−医療者間コミュニケーションにおいて重要なことの一つは，医療者は患者のギアチェンジの達成を急ぎすぎないことである。医療者から患者への一方的な説明を繰り返すことでギアチェンジを迫るのではなく，傾聴を主体とした援助的コミュニケーションにより患者を支え続けることが重要である。

　上記の6つのステップの中で，STEP5のEmpathy & Exploration：感情に共感を示すことが，とても難しいが重要なスキルとなる。積極的な治療が困難となりつつある患者の「生きたい」という思いを受け止めながらじっくりと傾聴し，よき理解者となることである。ギアチェンジを促すのは，医師の粘り強い説明や説得ではなく，患者が「自分の気持ちを理解してもらえた」と安心できるような医師の存在である。このように，患者にとって医師がよき理解者，よき援助者となることが，ギアチェンジにおいてとても大切である。

　わが国では，このSPIKESをベースにして，2007年に「SHARE」というコミュニケーションプログラムが開発された[15]。日本のがん患者ならびに医師への面接とアンケートをもとに開発されたものであり，日本人の「悪い知らせ」の伝え方の意向に即したコミュニケーション・スキルを学ぶことを目的としている。"Supportive environment"，"How to

### 表1 SPIKES

| STEP1 | Setting | 面談のための環境の設定 |
|---|---|---|
| STEP2 | Perception | 患者の病状認識の把握 |
| STEP3 | Invitation | 意思決定に関する患者の希望の確認 |
| STEP4 | Knowledge | 患者への情報の提供 |
| STEP5 | Empathy & Exploration | 患者の感情への共感的な対応 |
| STEP6 | Strategy & Summary | 今後の治療方針とまとめ |

**表2　患者の生活と情報ニーズ**

- 治療でどのような症状が出るのかがとても心配である
- 今まで通りの生活ができるのだろうか？
- どのくらい休業すればよいのか？　ローンは返せるのだろうか？
- 婦人科がんのため，交際相手と結婚してよいのか，どのように説明したらよいのかを悩む
- 小さな子どもを抱えて，どこでどのような治療を受けられるのかがわからなかった
- 私の遺伝子を受け継ぐことで，子どもが同じ病気にかかるのではないのだろうか？
- 数種類の薬を説明されて，自分で選ぶように言われたが，選べなかった
- 健康食品の是非を主治医に尋ねたら，見向きもされなかったので，見捨てられた気持ちになった

**表3　がん医療全体の見通しに関する話し合い**

- 標準的な治療法，その他の治療法，治療の有効性，危険性を説明した上で，推奨する治療法を伝える
- 治療の目標，治る見込みについて話し合う
  「がんを完全に取り去り完治することは難しい状況ですが… 現在の生活を保つことが目標になります」
- 余命については聞きたくない患者もいる
- セカンドオピニオンについて説明する
- 治療選択に誰が関わるのかを尋ねる
- 日常生活，家事，仕事などへの影響について話し合う
- 利用できるサービスを紹介する：心理的援助，高額医療負担，訪問看護など
- 患者が希望をもてる情報も伝える
  「痛みを取る治療はあります。我慢せずにおっしゃってください」

deliver the bad news"，"Additional information"，"Reassurance and Emotional support" の4つの構成要素からなる。これらは，患者が悪い知らせを伝えられる際に医師に対して望むコミュニケーションの各要素である。SPIKESと異なり，時間軸は考慮されていない。SHAREによる2日間のトレーニングで，面接技術の向上，患者の抑うつの軽減や信頼感の向上が実証されている[16,17]。このようなツールを用いて，患者の生活と情報ニーズ[18]（**表2**）に配慮しながら，患者，家族とがん医療全体の見通し[18]（**表3**）について話し合うことは，円滑なギアチェンジ，さらにはよりよい終末期を過ごすことにつながると期待される。

●文献

1）高宮有介. ギアチェンジの動向と問題点. ターミナルケア 2001; 11: 173-176
2）World Health Organization. National cancer control programmes. Policies and managerial guidelines. 1st edition. WHO, Geneva, 1990
3）World Health Organization. National cancer control programmes. Policies and managerial guidelines. 2nd edition. WHO, Geneva, 2002
4）がん対策基本法
　　http://law.e-gov.go.jp/htmldata/H18/H18HO098.html
5）がん対策推進基本計画の概要
　　http://www.mhlw.go.jp/bunya/kenkou/dl/gan_keikaku01.pdf
6）厚生労働省. がん対策推進基本計画

http://www.mhlw.go.jp/bunya/kenkou/gan_keikaku.html

7） Temel JS, Greer JA, Muzikansky A, et al. Early palliative care for patients with metastatic non-small-cell lung cancer. N Engl J Med 2010; 363: 733-742

8） Mager WM. Andrykowski MA. Communication in the cancer 'bad news' consultation: patient perceptions and psychological adjustment. Psychoonclogy 2002; 11: 35-46

9） 白浜雅司. アドバンス・ケア・プランニングー意識低下後も患者の意思を尊重するケア. ギアチェンジ. 緩和医療を学ぶ二十一会. 池永昌之, 木澤義之 編. 医学書院, 東京, 2004, pp78-87

10） Advance care planning: A guide for health and social care staff. NHS end of life care programme-2007

11） Morita T, Chihara S, Kashiwagi T. Family satisfaction with inpatient palliative care in Japan. Palliat Med 2002; 16: 185-193

12） Tsuneto S. Past, present, and future of palliative care in Japan. Jpn J Clin Oncol 2013; 43: 17-21

13） Morita T, Kizawa Y. Palliative care in Japan: a review focusing on care delivery system. Curr Opin Support Palliat Care 2013; 7: 207-215

14） Baile WF. Buckman R, Lenzi R, et al. SPIKES-A six-step protocol for delivering bad news: application to the patient with cancer. Oncologist 2000; 5: 302-311

15） 内富庸介, 藤森麻衣子 編. がん医療におけるコミュニケーション・スキルー悪い知らせをどう伝えるか. 医学書院, 東京, 2007

16） Fujimori M, Oba A, Koike M, et al. Communication skills training for Japanese oncologists on how to break bad news. J Cancer Educ 2003; 18: 194-201

17） Fujimori M, Shirai Y, Asai M, et al. Effect of communication skills training program for oncologists based on patient preferences for communication when receiving bad news: a randomized controlled trial. J Clin Oncol 2014; 32: 2166-2172

18） 日本緩和医療学会. 緩和ケア研修会 参加者ハンドブック. コミュニケーション
http://www.jspm-peace.jp/support/pdfdownload.php

# 23 食について

藤田保健衛生大学病院　食養部　伊藤 明美，植田 優実

##  「食べること」のもつ意義

　WHOによる緩和ケアの定義（2002年）は，患者・家族に対して痛みやその他の身体的問題，心理社会的問題などを早期に発見し，的確なアセスメントと対処を行うことによって，苦しみを予防し和らげることで，QOLを改善するアプローチであるとされ，本邦のがん対策推進基本計画においての重点的課題として，①チーム医療の推進，②集学的治療の質の向上，③精神心理的苦痛に対する心のケアを含めた全人的な緩和ケアが掲げられている。

　栄養，食に関する問題は，患者のがん療養生活において，がんそのものや治療の副作用などによる，食事量の低下や体重減少などが，患者のQOLに大きく影響を与えることにある。こうした状況の中で，患者を支えることができるのは，栄養サポートチーム（nutrition support team；NST）をはじめとしたチーム医療であり，多職種による適切な栄養アセスメントとそれに基づく栄養ケアなくして適切な食の提供や栄養管理は成り立たない。がん患者の栄養補給は，「できるだけ経口・経腸栄養を推奨し，経静脈栄養は補助的手段」として行うことが原則とされている[1]。長期に重度な食事摂取不良が続く場合，中心静脈栄養による栄養投与が余儀なくされ，その施行期間が長くなると必然的にカテーテル関連血流感染症を合併するリスクが高くなる。また，長期に絶食が続くと，腸粘膜の萎縮による免疫機能の崩壊により起きる bacterial translocation（腸内細菌が腸管バリアを通過して，体内に移行する状態）のリスクも高くなることなど，経口摂取は腸を使うことによる腸管の免疫機能の維持の観点からもその役割は大きい。

　また，がん治療時には，低栄養による免疫力低下が原因で肺炎などの感染症を併発しやすい。すべての医療従事者は，多職種が協同で栄養管理を正しく行うことによる様々な合併症対策が，がん治療にとって非常に重要であることを認識する必要がある。また，食べることは，患者本人や家族の精神的な支えとなり，患者のQOLの維持においても不可欠と言える。しかし，がん患者の食事摂取不良となる原因は様々であり，がんと告知されたときの精神的ストレスによる食欲低下，がんそのものによる食欲不振，手術・化学療法・放射線治療などの治療による下痢，悪心・嘔吐等の消化管症状の副作用が原因となる経口摂取不良等がある。さらに，終末期には経口摂取量の著しい低下を認め，患者・家族の精神的苦痛は増強する。ここでは，がん診断時から終末期までの食における栄養管理の注意点を記載する。

## 治療開始時からの栄養評価の重要性

　がん患者は，治療開始時に既に栄養不良を合併しているケースもあり[2]，がん治療開始時から栄養管理が行われるべきである。また，がんそのものではなく，治療の副作用による有害事象が原因で低栄養となるケースは多く，早期に栄養介入の必要性を判断するには栄養不良患者を抽出するための栄養スクリーニングを行う。

　栄養スクリーニングには様々な指標が用いられているが，本邦で最も一般的に用いられている手法が，主観的包括的栄養評価（subjective global assessment；SGA）（表1）である。SGAは，体重の変化，食物摂取量の変化，消化器症状，活動の状況，疾患および身体状況から総合的に栄養不良の有無を判断する。栄養不良があると判断された場合には，より詳細な栄養アセスメントが行われる。栄養アセスメントでは，栄養不良の程度がどれ

**表1　主観的包括的栄養評価（SGA）**

**A　病歴**

1　体重変化

　　過去6カ月の体重減少：　　　　　kg　　　減少率：　　　　　％
　　過去2週間の体重変化：　□増加　　□変化なし　　□減少

2　食物摂取変化（平常時との比較）
　　□変化なし
　　□変化あり（期間）＿＿＿＿＿＿（月，週，日）

3　消化器症状（過去2週間継続している）
　　□なし　　□悪心　　□嘔吐　　□下痢　　□食欲不振

4　機能性
　　□機能障害なし
　　□機能障害あり：（期間）＿＿＿＿＿＿（月，週，日）
　　　　タイプ：　□期限ある労働　　□歩行可能　　□寝たきり

5　疾患および栄養必要量
　　診断名：
　　代謝的ストレス：　□なし　　□軽度　　□中等度　　□高度

**B　身体所見（スコア：　0＝正常　　1＝軽度　　2＝中等度　　3＝高度）**
　　皮下脂肪の喪失（三頭筋，胸部）：＿＿＿＿＿＿
　　筋肉喪失（四頭筋，三角筋）：＿＿＿＿＿＿
　　くるぶし浮腫：＿＿＿＿＿＿　　仙骨浮腫：＿＿＿＿＿＿　　腹水：＿＿＿＿＿＿

**C　主観的包括的評価**
　　A　□栄養状態良好　　　B　□中等度の栄養不良　　　C　□高度の栄養不良

くらいかを，上腕三頭筋皮下脂肪厚（triceps skinfold；TSF）や上腕筋囲（arm muscle circumference；AMC）といった身体計測値，アルブミンやプレアルブミン，コレステロール等の血液検査値，エネルギーやたんぱく質充足率，臨床症状などを用いて詳細に評価する。

　がん患者の栄養不良の特徴として，①食事が食べられなくなる症状が様々であること，②がんの進行に伴い，がん特有の慢性炎症を原因とした筋蛋白の崩壊が亢進すること，③炎症によるアルブミンの低下を認めるケースが多く，必ずしもアルブミンが栄養不良を反映していないことなどが挙げられる。がん患者の栄養評価として，米国国立がん研究所（National Cancer Institute；NCI）が推奨しているPG-SGA[3)]は，詳細ながん患者の臨床症状，代謝，筋肉・脂肪量などの身体観察を取り入れている。がん患者の食を支えるにあたっては，複数の栄養指標により患者の栄養不良の程度を正確に評価した上で，食事摂取不良となっている要因を見つけ，その対応を考える。消化管症状や味覚障害などが原因で長期間にわたり偏食となっている場合には，エネルギーは充足していても，たんぱく質や脂質，ビタミンやミネラルなどが不足していないか，見逃さないよう注意する必要がある。

## 🔷🔹 がん患者の栄養投与量

### ❶エネルギー

　担がん時の安静時エネルギー消費量は，がん種や進行度によって異なると考えられている。一般的には，炎症反応が高値な場合に安静時エネルギー消費量は増加するが，通常の活動量の低下がみられるために，総エネルギー必要量は概ね健常人と同様と考えられている[4)]。通常の活動量の場合には1日必要量を25〜30kcal/kg，活動性が高い場合には30〜35kcal/kg，ベッド上で安静状態の場合は20〜25kcal/kgとする。1週間に1回の体重測定を行い，定期的に摂取エネルギー量の過不足をモニタリングすることが大切である。

### ❷たんぱく質

　たんぱく質（アミノ酸）投与量は，概ね1.0〜1.2g/kg/日とされている。がん患者のたんぱく質・アミノ酸代謝は，がん進行に伴う慢性炎症による筋蛋白の崩壊が特徴的であり，筋肉量や筋力の低下はQOLを低下させる。筋蛋白の維持には，生体内で合成されない必須アミノ酸を多く含む良質のたんぱく質の補給が不可欠である。分岐鎖アミノ酸は，侵襲下において効率の良いエネルギー源となり，また，筋蛋白の崩壊抑制や合成能の促進などの働きをもつとされているため，分岐鎖アミノ酸を含む動物性たんぱく質が不足しないよう注意したい（図1）。

### ❸脂肪

　摂取基準は，厚生労働省より発表されている日本人の食事摂取基準（2015年版）を基本とし，総投与エネルギー量の20〜25％を目安とする。

**図1　たんぱく質50gのおおよその目安量**

1日に必要なたんぱく質量（g）= 体重（kg）× 1.0～1.2

例）体重50kgの場合　必要なたんぱく質量（g）

50kg × 1.0～1.2g ＝ 50～60g/日

| | エネルギー（kcal） | たんぱく質（g） |
|---|---|---|
| ごはん　300g | 504 | 7.5 |
| 鶏もも肉　80g | 160 | 13.0 |
| さけ1切れ　80g | 163 | 15.7 |
| 卵1個　60g | 91 | 7.4 |
| 牛乳　200mL | 134 | 6.6 |
| 合計 | 1,052 | 50.2 |

### ❹その他の栄養素（n-3系脂肪酸，ビタミン・ミネラル）

　日本人の食事摂取基準を目安量とする。ビタミンやミネラルなどの中には，抗酸化作用をもつ栄養素があり，生体内で発生する酸化ストレスの軽減に関係している。がんは，IL-1，IL-6，TNF-$\alpha$などの炎症性サイトカインを産生しており，これらががんの病態悪化の一因と考えられ[4]，n-3系脂肪酸，ビタミンA，C，Eや亜鉛，銅，セレンといった抗酸化物質の投与によって，生体内の炎症反応の制御作用が期待されている。また，ビタミンB$_1$，B$_2$，B$_6$，L-カルニチン，コエンザイムQ10といった成分は炭水化物，たんぱく質，脂質代謝に欠かせない栄養素である。よって，これらの栄養素を不足なく摂取することは，正常な代謝維持と炎症反応の制御といった観点から重要であり，不足しないよう心がけることが大切である。

## ◆◆ 婦人科がん治療時に起きやすい栄養管理上の問題点

### ❶子宮がん治療時

　子宮がんの治療は，手術，放射線治療，化学療法によって行われる。化学療法では，プラチナ製剤を中心とした単剤あるいは多剤併用療法が選択されることが多い。プラチナ製剤の一つであるシスプラチンは，高い腫瘍収縮効果をもつものの，激しい副作用があるのが特徴である。多くの患者にみられる吐き気・嘔吐や食欲不振などの消化管症状に関しては，他の抗がん薬に比べてかなり強く現れる。このような症状に対しては，主に制吐薬の併用で対処する。適切な薬物療法で，症状の軽減に努めることが基本であるが，完全に消失できない場合は，食事提供時の工夫が必要となる。

　放射線治療の副作用にも消化管症状があり，特に骨盤照射時の下痢には，食事についての注意が必要となる。難治性の下痢の場合には，脱水に注意し必要に応じて点滴管理も行う。病期がⅠ，Ⅱ期に行われることが多い子宮全摘出術では，子宮周囲の子宮傍組織を切

除する際に，その中に存在する膀胱神経や直腸神経も切断せざるを得ないことが多く，術後に膀胱麻痺や直腸麻痺などが起こるという難点がある。このため，排尿障害や便秘が，後遺症として後々まで残ることがある。便秘に対して，朝起きたら冷たい飲み物をとる，食物繊維を含む食事をとる，適度な運動で腸を動かすことが効果があるとされているが，腸が癒着などで細くなっている場合もあり，その時には，食事量を控え食物繊維を減らすことが必要となる。便秘の原因には個人差があるので，症状等をよく聞き，医師等と相談しながら対応していく必要がある。

### ❷卵巣がん治療時

　卵巣がんの治療は，腫瘍減量手術と化学療法である。化学療法では，タキサン製剤とプラチナ製剤が併用されることが多い。これらの抗がん薬の副作用として，嘔気，下痢，発熱，好中球減少，脱水等があり，水分補給に注意する。また，転移しやすいケースでは，「腹膜播種」を来している場合も多く，進行すると腹水貯留，さらに悪化した場合には胸水貯留を認め，食欲低下の原因となりうる。また，腹膜播種の進行は，イレウスなどの消化管通過障害を引き起こす。

## ◆◆ 食事摂取量が少ない時には栄養補助食品の利用を考える

　食欲がないと，あっさりしたもの，口当たりの良いもの，においがしないものを好む傾向があり，麺類やゼリー類といった炭水化物に偏りがちである。これが長期にわたると，

**表2　栄養補助製品等例**

| 製品名 | 適応 |
|---|---|
| エネーボ®<br>エンシェア・リキッド®<br>ラコール®ＮＦ | 医薬品扱いの経腸栄養剤で，食事摂取量が全体的に少なく，エネルギーやたんぱく質をはじめ全体的にバランスよく栄養素を補給したい場合。 |
| テルミール®ミニ<br>メディミルプチ®ロイシンプラス<br>リソースペムパル® | 食品扱いの経腸栄養製品であり，適応については，医薬品栄養剤と同様。容量が100～125mL（200kcal）で，飲み切りやすいサイズ。味のバリエーションも豊富。インターネットなどを利用し通販で購入が可能。商品によっては薬局，コンビニでも購入可。 |
| アルジネード®<br>テゾン®<br>一挙千菜 | 味覚異常等が原因で偏食が続き，ビタミンやミネラルの摂取不足が考えられる，または，これらの栄養素補給を創傷治癒などの目的で強化したい場合。 |
| インナーパワー® | BCAA（分岐鎖アミノ酸），クエン酸，コエンザイムQ10，L-カルニチン，ビタミンB群など，糖質，たんぱく質，脂質代謝に必要な栄養素を補給。がんによる倦怠感などの軽減に効果がある[6]。 |
| 「摂食回復支援食」あいーと® | 見た目も味も普通の食事と全く変わらないが，食品の硬さは，普通の食事に比べると，おおよそ1/100～1/1,000。咀嚼や嚥下機能が低下している患者用の調理済み製品[7]。 |

＊これらの製品は，栄養サポートチームや管理栄養士などの医療関係者に相談の上，病態や栄養状態に合わせて利用するのが望ましい。

蛋白エネルギー栄養障害（protein-energy malnutrition）の状態へと移行し，同時にビタミンやミネラルも欠乏する。これらの栄養素が無理なく摂取できるよう，食の工夫を考えることが栄養管理に欠かせない。近年，様々な栄養補助食品（**表2**）が薬局やコンビニエンスストア，通信販売で購入できる。経腸栄養製品を少量ずつ経口摂取すること（oral nutritional supplement；ONS）[5]の有用性が示されており，食事摂取量が確保できないときには，これらを補給する必要性を患者に理解していただいた上で，購入を勧めることも医療従事者の大事な役割である。経腸栄養製品を飽きずに継続して摂取するための工夫も必要である。凍らせたり，牛乳や豆乳を加えたり，プレーン味のものであれば，紅茶やコーヒーを加えてもよい。また，最近，食品タイプでは甘くない種類の栄養補助製品もある。

## ◆◆ 症状別の食の工夫

### ❶食欲不振

　食欲がない原因は様々で，消化管症状等だけでなく，病気に対する不安やストレスなどの心理的な要因で食べられない場合もある。食べられそうなものを，少しずつでよいので口にするよう勧め，食べることがつらくならないような周囲のサポートが必要である。

> **食欲不振で少量しか食べられないとき，試してみたい食品**
> **主食**　もち，おにぎり，パン，うどんやそうめん
> **副食**　冷奴，茶わん蒸し，卵豆腐，においが少ない白身魚，ささみ
> **補食**　チーズ，牛乳，豆乳，ヨーグルト，栄養補助製品（ゼリーまたは飲料タイプ）
> **調味料**　じゃがいもの煮物は食べられなくてもポテトサラダは食べられるといった場合がある。素材をそのまま，ゆでる，蒸す，炒めるなどで火を通し，においが気になる場合にはマヨネーズやドレッシング，ポン酢など，様々な市販品を利用し，冷ましてから，かけたりつけたりして，まずは試してみることを勧める。
> **その他**　においや食感から食べにくいといった訴えがある場合，ミキサーを使ってスープにして冷たくするなどを試してみるとよい。また，果物は食欲がない時に最も好まれる。

### ❷悪心・嘔吐

　においによって，悪心・嘔吐が誘発される場合があるので，においが少ない料理が好まれる場合が多い。温かいごはんよりサンドイッチ，そうめん，のり巻きなどが食べやすかったり，茶わん蒸しより冷奴や卵豆腐，煮物よりサラダというように，温かいものより冷たいものが，においが少ないため食べやすい。

### ❸腹部膨満・下痢・通過障害

これらの消化管症状は腸管機能の低下が原因と考えられるため，消化が良いものを，ゆっくり，少量ずつ食べるようにする。

**消化が良い食べ物例**
うどん，豆腐，白身魚，茶わん蒸し，煮物（大根，じゃがいも，皮むきなす，湯むきトマト等）
**消化が悪い食べ物例**
食物繊維が多い穀類（玄米），野菜（ごぼう，たけのこ，きのこ類），脂肪が多い料理（ラーメン，焼きそば，揚げ物），脂身の多い肉や魚，中華料理や洋食は和食より油が多い

### ❹味覚障害

症状に個人差があり，最も対応が難しく，個々に対応することが必要である。

レトルト食品やインスタント食品のような味の濃いものが好まれる場合と，反対に，もちや牛乳や豆乳といった味を感じないものが好まれる場合を経験する。

### ❺疲れやすい

患者の中には，食事の支度をすることで疲れてしまい，食事が食べられなくなるといった訴えを聞くことがある。そんな時には，外食やテイクアウトを利用することを勧める。

## ◆◆ 終末期の栄養管理

終末期の栄養障害は，がんの進行に伴う筋肉減少，体重減少を特徴とする代謝異常である悪液質（cachexia）が深く関係している。終末期は不可逆的悪液質状態であり，栄養サポートを行っても栄養状態の改善を認めないといった点が，前悪液質や悪液質時期と大きく異なる[1]（図2）。不可逆的悪液質時期は個人差があり，その判断は極めて難しく，多職種の詳細なアセスメントによる判断が必要である。

栄養管理の特徴としては，それまでの栄養状態の維持，改善を目的としていた栄養ケアから，患者の苦痛を最小限にとどめ，QOLを最優先とした栄養管理が目的となる。本人が希望するものを食べたい時に食べてもらうことが基本である。この時期には，摂取できる量が徐々に減り，1日に食べられる量が500kcal未満の場合が多い。患者にとって，食べ物をおいしいと感じられることは生きる喜びであり，食べてみたいと思えるものがあることは，本人だけでなく家族にとっても心の支えとなる。しかし，筋肉の減少，筋力の衰えも著しい場合が多く，寝たきりであったり，咀嚼や嚥下の機能が低下し誤嚥のリスクが高い患者も多い。患者の嗜好に合った食べ物を提供することはもちろんのこと，食形態へ

**図2** EPCRC（European Palliative Care Research Collaborative）による
最近の悪液質区分

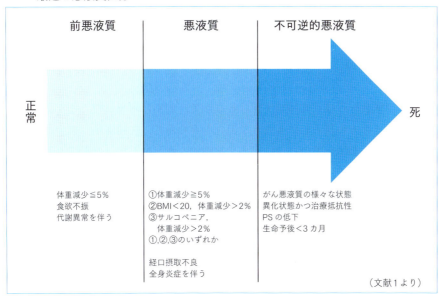

の注意も必要である。

●文献 ••••••••••••••••••••••••••••••••••••••••••••••••••••••••••••••••••••••••••

1）日本緩和医療学会緩和医療ガイドライン委員会 編. がん悪液質の概念と最近の動向. 終末期がん患者の輸
液療法に関するガイドライン2013年版. 金原出版, 東京, 2013, pp46-51

2）谷口正哲, 沢井博純, 小林勝正, 他. がん治療と栄養療法 最近の話題から. 静脈経腸栄養 2013; 28: 591-
595

3）Bauer J, Capra S, Ferquson M. Use of scored Patient-Generated Subjective Global Assessment (PG-
SGA) as a nutrition assessment tool in patients with cancer. Eur J CLin Nutr 2002; 56: 779-785

4）片山寛次. がん悪液質の病態と管理. 日本静脈経腸栄養学会雑誌 2015; 30: 917-922

5）比企直樹. がん患者の経腸栄養. 日本静脈経腸栄養学会雑誌 2015; 30: 923-926

6）東口髙志, 二村昭彦, 伊藤彰博. 終末期がん患者に対する症状・機能改善補助食品の開発とその効果 比較
臨床試験. 外科と代謝・栄養 2010; 44: 157-169

7）東口髙志. 保形軟化食品 "あいーと®" の開発とその物性評価ならびに人工消化液浸漬試験による崩壊性と
消化性の検討. 静脈経腸栄養 2011; 26: 965-976

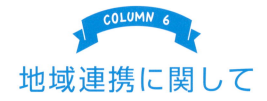

# 地域連携に関して

静岡県立静岡がんセンター　疾病管理センターよろず相談 MSW　御牧 由子

　日々，患者および家族から様々な相談を受けるなかで，がんに罹患したことが身体的な側面だけではなく，その方の暮らしにも大きな変化をもたらし，夫婦関係，家族のなかでの役割，地域社会での人間関係等の社会的側面や精神的な側面にも様々な影響を及ぼしている状況を目の当たりにする。

　がんの闘病中であっても，地域社会で生きている人としてその方の存在を尊重し，暮らしを支援していくために受診先の医療機関だけではなく，患者および家族を取り巻く保健・医療・福祉・介護等のあらゆる社会資源による連携が必要となる。本稿では，婦人科がんに罹患した患者および家族を中心とした地域連携について，具体的な例を挙げながら述べる。

## 母親である患者が治療を受ける際の子どもへの支援

　家族成員の1人ががんに罹患することは，家族の生活にも大きな影響を与える。母である患者に幼い子どもがいるが親族は近くにおらず，自分の治療を受ける際に子どもをみてもらえる人がいない場合，子どもを連れて受診しなければならないこともある。子どもが長時間外来で静かにしていることは難しく，泣き出したり，走り出したりして騒ぎ出すと他の患者の迷惑になるのでないかと気になり，本人にとって非常にストレスになる。そのような場合，患者に地域のファミリーサポートセンターを紹介し，外来受診中に子どもを預けられる人を探してもらっている。

　母子家庭の母（本人）が入院して治療を受ける間，子どもを預けられる親族が近くにいない場合には，地域の子ども家庭課や児童相談所と連携を図り，子どもを児童養護施設で一時保護してもらうこともある。また，母が治療を行っている間，働くことができないと一家の収入が大幅に減り，経済的状況によっては生活保護の申請が必要になることもある。当院では，母である患者が自分の治療よりも子どもの生活の維持について悩み，治療が手遅れになることがないように，外来看護師と連携を図り，必要な方には初診問診の段階でよろず相談に案内するシステムをとっている。また，本人が親のがんを子どもにどのように伝えたらよいか悩んでいる場合，院内の小児科医，チャイルド・ライフ・スペシャリストや学校の担任の先生と連携を図り，本人と子どもへの支援を行っている。

## 妊孕性の温存について

　若年女性が婦人科がんに罹患した場合，治療の内容によっては性腺機能不全，妊孕性の

消失や早期閉経等の状態に陥ることもある。そのような状態は夫やパートナーとの関係性，母や妻というアイデンティティや家族のなかでの役割にも変化をもたらす。挙児希望のある患者および家族が，妊孕性温存治療も含めた今後の治療方針について担当医より説明を受け，次回の受診までにどの治療法を希望するか検討してくるようにと言われた後，何を基準に治療法を選択したらよいか悩み相談にみえる場合もある。患者および家族に話を伺うと，多くの場合，自分の命を護ることが最優先であるという考えと併せて，将来新しい命を宿すことへの希望が，がんの治療と向き合い今を生きる力になっている。また，やむを得ず妊孕性を失うことになった場合に，本人の価値観を尊重しながら，その人なりの女性性のあり方について共に模索することもある。

　妊孕性温存についてはがんの治療を行う機関と地域の産婦人科医との連携が重要である。静岡県では2015年1月に「静岡がんと生殖医療ネットワークShizuoka Onco-Fertility Network（SOFNET ソフネット）」が設立された。ソフネットは浜松医科大学の産婦人科に事務局を置き，県内のがん診療連携拠点病院のがん相談支援センターが患者および家族から相談を受け，「医学的適応による未受精卵子および卵巣の凍結」に関する専門的な対応が必要な場合には，県内の東部，中部，西部に2カ所ずつ選定された医療機関と連携を図りながら妊孕性温存について支援するシステムである。

## 仲間と闘病体験を共有し合う

　婦人科がんの治療後，手術による傷痕の癒着，化学療法や放射線治療による容姿の変化，排尿・排便障害，リンパ浮腫，更年期症状，性機能の変化等の様々な後遺症が出現することがある。患者にとってこれらの後遺症は身体的な変化だけではなく，気持ちの落ち込みにつながることもあり，また夫婦の関係性にも大きな影響を与える。

　自らの子宮頸がんの闘病体験を経て，婦人科がん，乳がんなどの女性特有のがん体験者や家族を支援する認定NPO法人オレンジティを立ち上げ，現在同法人理事長の河村裕美氏は，著書『グローバルマザー〜子宮頸がんと闘う女性たち〜』の中で，「医師の言うことって理論としては正しいけれど，生活者の視点が抜けているように思えてならない。でも，こういうことって，医療関係者にだって話しにくいのに，それ以外の人にはそれにも増して話しにくい。たとえばパートナーや友人に話せたとしたって，当事者ではないから，話を聞いてもらうだけになりがち」[1]であると述べている。

　医療者はなぜ後遺症が起きているのかを医学的に説明することはできても，生活の中でどのようにその状態と折り合っていけばよいかについて助言することは難しい。後遺症で悩んでいる人には，日常生活における様々な悩みやその対処法としての工夫を共有することのできるオレンジティのような患者会を紹介することで，闘病体験のモデルを得ることができる。また，自分の体験を他の人に話すことにより，状況の整理や客観化をして，自らの体験に対する新たな気付きを得ることができると思われる。

　オレンジティでは，命は助かったものの後遺症などのつらさで苦しむ女性をこれ以上増

やしたくないという想いから，子宮がん検診の啓発にも取り組んでいる。このような闘病体験をされた方のメッセージは人びとに重みをもって伝わり，社会を変える力になると思われる。

### 在宅療養の支援体制について

　がんが進行し通院が困難になってきた時や，これ以上のがんに対する積極的な治療の継続が難しくなった場合，限られた時間を誰と何処でどんなふうに過ごしたいか本人の意思を伺い，その想いをつなげていくことが地域連携の基盤となる。卵巣がんの末期の状態にある70代前半の女性は，ひ孫の誕生を心待ちにしており，孫の出産の時には夫婦で家にいたいと強く望んでいた。また，子宮頸がんの再発が見つかった30代後半の女性は，親として子どもの成長を見届けることができないことを悔やみ，せめて子どもが学校から帰ってきたら1日でも多く「おかえり」と出迎えて子どものそばにいたいので，できるだけ自宅で家族と共に過ごすことを希望されていた。

　目の前にいるその方の想いを大切に受け取り，家族，院内の多職種，地域の在宅往診医，訪問看護ステーション，ケアマネジャー，福祉用具の業者，その方が地域で培ってきたインフォーマルなネットワークなどの関係機関と本人の意向や状態を共有し，その想いの実現に向けて協働体制を組んでいく。また，その方の住んでいる地域の特性を踏まえ，適した社会資源が見つからなければ，既にあるものを応用したり，あるいは新しい資源を生み出したりしながら，その人らしく生活できるような環境を整えていく。

　患者が最期まで人としての尊厳を保つことができるよう，その方の「生」を様々な角度から支えることが地域連携であり，日々の臨床においてその具現化に努めることが医療従事者に求められていると思われる。

●文献
1）河村裕美. グローバルマザー〜子宮頸がんと闘う女性たち〜. 静岡新聞社, 静岡, 2012, p89

# 24 緩和医療としての インターベンショナルラジオロジー

聖マリアンナ医科大学　放射線医学講座　荒井 保典
あらい やすのり

　がん診療の進歩によって予後とQOLの向上が得られるに伴い，症状緩和の重要性は高まるばかりである。一般的に治癒切除不能であったがんは，様々な治療を施したとしても限られた予後の中で徐々に進行し，それに伴い様々な症状を呈する。その症状制御には集学的な治療戦略が必要である。

　がん診療において緩和治療は，予後の観点からも必要な，標準治療の一角である可能性が示されている。The New England Journal of Medicineに発表された，早期に緩和治療を導入することにより進行がん患者の予後が延長したという論文[1]は，残念ながら緩和治療の内容や具体的な開始時期は述べられておらず，緩和治療の予後延長効果に関してもsecondary endpointであったため，十分なエビデンスとは言えないが，緩和医療の立ち位置に関して大きな一石を投じている。

　インターベンショナルラジオロジー（interventional radiology；IVR）は，画像誘導下に針の穿刺によって得られたルートから様々な治療を行う低侵襲治療であり，緩和医療の領域においても有用な治療手段になる。婦人科がんでは局所再発や腹膜播種，リンパ節転移による疼痛や，腸管や血管，尿路など脈管臓器の閉塞症状が日常的にみられるし，骨転移による疼痛やADL障害，胸水や腹水貯留による症状，制御に難渋する腫瘍出血など，IVRによって制御できる可能性のある病態は数多く考えられる（図1）。

## 図1　緩和的IVRによる治療

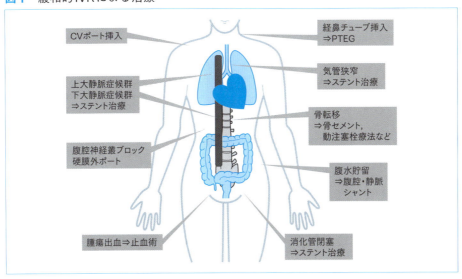

## ◆◆ 骨転移に対する疼痛緩和治療

　がん性疼痛の半分は骨転移に由来するとされ，骨転移の疼痛制御は重要な課題である。放射線治療が第一選択であるが，効果発現まで2～4週間が必要で，再治療ができないなど問題点も多い。オピオイドなどの鎮痛薬やビスホスホネートなど様々な治療法を併用して治療が行われているのが現状である。即効性が必要な局面や再発例では，IVRによる治療は良い適応となる。また，既存治療に併用・追加する治療選択肢として有用性が期待できる。

### ❶ 経皮的椎体形成術（percutaneous vertebroplasty；PVP）

　1980年代にフランスで始まった，有痛性の骨転移に対して経皮的に針を穿刺し，骨セメント製剤を注入する疼痛緩和治療である（図2）。一般的に骨セメント療法とよばれることも多い。骨転移による骨の動揺性や微小な骨折に対し，固定もしくは動揺性を抑える方向に働くことで，疼痛を緩和すると考えられている。

　高い奏効率と即効性のある治療で，保険認可もされた。

　局所麻酔で行うことができ，手術時間も30分～1時間程度で，患者の状態によらず施行しやすい。

#### a．適応

　主に椎体などの塊状骨で神経症状のないものが適応となる。神経根症状を有する症例，脊柱管に腫瘍が露出するような症例は適応外である。また，管状骨は有効性が低く適応外とする。

**図2　骨セメント療法**

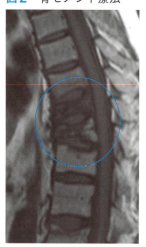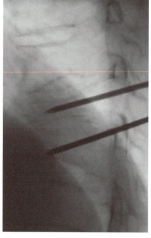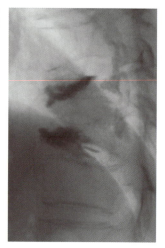

2椎体に対し骨セメント療法を施行。

### b．治療成績

有効率70％，効果発現期間 平均2.4日，除痛幅がNumerical Rating Scale（NRS）で70％減の疼痛制御が得られる[2]。合併症としてはセメント漏出に伴う神経障害，静脈内漏出の報告が多い。セメント漏出は無症候性のものがほとんどだが，全症例の20％程度で認められると報告されている。良性圧迫骨折に比べて悪性骨腫瘍に対する骨セメント療法はセメント漏出が非常に多く，合併症も多いため注意が必要である。

### c．施行方法

・穿刺ガイドには，Cアームを有するX線透視装置かCTガイドで行う。

・腹臥位で背側から椎弓を通して椎体まで13Gや15Gの骨生検針を穿刺する。骨生検針の穿刺は，骨の性状によっては非常に硬く難渋することがある。筆者の施設では滅菌したハンマーを用いて行っている。針の先進位置は，椎体では中心よりやや腹側の位置を目標とする。

・局所麻酔下に骨生検針を穿刺し，セメント製剤を注入する。椎体では注入量は1〜4mL程度である。セメント製剤は液体と粉末を混合するが，すぐに硬化が始まるため，注入可能時間は混合開始後3分から8分までの5分間程度と短い。最近は注入可能時間が15分程度と長い製剤も市販されている。いずれにしても，手技時間に制限があるため，速やかに注入を完了できるよう注意する。また，セメント注入量と奏効率には相関がないとされており，圧入すると思わぬ漏出を来すことがあるため，控えめな注入を心がける。

・手術時間は30〜60分程度と短い。

## ❷骨転移に対する動注療法・動注塞栓療法

有症状の骨腫瘍に対する動注療法・動注塞栓療法も疼痛軽減に有効な手段である。

骨転移の栄養血管に対し，経動脈的に挿入したカテーテルから抗がん薬の注入を行う。多血性腫瘍であれば塞栓術も併用する。神経障害を伴うものにも施行できるケースがあり，適応が広い。反復治療が可能なことも利点である。

### a．適応

有症状の骨腫瘍で，既存治療で十分な症状制御ができていない症例を対象としている。疼痛のみならず，神経障害性疼痛にも効果がみられる。また，骨セメント療法で効果の出にくい硬化性転移や管状骨の病変にも有効である。CTやMRIで症状に合致する病変が確認できていることが必要である。

適応外は，転位を有する不安定骨折，活動性感染，凝固障害（PT-INR＞1.5を目安とする），中枢神経系への奇異性塞栓が懸念される頸椎や頭蓋骨である。

### b．治療成績

奏効率60〜80％，効果発現期間 約2日，除痛幅がNRSで60％減の疼痛制御が得られる[3]。神経障害性疼痛に対しての奏効率は50％以下と思われる。これらのデータはゼラチン製剤やpolyvinyl alcohol（PVA）を用いた報告で，より塞栓能に優れた球状塞栓物質が

開発され，以前の報告より高い有効性が期待される。本邦でも2014年より保険認可されている。

　術後に虚血によって生じる塞栓後症候群がみられ，疼痛など一時的な症状の増悪がみられることがあるが，1週間以内には改善することが多い。そのほかの合併症としては，標的外塞栓（皮膚，周辺臓器など），神経障害のほか，血管造影に伴う血管損傷，造影剤アレルギー，血腫形成などが挙げられる。

### c. 施行方法

- 血管造影装置を用いて行う。
- 鼠径部や上腕動脈から3〜5Frのカテーテルシステムを挿入する。局所麻酔下で施行可能である。カテーテルで栄養動脈を選択し造影を行い，標的病変への血流を確認すると同時に，非標的病変，特に塞栓禁忌となる臓器がないことを慎重に確認する。標的病変への栄養血管のみを選択し，抗がん薬を注入後，血管塞栓物質で塞栓する。
- 抗がん薬はエピルビシン，フルオロウラシル，シスプラチン，カルボプラチン，マイトマイシンなどを単剤もしくは多剤併用で用いるが，原発巣に準じるものの抗がん薬の選択や用量の決定は経験的になされる場合が多い。婦人科がんが原発であれば，筆者はシスプラチン100mg/body＋フルオロウラシル750mg/bodyを用いることが多い。塞栓物質はゼラチン製剤や球状塞栓物質を用いる。奇異性塞栓を避けるため，300〜500μmより大きなサイズの塞栓物質を用いるのが一般的である。
- 塞栓終了後，カテーテルシステムを抜去し，穿刺部は圧迫止血する。止血後の血腫形成を防ぐために6時間程度の床上安静が必要となる。

## ❸ 骨転移に対する ablation 治療

　ラジオ波焼灼術（radiofrequency ablation；RFA）や凍結療法も疼痛制御に高い奏効を示し，即効性にも優れる。骨外腫瘤を形成する場合にはPVPより有効な印象がある。近接臓器に制限されるが，緩和目的では全焼灼する必要はなく，適応となる症例は多いと考えられる。RFAでは焼灼中と焼灼後の疼痛が強く硬膜外麻酔などの併用を考慮する必要がある。凍結療法では術後出血に注意が必要である。いずれも保険適用外なのが難点である。

# ◆ 腹水に対するIVR治療

　腹膜播種や肝転移による難治性腹水は腹部膨満や血管内脱水，食事量低下や腸閉塞，体重増加による活動性低下など様々な症状を呈し，その制御に難渋する症例は少なくない。

　一般的には利尿薬や腹腔穿刺排液などが施行されているが，血管内脱水の進行や症状改善不良がみられることが多く，満足できる結果が得られることは少ない。最近は腹水濾過濃縮再静注法（cell-free and concentrated ascites reinfusion therapy；CART）も施行され

るケースが増えてきており有用な方法である。ドレナージした腹水を濾過濃縮し，得られたアルブミンなどの蛋白を静脈経由で体内に戻す方法で，蛋白喪失を最小限に抑えられること，蛋白投与により循環血漿量の増加が望めることが大きな利点である。欠点としては，保険上，2週に一度しか行えず，貯留速度の速い患者ではCARTのみで十分な症状制御は困難な場合もある。

IVRで行う治療法として，腹腔・静脈シャント（peritoneovenous shunt/Denver shunt）がある。

## ❶腹腔・静脈シャント（peritoneovenous shunt/Denver shunt）

腹腔・静脈シャントは腹腔と鎖骨下静脈を皮下に通したチューブでつなぎ，腹水を静脈に還流し，腹水が貯留しなくなるようにするもので（図3），症状改善は劇的[4]で，効果の永続性が大きな利点である。

デバイスは途中に逆流防止弁が組み込まれた総シリコン製のチューブで，2cmH$_2$Oの圧格差があれば毎時1.5L程度の流速が得られる。

### a. 適応

有症状で既存治療に抵抗性の腹水貯留が対象となる。悪性・肝性を問わない。特に貯留速度が速く，頻回の腹腔穿刺が必要となるような症例が良い適応であると考えられる。

図3　デンバーシャントの模式図

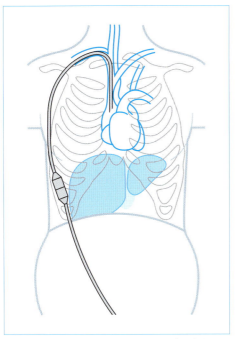

途中に一方弁の組み込まれたチューブを腹腔から皮下を通して鎖骨下静脈まで挿入する。

図4　実際の留置写真

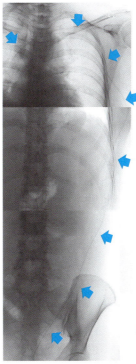

腹腔から鎖骨下静脈にチューブが挿入されている

留置直後，大量の腹水が短時間で還流するため，心不全が生じることがある。そのため，心機能，呼吸機能，腎機能が保たれている必要がある。また，腹水還流により播種性血管内凝固症候群（disseminated intravascular coagulation；DIC）が生じることがあるため，凝固能が破綻している症例では施行できない。

### b. 治療成績

症状改善の奏効率は80％程度で，効果発現までの期間は約2日である。技術的な成功率はほぼ100％で，技術的に難しい手術ではない。安定後は，およそ10kg程度体重が減少することが普通で，これによるADL向上も大きな利点である。

腹腔・静脈シャントは合併症が問題となる。急性期合併症として，腹水の大量還流による心不全，腹水内の物質によるDICやアナフィラキシーショック，発熱のほか，手技に伴う出血や血管損傷，気胸，感染が報告されている。

特に心不全は致死的となることもあり，厳重な術後管理が必要であり後述する。

晩期合併症としては，チューブ閉塞や感染が挙げられる。チューブ閉塞がみられた場合，チューブ交換が必要となる。

がん性腹水の還流による全身性の播種は，予後の限られた患者群が対象であり，問題にならない。

### c. 施行方法

・前日に腹腔穿刺を行い，3〜5L程度，排液しておく。体循環に戻る腹水量を少しでも少なくするためである。

・手技は局所麻酔下に行うことが可能である。デバイスはキット化されており，留置チューブと，穿刺針，ガイドワイヤー，トンネラー，シースがセットされている。まず腹腔側にチューブを挿入し，前腋窩線付近の皮下にチューブを通していき，鎖骨下静脈から静脈内に留置する（図4）。

・術後管理が重要で，腹水の還流が開始後，24時間は血圧や呼吸状態，尿量を厳重に観察する。翌朝までは30度以上のギャッジアップで過ごすことで，腹水の体循環への還流速度を抑えることができる。また，筆者は利尿薬やDOA，ガベキサートメシル酸塩を使用し，利尿の確保や，DICの予防を行っている。

・術後24時間以上経過すれば急性期合併症はほぼみられないが，DICだけは数日間の採血データのフォローが必要である。

・退院後は体重や腹囲を継続して測定し，チューブの還流障害などを早い段階で発見できるようにする。

## ◆ 大静脈閉塞に対する治療

急性大静脈閉塞は，上大静脈であれば脳浮腫や喉頭浮腫，下大静脈であれば腹水貯留，下半身浮腫，臓器障害などの症状を引き起こし緊急的処置が必要である。こうした大静脈

閉塞への金属ステント留置は，術後1時間〜半日程度で症状消失が得られる大変優れた治療手段である。保険適用外であるが，患者の苦痛軽減のためにぜひ考慮していただきたい治療選択肢である。

#### a．適応

大静脈の狭窄があり，側副血行路の形成や圧較差が生じていること，それらによって生じる症状があることが適応症例となる。急性閉塞では症状も激烈で，それゆえに金属ステント留置により症状の消失も非常に速やかである。

逆に，慢性閉塞で患者本人が症状をあまり苦痛にしていないようなら，放射線治療などほかの治療を優先して行う。

治療前に必ず造影CTなどを行い，閉塞部より末梢の血栓の有無を確認する。血栓があった場合には，ステントを留置することで肺塞栓症を来し，致死的となることもある。血栓があった場合は抗血栓治療などを行い，ステント留置時には血栓がない状態とすることが望ましい。

#### b．治療成績

70〜80％で症状の改善が得られる。また留置術から2日以内に症状が改善する即効性が特徴である[5]。また，その効果は半永続的であることも大きな利点である。有害事象としては，心不全や血栓症，ステント閉塞による再燃や血管損傷などが挙げられる。

#### c．施行方法

・局所麻酔下に行う。患者の状態が悪いことが多く，迅速な手技を心がける。
・大腿静脈や右総頸静脈からアプローチし，大静脈の狭窄部を突破して造影し，狭窄部の状態や圧格差の測定などを行う。造影し側副血行路の発達がみられることや，$10cmH_2O$以上の圧格差が狭窄前後であれば，ステント留置が有効であると考えられる。有症状の場合，$20cmH_2O$を超える圧格差があることも稀ではない。
・留置するステント径は$\phi$12〜20mmで，本来の血管径と狭窄距離に合わせて選択する。
・上大静脈の場合，両側の頸静脈と鎖骨下静脈の4本が合流するが，ほとんどの症例では4本のうち1本が開存していれば側副血行路により代償され無症状となるため，ステントは上大静脈から右頸静脈へ直線状に留置されることが多い（図5）。
・術後は症状改善が1時間以内〜1日以内でみられることがほとんどである。
・術後は抗凝固療法を行ったほうがよいという意見と必要ないという意見がみられ，統一した見解はない。出血リスクがない状況であれば，使用してもよいかもしれない。

## 消化管に対するIVR

骨盤内腫瘍や播種による消化管閉塞には，外科的にバイパスや人工肛門（ストーマ）造設がなされているが，全身状態や腹水により手術適応のない症例は，経鼻のイレウス管で終末期を過ごしているのが実態である。

## ❶消化管ステント

閉塞が1カ所であれば，消化管ステント（食道・十二指腸・大腸は保険適用）の適応と考える。チューブフリーで食事も摂れ，排泄も通常通り行える[6]。近年はデバイスの進歩により，内視鏡下に容易に留置できるようになった（図6）。合併症として，留置部位の穿孔が報告されている。化学療法や放射線治療後の症例で，より頻度が高いと報告されており，特に前治療からの期間が短い場合には慎重に適応判断する。また，管理上の問題点としては食残や便塊での閉塞がみられることがあり，食事内容の工夫や緩下薬の使用などを考慮する。

### 図5　上大静脈症候群の一例

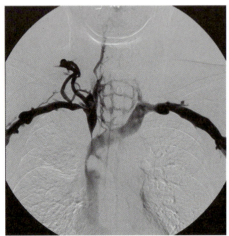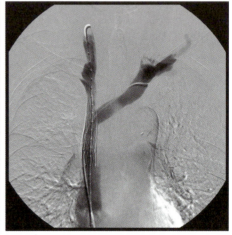

左：上大静脈（SVC）での閉塞と側副血行路の発達を認める。
右：ステント留置後。血流の回復と側副血行路の消失を認める。症状も1時間以内に軽快した。

### 図6　消化管ステント：卵巣がん腹膜播種による大腸閉塞の症例（X線透視の側面像）

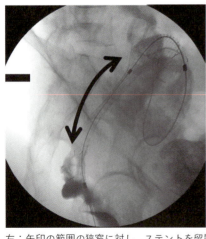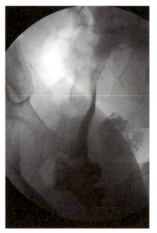

左：矢印の範囲の狭窄に対し，ステントを留置した。
右：腸管内の造影剤が肛門側に流れており，狭窄は消失している。嘔吐や腹満の症状は消失し，排便も可能で経口摂取を再開できた。

## ❷経皮経食道胃管挿入術
## （percutaneous transesophageal gastro-tubing；PTEG）

　閉塞が複数箇所にあり，チューブによる減圧を余儀なくされる場合でも，経鼻挿入のチューブを胃瘻，食道瘻（PTEG）から挿入することで，患者のストレスを軽減することができる。

　経皮経食道胃管挿入術（PTEG）は，大石ら（東京女子医科大学）によって開発されたもの[7]で，左頸部から食道に瘻孔を形成し胃管を挿入する，経鼻，胃瘻に続く第3の実用的な経皮的消化管チューブ挿入法である。胃瘻の適応外となる症例も対象となる，優れた経皮的消化管瘻孔形成術である。

### a. 適応
　長期に経鼻消化管チューブが挿入されることが想定され，かつ患者本人が経鼻チューブを苦痛に感じている症例が適応となる。特に胃全摘後や腹水があるなど，胃瘻が適応外となる症例でも施行できる点で有用性がある。

　頸部に病変がある場合や頸部の術後，右反回神経麻痺，凝固障害，活動性感染が適応外と考えられる。

### b. 治療成績
　技術的成功率は100％近い[8]。多くの症例で苦痛の軽減につながったと報告されている[7,8]。

　自験例でも多くの患者が，経鼻挿入からPTEGへの変更で違和感や苦痛が軽減され，PTEGのほうが良かったと回答している。

　合併症として出血や創部感染，稀に縦隔炎や気管食道瘻，頸動脈や椎骨動脈損傷の報告がみられるが，頻度は不明である。

### c. 施行方法
・超音波装置とX線透視を併用して行う。
・専用キットに付属するバルーン付チューブを頸部食道に挿入し，バルーンを拡張させる。これにより甲状腺や頸動静脈を圧排し，広い穿刺可能な範囲が得られる。このバルーンを超音波やX線透視で確認しながら穿刺する。このバルーンは針で穿刺しても破裂しないようにできており，バルーン内部にガイドワイヤーを挿入し，頸部から食道へのルートを確保する。ルート確保後，付属のダイレーターでルートを拡張し，チューブを胃まで挿入する（図7）。手術時間は30分程度と短い[7,8]。
・チューブ交換は3カ月を目途にガイドワイヤーを用いて交換する。

## 🔷 腫瘍性出血に対する止血術

　腫瘍性出血は腫瘍組織そのものの破綻や血管への浸潤によって生じる。
　動脈への浸潤で血管破綻がある場合は，動脈の出血点をピンポイントで塞栓すればよ

く，IVRによる塞栓は非常に有効で，合併症も比較的少ない。

静脈性出血は内科的治療や圧迫などで対応するのが一般的である。IVRでの治療は困難な場合が多い。

腫瘍組織の破綻による出血は，組織に分布する複数の血管が関与している。そのためIVRで止血する場合，分布する血管すべての塞栓が必要である。そのため，対象臓器の臓器障害や局所の虚血による障害が大きい。有効性と有害事象を天秤にかける必要があり，高度な臨床判断が必要となる。

##  おわりに

緩和医療には絶対適応はなく，常に患者にとってその症状がどれくらいつらいかを天秤にかけて，打つべき手のバランスをとる必要があり，いつも悩みながら施行しているのが実情である。

IVRの手技は見た目に侵襲があるが，局所麻酔下の短時間手術であり，全身状態の悪化している患者にも適応となるものが多い。1回の施行で長期間の効果も得られ，即効性があることも魅力であると考えている。上記のような手術以外にも，工夫次第で様々な症状に対し対応が可能であり，既存治療で制御に難渋する場合には，IVR医にぜひコンサルトいただきたい。

**図7　経皮経食道胃管挿入術**

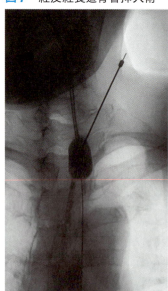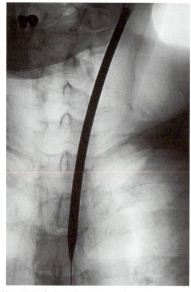

左：経鼻で挿入されたバルーンを経皮的に頸部食道で穿刺することで安全にルートを確保できる。
右：食道へのルートをダイレーターで拡張している。この後，通常の胃管を挿入した。

●文献 ·····················································································································

1）Temel JS, Greer JA, Muzikansky A, et al. Early palliative care for patients with metastatic non-small-cell lung cancer. N Engl J Med 2010; 363: 733-742

2）Kobayashi T, Arai Y, Takeuchi Y, et al. Phase I/II clinical study of percutaneous vertebroplasty (PVP) as palliation for painful malignant vertebral compression fractures (PMVCF): JIVROSG-0202. Ann Oncl 2009; 20: 1943-1947

3）Koike Y, Takizawa K, Ogawa Y, et al. Transcatheter arterial chemoembolization (TACE) or embolization (TAE) for symptomatic bone metastases as a palliative treatment. Cardiovasc Intervent Radiol 2011; 34: 793-801

4）Sugawara S, Sone M, Arai Y, et al. Radiological insertion of Denver peritoneovenous shunts for malignant refractory ascites: a retrospective multicenter study (JIVROSG-0809). Cardiovasc Intervent Radiol 2011; 34: 980-988

5）Nagata T, Makutani S, Uchida H, et al. Follow-up results of 71 patients undergoing metallic stent placement for the treatment of a malignant obstruction of the superior vena cava. Cardiovasc Intervent Radiol 2007; 30: 959-967

6）van Hooft JE, van Halsema EE, Vanbiervliet G, et al. Self-expandable metal stents for obstructing colonic and extracolonic cancer: European Society of Gastrointestinal Endoscopy (ESGE) Clinical Guideline. Endoscopy 2014; 46: 990-1053

7）Oishi H, Shindo H, Shirotani N, et al. A nonsurgical technique to create an esophagostomy for difficult cases of percutaneous endoscopic gastrostomy. Surg Endosc 2003; 17: 1224-1227

8）Aramaki T, Arai Y, Inaba Y, et al. Phase II study of percutaneous transesophageal gastrotubing for patients with malignant gastrointestinal obstruction; JIVROSG-0205. J Vasc Interv Radiol 2013; 24: 1011-1017

# 25　放射線治療

東京大学医学部附属病院　放射線科　中川 恵一，大熊 加恵

　婦人科がん領域においても，放射線治療は大変重要である。

　子宮頸がんでは根治治療として手術と同等，もしくは病期によっては手術以上の治療効果を期待できる[1]。出血や疼痛など，症状を伴うことが多くあるため，可能であれば根治を目指した治療を行うことが症状緩和につながる。他の婦人科がんも含め，病期や高齢のため根治が望めない場合も，腫瘍に伴う諸症状を緩和する手段の一つとして有用である[2]。

　放射線治療は「切らずに治す」，つまり非侵襲的で形態を温存する治療であるということがポイントである[3]。特に緩和医療においては，手術や抗がん薬よりも身体の負担が少なく，短時間で治療を終えることができるため，有効に活用するとよい。

　適応の有無がわからない場合も含め，気になる症状がある場合には，気軽に放射線治療医に相談をしてほしい。

　婦人科がんの特徴は，骨盤内に病変が存在し，疼痛のほか出血が問題となることである。そのため，緩和的放射線治療の目的として考えられることは，次の4つである。
- ❶骨盤内腫瘍による疼痛制御
- ❷腫瘍からの出血（性器出血）制御
- ❸腫瘍による周囲臓器への圧迫
- ❹遠隔転移による症状緩和

　それぞれの具体例を以下に示す。

## ◆◆ 骨盤内腫瘍による疼痛

　よく知られているように，放射線治療は疼痛緩和効果を期待できる。必ずしも腫瘍の縮小を伴わない場合でも，疼痛軽減を期待できる。時々，婦人科医から腸管穿孔のリスクを心配されることがあるが，緩和照射の場合はそうした有害事象のリスクをできるだけ下げる照射方法を選択している。

　ただし，鎮痛効果が出現するまでに1カ月を要する場合もあり，予後1カ月以上を見込める患者が対象となる。

　治療回数は1〜10回程度と目的や体調，入院期間によって調節することが可能である[4-12]。

**症例1** 30代女性，子宮頸がん術後再発

多発肺転移，傍大動脈リンパ節転移，右腹直筋転移による疼痛あり。

骨盤照射歴があったため，照射線量は低めに設定した。

疼痛緩和目的に4Gy/1分割の治療施行（図1，図2）。

**図1 前後対向照射**

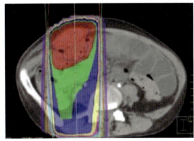

腸管と接している。

**図2 照射野のDRR（digitally reconstructed radiograph：デジタル再構成シミュレーション画像）**

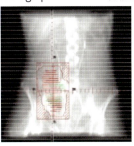

## 腫瘍からの出血（性器出血）

　性器出血により貧血が進行する場合には，止血目的の緩和照射が有用である。治療回数は，5〜10回（1〜2週間）程度で行われることが多いが，1回5〜10Gyの1〜2回照射が有用など，回数が少ない照射での効果を示す報告もみられる[4-12]。局所のみへの高線量投与を期待する目的に，小線源治療（腔内照射，組織内照射）を用いることもある[12]。遠隔転移があり，根治的な手術・放射線治療が困難な子宮がんにおいて，性器出血を軽減する目的に放射線治療を行ってから化学療法を行う場合もある。

**症例2** 80代女性，子宮頸がん

診断時，肝転移があったため，根治は困難と判断された。

止血・局所制御目的に子宮に20Gy/5分割/1週間の照射を行い，化学療法が施行された（図3，図4）。

**図3 止血目的に子宮に照射**

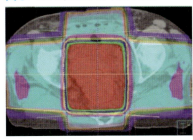

**図4 照射野のDRR**

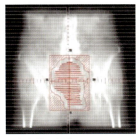

子宮全体を標的としている。

## 🔷🔶 腫瘍による周囲臓器への圧迫

　腫瘍の増大に伴い，骨盤内の臓器への圧迫や直接浸潤により症状が出現することもある。尿管狭窄や閉塞による水腎症，腸管狭窄や閉塞などが挙げられる。また，骨盤内リンパ節や鼠径リンパ節転移により，リンパ流がうっ滞し，それにより下肢浮腫が生じることもある。いずれも照射により腫瘍の縮小を図り，それによる症状改善を期待できる。ただし，周囲臓器への直接浸潤が高度な場合は，急速に治療効果が得られた際に臓器の穿孔が生じる可能性があるため注意を要する。

**症例3**　30代女性，子宮頸がん術後
傍大動脈リンパ節転移があり，疼痛とともに尿管狭窄のリスクがあった。
症状改善目的に傍大動脈リンパ節転移部に8Gy/2分割/2日間の照射が施行された（図5，図6）。

図6　照射野のDRR

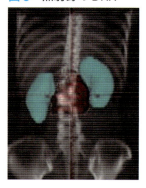

図5　両腎を避け，腫大リンパ節に照射

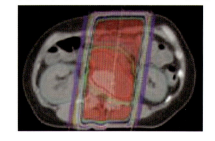

## 🔷🔶 遠隔転移に対するもの

　遠隔転移のうち，骨転移では疼痛が出現しやすく，これに対しても照射が適応となることは多い[13]。状況に応じて単回照射も用いられる。

**症例4**　30代女性，子宮頸がん術後再発
右腸骨（臼蓋）転移による疼痛あり。
疼痛緩和目的に20Gy/4分割/4日間の治療施行（図7，図8）。

図7　右腸骨（臼蓋）転移に照射

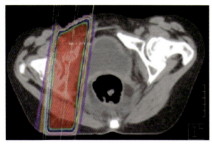

図8　照射野のDRR

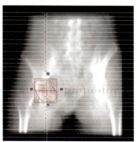

　その他，遠隔転移として脳転移が生じれば，延命目的の頭蓋内病変への定位照射や全脳照射，肺転移が中枢性に生じた時に呼吸困難感や血痰が生じた場合も緩和照射適応となりうる。放射線治療で腫瘍を縮小させ，腫瘍マーカーを低下させつつ，一時的に化学療法を休めるというメリットもある。

**症例5**　50代女性，子宮頸がん術後再発，肺転移・脳転移

術後再発予防の全骨盤照射を行ったが，遠隔転移を生じ，複数回放射線治療が行われた症例。再発後，化学療法も使用されたが，化学療法による全身状態低下が問題であった。肺転移に関して照射した際は，化学療法を一時的に休む目的も兼ねた（図9）。

| | |
|---|---|
| 1回目 | 術後再発予防目的に全骨盤照射　50Gy/25分割/5週 |
| 2回目 | 2年後に肺転移出現，右肺に定位照射　56Gy/4分割/1週間 |
| 3回目 | さらに1年後に脳転移出現，全脳照射　30Gy/10分割/2週間 |
| 4回目 | さらに半年後に脳転移再増大し，ガンマナイフ治療　辺縁18Gy/1分割 |

図9　遠隔転移に対し，複数回の照射を行った一例

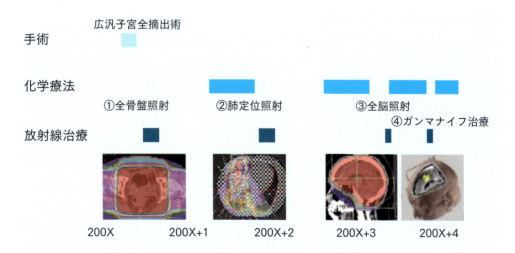

手術＋全骨盤照射（200X年）の翌年，肺転移による再発を認めた。以降，肺転移や脳転移に照射を行った。

# ◆◆ 放射線治療に伴う副作用について

　婦人科がんにおける放射線治療では，骨盤に広く照射を行う，いわゆる全骨盤照射が行われることがしばしばある。そうした場合，治療後半年以上経ってから生じる晩期障害として，腸閉塞や下肢リンパ浮腫が問題となることがある。

　手術のみでもこれらは生じることがあるため，婦人科がんにおける症状緩和の方策として，これらについても記しておきたい。

## ❶腸閉塞

　放射線治療単独よりも，術後に放射線治療を行った場合にみられやすい。手術と照射による腸管癒着が原因である。

　経静脈栄養やイレウス管挿入などによる保存的治療での症状改善が難しい場合に，高気圧酸素療法が有用な場合がある（図10，図11）。数十回の通院による治療を要することもあるが，非侵襲的な治療法として活用されたい。

**図10** 高気圧酸素療法施行前

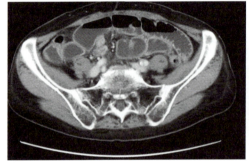

**図11** 高気圧酸素療法施行後

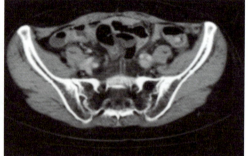

## ❷照射後の下肢リンパ浮腫

　これも手術＋放射線治療で生じやすくなるが，もともとの体質にも大きく依存する。弾性ストッキング着用やリンパドレナージによる対応があるが，リンパ管細静脈吻合術も有用である。早めに対応することで，リンパ浮腫の増悪を予防することができる治療法である[14]。

●文献 ......................................................................

1）日本婦人科腫瘍学会 編. 子宮頸癌治療ガイドライン2011年版. 金原出版, 東京, 2011

2）van Lonkhuijzen L, Thomas G. Palliative radiotherapy for cervical carcinoma, a systematic review. Radiother Oncol 2011; 98: 287-291

3）日本放射線腫瘍学会WEBサイト
　　http://www.jastro.or.jp/

4）Caravatta L, Padula GD, Macchia G, et al. Short-course accelerated radiotherapy in palliative treatment of advanced pelvic malignancies: a phase I study. Int J Radiat Oncol Biol Phys 2012; 83: e627-631

5）Browde S, Nissenbaum M, De Moor NG. High-dose weekly fractionation radiotherapy in advanced cancer of the uterine cervix. S Afr Med J 1984; 66: 11-14

6）Barton MB, Frommer M, Shafiq J. Role of radiotherapy in cancer control in low-income and middle-income countries. Lancet Oncol 2006; 7: 584-595

7）Boulware RJ, Caderao JB, Delclos L, et al. Whole pelvis megavoltage irradiation with single doses of 1000 rad to palliate advanced gynecologic cancers. Int J Radiat Oncol Biol Phys 1979; 5: 333-338

8）Hodson DI, Krepart GV. Once-monthly radiotherapy for the palliation of pelvic gynecological malignancy. Gynecol Oncol 1983; 16: 112-116

9）Onsrud M, Hagen B, Strickert T. 10-Gy single-fraction pelvic irradiation for palliation and life prolongation in patients with cancer of the cervix and corpus uteri. Gynecol Oncol 2001; 82: 167-171

10）Mishra SK, Laskar S, Muckaden MA, et al. Monthly palliative pelvic radiotherapy in advanced carcinoma of uterine cervix. J Cancer Res Ther 2005; 1: 208-212

11）Patrício MB, Tavares MA, Guimarães MF, et al. Haemostatic and antialgic effects of the 25 MV photon beam concentrated dose in the treatment of carcinoma of the cervix. J Surg Oncol 1987; 34: 133-135

12）Grigsby PW, Portelance L, Williamson JF. High dose ratio (HDR) cervical ring applicator to control bleeding from cervical carcinoma. Int J Gynecol Cancer 2002; 12: 18-21

13）Olson RA, Tiwana MS, Barnes M, et al. Use of single-versus multiple-fraction palliative radiation therapy for bone metastases: population-based analysis of 16,898 courses in a Canadian province. Int J Radiat Oncol Biol Phys 2014; 89: 1092-1099

14）Seki Y, Yamamoto T, Yoshimatsu H, et al. The Superior-Edge-of-the-Knee Incision Method in Lymphaticovenular Anastomosis for Lower Extremity Lymphedema. Plast Reconstr Surg 2015; 136: 665e-675e

# 26 緩和的化学療法

名古屋大学・大学院医学系研究科　産婦人科教室講座　吉原 雅人，梶山 広明

　スクリーニング技術の発展により，早期発見がそのまま治癒率の向上につながるがん種がある一方，卵巣がんのように診断時に既に進行した状態で発見されるものも少なくない。そのため，根治を目的としたがん治療だけでなく，がんとの共存を維持する戦略も重要となる。早期からの緩和医療は，「がん対策基本法」や，それを元に策定された「がん対策推進基本計画」にも記載され，治療時期や療養場所を問わず，患者の状態に応じて適切に提供されることが推奨されている[1]。

　緩和的化学療法（palliative chemotherapy）とは，現行のガイドラインにおいて明確な定義がなされていないが，根治不能となった末期がん患者における症状緩和やQOL向上を目的とした化学療法である。本来の化学療法の目的は，根治，再発予防，あるいは維持といった，がん自体を制御することにあるが，緩和的化学療法は，身体的および精神的苦痛の改善を狙った支持療法の一翼を担う治療であると考えられる（図1）。婦人科領域で適応となる症例は，我々が日常臨床でしばしば遭遇する治療抵抗性となったがん性腹膜炎や多臓器再発などが想定できる。一般に，抗がん薬が標準治療として承認を受ける過程では，performance status（PS）0または1の症例を対象としており，かつ臨床試験において

**図1　化学療法の様々な目的**

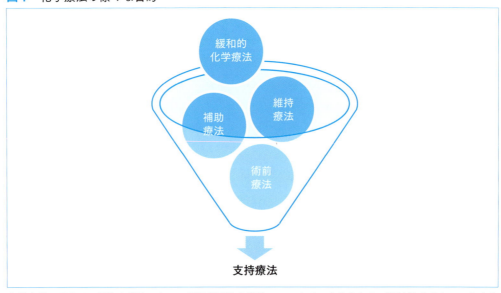

化学療法の目的は，根治や維持，あるいは再発予防や維持のみでなく，身体的および精神的苦痛といった症状の改善を含む支持療法であり，緩和的化学療法は支持療法としての化学療法の一部である。

**図2　緩和的化学療法のメリット・デメリット**

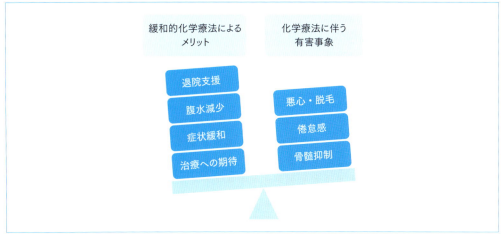

緩和医療環境における抗がん薬の耐容量や治療量は症例ごとに検討される必要があり，緩和的化学療法によって得られるメリットと化学療法のもつ有害事象によるデメリットの双方を鑑み，適応を検討する必要がある。

有効性が確立されたものが使用されている[2]。したがって，緩和医療の一環とした抗がん薬治療の耐容量やドーズは症例ごとに検討される必要がある。緩和的化学療法によって得られるメリットとそれに由来する有害事象に基づくデメリット，双方への配慮が必要不可欠であり，習熟した臨床的知識と経験が求められる（図2）。

　緩和的化学療法の施行の是非，あるいは適応に関しては様々な意見や報告が散見される。本稿では，婦人科領域における緩和的化学療法を，自験例と種々の報告を交えて概説するとともに，緩和的化学療法の展望を述べたい。

## ◆◆ 緩和的化学療法の適応

　婦人科領域において緩和的化学療法が適応となりうる具体例を表1に示した。進行または再発卵巣がんに起因する腹水貯留は，頻回の腹水穿刺等の処置を要し，患者のQOLを著しく低下させる症状である。腹水コントロールを目的とした緩和的化学療法は，終末期における患者のQOL上昇に貢献する可能性がある。

　緩和的化学療法を施行した症例を提示する。

**表1　緩和的化学療法が適応となる例**

| 子宮頸がん・体がん | 外陰部進展，腟断端再発による疼痛 |
|---|---|
| | 子宮非摘出例における性器出血 |
| 卵巣がん | がん性腹膜炎に伴う多量の腹水貯留 |
| | 腹腔あるいは骨盤内腫瘍進展に伴う疼痛や通過障害 |
| その他 | リンパ節転移・遠隔転移に伴う圧迫症状 |
| | Ex. 縦隔リンパ節転移による気道狭窄や食道閉鎖，Horner's症候群など |

症例　再発卵巣癌（serous carcinoma of the ovary），60代女性

現病歴　婦人科検診にて骨盤内腫瘍を指摘され当院へ紹介受診となり，両側付属器摘出術，腹膜播種巣切除術を施行した。漿液性癌ⅢC2期と診断され，術後化学療法を追加し一時寛解となった。しかしながら，その後，再発に至り，下記レジメンをサルベージ化学療法として行った。

既往化学療法

パクリタキセル（180mg/m$^2$）＋カルボプラチン（AUC 5.0）　7サイクル（初回化学療法）

↓ リポソーム化ドキソルビシン（50mg/m$^2$）　4サイクル

↓ ドセタキセル（70mg/m$^2$）　6サイクル

↓ ゲムシタビン（1,000mg/m$^2$）　5サイクル

↓ ネダプラチン（100mg/m$^2$）　5サイクル

↓ イリノテカン（150mg/m$^2$）　6サイクル

↓ パクリタキセル（180mg/m$^2$）＋カルボプラチン（AUC 5.0）　5サイクル

臨床経過

Performance Status（ECOG）：2

治療開始後2年7カ月で，腹水貯留に伴う腹部膨満感および食思不振が出現した（図3）。外来にて腹水穿刺を施行したが継続的な症状の改善は乏しく，徐々に腹水貯留速度は増加し，約1週間に1回の穿刺頻度となった。想定され得る合併症や予後からbest supportive careの選択肢を提示した。しかしながら，結果的に患者本人および家族と相談し，インフォームドコンセントを得た上で緩和的化学療法を施行する方針とした。

腹水コントロールを目的としてベバシズマブ（15mg/kg，Day 1）を併用したパクリタキセル［64mg/m$^2$（80% dose），Day 1］を緩和的化学療法として選択した。投与開始後より，腹水貯留は改善傾向を示し，穿刺頻度は約4週間に1回と減少した（図4）。パクリタキセル，ベバシズマブ併用療法を3サイクル終了し1カ月経過後，誤嚥性肺炎を伴う

**図3　緩和的化学療法前のCT画像**

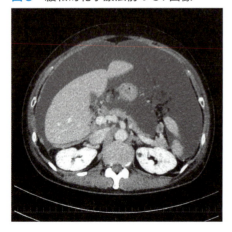

**図4　腹水減少を目的に緩和的化学療法を使用した症例の臨床経過**

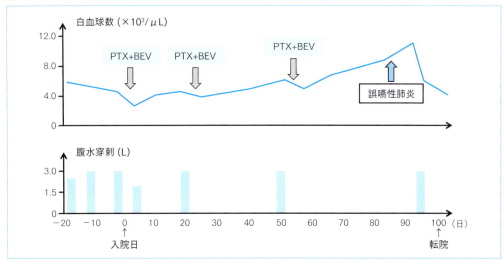

上段に化学療法を施行した時期と白血球数の推移を，下段に腹水穿刺の頻度と排液量を示す。パクリタキセル（PTX），ベバシズマブ（BEV）併用療法開始後より，腹水貯留は改善傾向を示した。緩和的化学療法を3サイクル施行し1カ月経過後，誤嚥性肺炎を伴うADLの急激な低下を認め，ホスピスへの入所を希望された。転院を調整する間も腹水穿刺の頻度は少なく経過し，腹部膨満に伴う食思不振はなく精神的QOLは保たれていた。

ADLの急激な低下を認め，ホスピスへの入所を希望された。転院を調整する間にbest supportive careを施行したが，腹水穿刺の頻度は依然として少なく，緩和的化学療法を開始する前に認めた腹部膨満に伴う食思不振もなく経過し，精神的QOLも十分に保たれていた。また，疼痛の訴えは開始時点から認めず，患者と相談の上でオピオイドは未使用にて経過した。緩和的化学療法始後4カ月で紹介元の緩和ケア病棟へ転院となり，数日後に永眠された。

## 緩和的化学療法に関する文献上の様々な意見

　緩和的化学療法に関するエビデンスは，いくつかの臨床研究に報告されているが，肯定的なものから否定的なものも含め，現状ではその賛否に関しては一定の見解は得られていない[3]。肯定的な見解としては，特に本邦の婦人科領域においてはTsubamotoらの報告が代表的である。本調査は，55症例のプラチナ抵抗性の進行または再発卵巣がんを対象として予後因子を検討したものである。緩和的化学療法を施行した群では，再発以降の有意な予後延長が認められ，緩和的化学療法およびホスピスへの入所が独立した予後因子であると報告した[4]。

　一方，Prigersonらは転移性進行がん312症例を対象とした前方視的研究を行った結果，緩和的化学療法は患者の生命予後を改善せず，さらにPSが良好な症例では，非施行群と比較して死亡前1週間のQOLが低下すると報告した[5]。また，Wrightらは薬剤耐性を有する転移性がん386症例を前方視的に解析したところ，過半数の症例で緩和的化学療法が施

行され，それらは死亡前1週間での心肺蘇生や人工呼吸器使用を増加させ，ホスピスへの転院が遅れることで，ICUでの死亡率が上昇すると報告している[6]。しかしながら，これらの懐疑的な見解は緩和的化学療法の施行そのものを否定するものではなく，治療に伴う人的費用や利益を理解するための重要な根拠として位置付けられると考える。

　Friedlanderらの再発卵巣がんによる症状緩和に関するレビューでは，婦人科領域においては，化学療法に伴う末梢神経障害以外に，脱毛などによる整容性の問題や手術に起因する閉経や不妊といった問題など，QOLに影響する因子が多岐にわたることが報告されている。また，彼らの文献的調査全体を通じて，化学療法を施行すること自体が希望をもたらすことも指摘されている。これは，緩和的化学療法が，症状緩和や進行の抑制のみにとどまらず，患者へ望みを与える可能性を示唆している[3]。他方では，WeeksらはIV期の進行大腸がんおよび進行肺がんと診断された1,193症例の化学療法に対する認識を調査したところ，大腸がんでは約8割，肺がんでは約7割もの患者が，化学療法による根治が不可能と考えていないことを報告している[7]。これらは，根治不能な進行または再発がん患者の意思を反映するものであり，婦人科領域においても同様に，我々が日常臨床でしばしば遭遇する状況である[8]。我々は，こうした患者の意向を尊重すると同時に，医療者と患者間での認識の隔たりをできる限りなくすよう努めることが重要である。終末期においては，これらすべてを勘案した上で患者の身体的，精神的QOL向上を目的とした緩和的化学療法を選択するべきである。

## ◆◆ 緩和的化学療法で想定されるレジメン

### ❶ベバシズマブ（BEV）

　BEVは血管内皮細胞増殖因子（vascular endothelial growth factor-A；VEGF-A）に対するモノクローナル抗体であり，血管新生を阻害することでがんの増殖を抑制する分子標的治療薬である。プラチナ抵抗性の卵巣がん患者において，標準化学療法との併用により，無増悪生存期間が化学療法単独と比べて延長することが示されており[9]，大腸がんや乳がんにおいても有効性が報告されている。また，BEV使用による腹部消化器症状の有意な改善も報告されており[10]，基礎医学領域からも，腫瘍内の血管構造を正常化し，がん微小環境を整えるといった作用を有することが解明されつつある[11]。こうした間接的な抗腫瘍効果が卵巣がん終末期の症状緩和に貢献する可能性は高く，緩和的化学療法として有用であると考える。我々が提示した症例でも，腹水穿刺の回数が著明に減少し，BEVによる緩和的化学療法が，卵巣がん終末期の症状緩和に大きく寄与したと考えられた。併用する薬剤としては，パクリタキセルの他に，後述するドキソルビシンやノギテカン，ゲムシタビンなどが考えられるが，現時点では緩和的化学療法としてどの薬剤との併用が良いかの見解は得られていない。使用については個々の症例での検討が必要である。

## ❷リポソーム化ドキソルビシン（PLD）

　PLDはドキソルビシン塩酸塩をポリエチレングリコール化リポソームに封入した製剤である。標的組織への有効成分の運搬を効率化し，腫瘍組織内濃度を高めるとともに，血中濃度を抑えることで有害事象を軽減するという特徴を有しており[12]，再発卵巣がんに対する緩和的化学療法のレジメンの一つとなり得る可能性がある。投与量に関しては，Roseらは，PLDが投与された再発卵巣がん，卵管がん，腹膜がん患者78例において$40mg/m^2$と$50mg/m^2$を4週間毎の投与で比較検討した結果を報告している。

　その結果は，

①両群の奏効率はそれぞれ13.5％と7.7％であった。

②両群の病勢制御率と無増悪生存期間はほぼ同等であった。

③しかしながら，$50mg/m^2$投与群の27.5％において減量を要したが，$40mg/m^2$投与群では1例も減量することがなかった。

④副作用による治療の遅れは，$40mg/m^2$投与群と$50mg/m^2$投与群でそれぞれ16.0％と32.5％と，有意差をもって$40mg/m^2$投与群で少なかった[13]。

　以上より，もし再発進行卵巣がんに対する緩和的化学療法として使用する場合，$40mg/m^2$が適当であると考える。副作用に関しては，骨髄抑制や心毒性は他のアントラサイクリン系抗がん薬に比べて低いものの，皮膚障害としての手足症候群は留意すべき重要な副作用であり，Nowaraらは，2レジメン以上の化学療法の既往，貧血がリスク因子となることを報告している[14]。したがって，PLDの緩和的化学療法としての使用では，リスク因子および患者状態を総合的に判断した上で，個々に投与量や間隔の決定が望まれる。

## ❸ネダプラチン

　ネダプラチンは，他のプラチナ製剤の副作用を抑える目的で作成された，本邦発のプラチナ製剤であり，副作用軽減の理由から使用される場合や，初回化学療法無効例，あるいはその後の再発例に対する救済療法という位置付けで一般に用いられている[15,16]。子宮頸がん，卵巣がんに保険適用があり，投与間隔も28日と長く，外来通院での化学療法も可能で利便性にも優れる。特に，腎機能障害を有する症例でも，投薬量を調整することによって施行することが可能である。

## ❹フルオロウラシル（5-FU）

　5-FUは他剤との併用療法で固形がんに対して使用されることが多く，単剤での使用報告は少ないが，保険適用としては婦人科領域では子宮頸がん，体がん，卵巣がんと幅広い。Hiromuraらは，進行・再発婦人科がんに対し，5-FU（15〜20mg/kg，休薬期間7日）をQOLの維持を目的として単剤で使用した15例について報告している。それによると，腫瘍の縮小や症状の緩和などの一定の効果が確認され，治療関連の有害事象は，Grade 4の好中球減少が1例のみであったと報告している。また，これらの症例の中には，明細胞

癌や粘液性癌といった，化学療法抵抗性の組織型も含まれていた[17]。投与回数は頻回となるが，患者状況に合わせて適宜減量や延期は可能であり，利便性を確保できるのであれば，こうした症例に対する緩和的化学療法のレジメンとして有用である可能性がある。

　ここに列挙したものは，我々が考える緩和的化学療法の一例に過ぎない。その他のレジメンとしては，ノギテカン[18]やゲムシタビン[19]などが挙げられ，未報告のものも含めて多数候補薬剤が考えられる。先にも述べたが，臨床試験で効果の確認されているレジメンは，RECIST分類に代表される奏効率を比較検討しているものが大多数であり，それらの多くは2剤あるいは3剤併用の多剤併用化学療法である。緩和的化学療法を施行するにあたり主眼を置くものは症状緩和と耐容量の調整であり，その意味では単剤かつ投与間隔の長いものほど望ましいと考える。

## ◆ 緩和的化学療法を行う上での留意事項

　我々は2002年から2008年の間に，婦人科がんにて死亡した181名を対象とし，post-cancer treatment survival（PCS：がんに対する積極的治療終了後から死亡までの期間）を後方視的に検討した。終末期の療養場所を層別化因子として解析した結果，ホスピスまたは在宅で終末期管理を施行した群では，大学病院・総合病院で管理した群よりもPCSが有意に延長した。さらに，多変量解析の結果，年齢，がん種，療養場所が，PCSに寄与することが判明した（図5，表2）[20]。療養の場所がPCSに影響を与えるという結果から，精神的なQOLの向上がPCSの延長に寄与する可能性が示唆される。しかしながら，終末期における継続的な化学療法の施行によってホスピスへの転院が遅れ，結果的に大学病院・総合病院で管理した群ではPCSが短縮したのかもしれない。

　一般に，安易な化学療法の継続に代表される，積極的治療継続は，最終的に医療者が決定権を有するホスピスや在宅療養への移行が遅れ，至適な時機を逸する可能性があるとされる[8]。一方，計画性のある柔軟な緩和的化学療法を行うことは，患者の意思決定に添い，療養場所も含めた総合的な終末期管理の一端を担うことで，患者の予後延長に寄与する可能性があると考えられ，ひいては終末期における患者や家族のQOLや満足度を向上させることが示唆される。また，Brooksらは緩和的化学療法施行中に化学療法が原因で入院となる患者の危険因子を後方視的に検討した結果，年齢，カールソンスコア，クレアチニンクリアランス，カルシウム値，白血球または血小板低値，多剤併用化学療法，カンプトテシン類抗がん薬が独立したリスクであることが判明した[21]。これらの因子を事前に認識することは，個々の患者における緩和的化学療法を行う上で重要であり，それらのリスクを熟考した上で，患者状態に臨機応変に対応しつつ，患者のQOLを最大限に高められるよう努めることが必要である。

**図5** がんに対する積極的治療終了後から死亡までの期間（文献20より，一部改変）

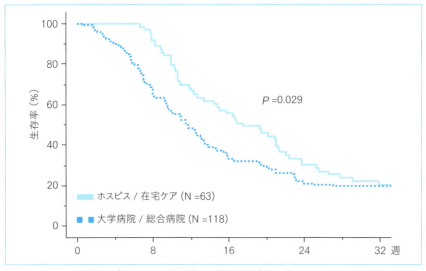

終末期を過ごした場所に応じて，がんに対する積極的治療終了後から死亡までの期間が異なる。

**表2** がん治療終了後生存期間に影響を与える臨床病理学的因子（文献20より）

| 因子 | がんに対する積極的治療終了後から死亡までの期間 | | | |
|---|---|---|---|---|
| | 単変量解析 | | 多変量解析 | |
| | ハザード比 (95% 信頼区間) | P | ハザード比 (95% 信頼区間) | P |
| 年齢 | | | | |
| 　60歳未満 | 1 | | 1 | |
| 　60歳以上 | 0.634 (0.468-0.858) | 0.0032 | 0.679 (0.496-0.928) | 0.0151 |
| がん種 | | | | |
| 　子宮頸がん／子宮体がん | 1 | | 1 | |
| 　卵巣がん | 1.451 (1.078-1.9549) | 0.0141 | 1.644 (1.1960-2.259) | 0.0022 |
| 骨盤内の浸潤性病変 | | | | |
| 　あり | 1 | | 1 | |
| 　なし | 0.951 (0.703-1.287) | 0.7446 | 0.914 (0.662-1.260) | 0.5823 |
| 経口オピオイドの最大使用量（換算値） | | | | |
| 　25 mg未満（未使用を含む） | 1 | | 1 | |
| 　25 mg以上 | 1.167 (0.870-1.567) | 0.3031 | 1.214 (0.895-1.647) | 0.2133 |
| 終末期を過ごした場所 | | | | |
| 　大学病院 / 一般総合病院 | 1 | | 1 | |
| 　ホスピス / 在宅ケア | 0.712 (0.523-0.969) | 0.0307 | 0.704 (0.511-0.970) | 0.0319 |

## ◆◆ 現状のホスピスに関する問題点

　がん終末期におけるホスピスは，がん患者と家族のQOL改善を目的とし，症状緩和や生の尊厳などを基調とする医療を提供する機関である。施設のみならず，在宅での緩和ケ

アを含めて幅広く普及しつつあり，社会への認知も高まってきている。しかし，一方では適切な終末期緩和ケアの導入時期は患者ごとに大きく異なり，その病態や社会経済的背景にも強く依存することから，終末期療養場所の選択や準備が遅れ，望まれる終末期医療を提供できない場合も少なくない。

これはまさに，本邦におけるがん終末期医療の問題ともいえる。緩和的化学療法は名目通り緩和を目的とした化学療法であるが，ホスピスにおける化学療法の施行は理念的に不可能であり，そこに現実的な乖離が生じている。現状としては，緩和的化学療法を施行する事例においては，患者および家族へ緩和的化学療法を導入する時点でのホスピスへの転院など，終末期の選択肢を提示し，限られた期間の患者QOL向上を図ることが重要と考える。

## おわりに

前述のごとく，終末期における化学療法の継続を希望する患者は多く，治療を継続することが彼らの生への希望へとつながり，結果として精神的なQOL向上が期待されることが報告されている。これは，我々が日々の臨床現場でしばしば遭遇する状況である。がんに対する治療をいつ止めるかに対しては，当然ながら明確な解答はなく，終末期の治療や，ひいては予後への影響には，患者の性格や医師の経験等の様々な因子が関わるとされている[8]。がん終末期においては，臨床疫学的な知見に基づきつつ，目の前の患者および家族一人ひとりの意思を反映し，彼らのQOL向上を第一の目標として適時適切に対応すべきである。終末期における化学療法に関しての賛否はあるが，がん治療効果を追求する「積極的」化学療法から，治療を継続したいと願う患者の希望に寄り添い，身体的あるいは精神的な症状緩和を目的とした「緩和的」化学療法へと発想を切り替え，終末期療養方法を事前に十分検討した上で患者状態に柔軟に対応できる医療体制が，今後の重要な臨床課題の一つとなると考える。

● 文献 ‥‥‥‥‥‥‥‥‥‥‥‥‥‥‥‥‥‥‥‥‥‥‥‥‥‥‥‥‥‥‥‥‥‥‥‥‥‥‥‥‥‥‥‥‥‥‥‥

1）厚生労働省. がん対策推進基本計画
　　http://www.mhlw.go.jp/bunya/kenkou/gan_keikaku.html
2）日本癌治療学会. がん診療ガイドライン
　　http://www.jsco-cpg.jp/
3）Friedlander M, Butow P, Stockler M, et al. Symptom control in patients with recurrent ovarian cancer: measuring the benefit of palliative chemotherapy in women with platinum refractory/resistant ovarian cancer. Int J Gynecol Cancer 2009; 19 Suppl 2: S44-48
4）Tsubamoto H, Ito Y, Kanazawa R, et al. Benefit of palliative chemotherapy and hospice enrollment in late-stage ovarian cancer patients. J Obstet Gynaecol Res 2014; 40: 1399-1406
5）Prigerson HG, Bao Y, Shah MA, et al. Chemotherapy Use, Performance Status, and Quality of Life at the End of Life. JAMA Oncol 2015; 1: 778-784

6）Wright AA, Zhang B, Keating NL, et al. Associations between palliative chemotherapy and adult cancer patients' end of life care and place of death: prospective cohort study. BMJ 2014; 348: g1219

7）Weeks JC, Catalano PJ, Cronin A, et al. Patients' expectations about effects of chemotherapy for advanced cancer. N Engl J Med 2012; 367: 1616-1625

8）von Gruenigen VE, Daly BJ. Treating ovarian cancer patients at the end of life: when should we stop? Gynecol Oncol 2005; 99: 255-256

9）Pujade-Lauraine E, Hilpert F, Weber B, et al. Bevacizumab combined with chemotherapy for platinum-resistant recurrent ovarian cancer: The AURELIA open-label randomized phase III trial. J Clin Oncol 2014; 32: 1302-1308

10）Stockler MR, Hilpert F, Friedlander M, et al. Patient-reported outcome results from the open-label phase III AURELIA trial evaluating bevacizumab-containing therapy for platinum-resistant ovarian cancer. J Clin Oncol 2014; 32: 1309-1316

11）Trédan O, Lacroix-Triki M, Guiu S, et al. Angiogenesis and tumor microenvironment: bevacizumab in the breast cancer model. Target Oncol 2015; 10: 189-198

12）藤原恵一．ドキシルの臨床．Drug Delivery System 2009; 24: 35-37

13）Rose PG, Maxson JH, Fusco N, et al. Liposomal doxorubicin in ovarian, peritoneal, and tubal carcinoma: a retrospective comparative study of single-agent dosages. Gynecol Oncol 2001; 82: 323-328

14）Nowara E, Huszno J. Skin toxicity after palliative chemotherapy containing pegylated liposomal doxorubicin for ovarian cancer patients. Ann Palliat Med 2013; 2: 71-75

15）Goto T, Takano M, Ohishi R, et al. Single nedaplatin treatment as salvage chemotherapy for platinum/taxane-resistant/refractory epithelial ovarian, tubal and peritoneal cancers. J Obstet Gynaecol Res 2010; 36: 764-768

16）Li WJ, Jiang JY, Wang XL. Nedaplatin salvage chemotherapy for cervical cancer. Asian Pac J Cancer Prev 2015; 16: 3159-3162

17）廣村勝彦，新保暁子，坂堂美央子，他．再発・進行婦人科悪性腫瘍に対する5-FU単剤療法の使用経験と安全性の検討．日本婦人科腫瘍学会雑誌 2014; 32: 10-16

18）O'Malley DM, Azodi M, Makkenchery A, et al. Weekly topotecan in heavily pretreated patients with recurrent epithelial ovarian carcinoma. Gynecol Oncol 2005; 98: 242-248

19）D'Agostino G, Amant F, Berteloot P, et al. Phase II study of gemcitabine in recurrent platinum-and paclitaxel-resistant ovarian cancer. Gynecol Oncol 2003; 88: 266-269

20）Kajiyama H, Utsumi F, Higashi M, et al. Is there any association between where patients spend the end of life and survival after anticancer treatment for gynecologic malignancy? J Palliat Med 2014; 17: 325-330

21）Brooks GA, Kansagra AJ, Rao SR, et al. A Clinical Prediction Model to Assess Risk for Chemotherapy-Related Hospitalization in Patients Initiating Palliative Chemotherapy. JAMA Oncol 2015; 1: 441-447

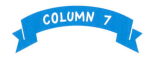

# 婦人科領域の在宅がん緩和ケアの実際

川崎高津診療所　松井 英男（まつい ひでお）

## 地域包括ケアとしての在宅医療

　当院は，神奈川県川崎市の在宅療養支援診療所として，人生の最後を家で過ごしたいというがん患者さんの希望に添うために，日々訪問診療を行っている。

　昨今，地域包括ケアということが重要視され，医療のみならず，介護や看護を結び付けたケアの実現に向けた努力が各地でなされている。

　この地域包括ケアという考えは，もとは介護領域から出てきた概念である。すなわち，地域に住む患者を中心として，介護，医療，介護予防，住まい，生活支援などのサービスを，30分以内に提供できる生活圏を作ろうというものである。我々は，主として医療の提供ということで診療を行うわけだが，より複合的なサービスが提供できるように，ケアマネジャーのいる介護支援事業所，訪問看護事業所を併設している。また，実際の医療を行う上では，病院との連携（病診連携）は必須のものと考えている。がん患者を例にとると，それまで治療を継続していた病院があるわけで，その病院との連携を強化するようにしている。

## がん緩和ケアとQOL

　がん緩和ケアでは，患者ならびに家族のQOLを重視する。緩和ケアによって，このQOLを向上させることが一つの目的であるためである。ところが，ここでいうQOLにはいろいろな意味が含まれており，ある人は，「生活の満足度」というかもしれないし，一方では「人生観」を思い浮かべる場合もある。一般的には，質問紙法によってこれを評価することが多いわけだが，国などの違いや文化的な側面も影響すると言われている。

　そこで当院では，在宅医療によって，特に患者のご家族のQOLが改善するかを検討した。BIC-11という方法を用いたが，残念ながら在宅医療の導入前後でQOLの向上はみられなかった。これは，一人ひとりの患者に対するケアの捉え方が，家族によって様々であるためである。すなわち，さほどつらく感じていない場合と，つらくてたまらないと捉えている場合があって，在宅医療の導入効果が不明であった。

　肺がんの研究で，早期から緩和ケアを行う群と，亡くなる直前から行う群とで患者の生存率の比較をしたところ，早期からの緩和ケアを行った患者の生存率が延長していたという報告[1]がある。すなわち，早期からの緩和ケアには，QOLの向上だけでなく，延命効果があることがわかった。しかし，亡くなる直前には抗がん薬治療を受けている方が多く含まれており，これが死期を早めているのではないかという指摘もある。

亡くなる直前の抗がん薬治療は，予後を改善しないばかりか，最後のQOLも損なう可能性がある[2]。早期からの緩和ケアは，抗がん薬治療を行う上でも車の両輪のようなものであるが，抗がん薬治療を中止して，患者のQOLを重視していくタイミングを見計らうのも医師として大切な技量であると思う。

### 介護の環境と病診連携

　このため，在宅医療が導入されるがん患者さんは，化学療法は中止し，終末期を家で過ごしたいという意向をもつ方になる。もちろん，家での介護体制が整っていることも重要である。がん患者は高齢な方が多いわけだが，家に帰っても配偶者だけであり，面倒をみている方が先に倒れて入院してしまった，ということもある。家での緩和ケアでは，ご家族の協力は必須であるが，介護面でどうしても無理ということで入院を余儀なくされる場合も多い。

　また，身よりもなく，経済的な理由もあって，独居で終末期を迎える方への対応が必要になることがある。その場合は，介護，看護，近所の方，行政の方との相談の場をもって緊急時の対応を事前に打ち合わせておく必要がある。患者にコールボタンを持たせることや，場合によっては遠隔モニタリングなども必要ではないかと考えている。

　がんの症状が落ち着いている場合は良いが，痛みがひどかったり，呼吸困難の増強，大出血など，見るに見かねる状態が起こることがある。当院の考え方としては，このような場合には病診連携をとって，決して無理はしないようにしている。主治医は何人いてもよく，病院と診療所にそれぞれ先生がいるという体制であれば，患者はより安心する。また，苦しい状況であっても治療可能な病態ということもあるわけで，QOLが改善し，より長く生きる可能性も出てくる。当院の経験では，肝転移の破裂による腹痛とショック状態が入院治療で改善し，再び在宅医療に復帰できた，という例がある。

　実際，終末期がん緩和ケアで，入院治療を併用した群とそうでない群とで予後を比較したところ，入院治療併用群の生存期間（中央値）は約3週間延長していた[3]。これをどう考えるかは，議論の分かれるところだが，すぐに鎮静に移行してしまうのは，安楽死に抵触することもあるし，医療を放棄することにもつながりかねないと考えている。

### がん終末期医療の予後

　当院で在宅がん終末期医療を受けた患者100名の内訳は，消化器がんが最も多く61％を占め，婦人科領域は7％であった。これらの患者の予後を検討したところ，生存期間の中央値は39日であり，1年生存率は11.5％であった。したがって，在宅での緩和医療は，最後の1カ月程度の診療を行っていることになる（図1）。また，年齢別の生存期間（中央値）を比較してみると，80歳以上の患者は58日に対して80歳未満は42日であり，生存率でも有意差を認めた（log rank test, $p = 0.006$, 図2）。高齢な患者のがんの進行が遅いことは，日常の診療で何となく感じていたことであるが，このデータはそれを裏付けて

**図1** 在宅がん緩和ケア患者の生存曲線

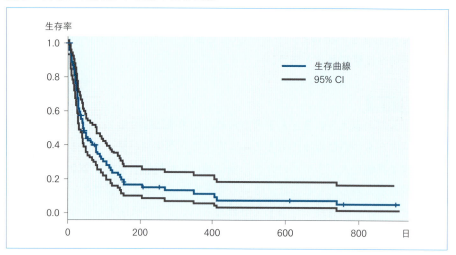

**図2** 年齢別（80歳以上と未満）の生存曲線

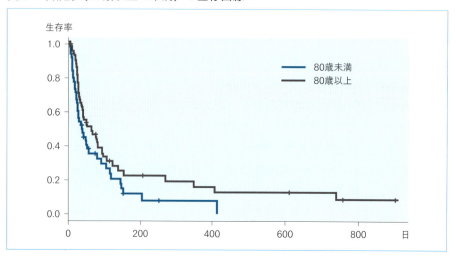

いると考えている。

## 婦人科領域のがん終末期医療の実際

　婦人科領域のがんで終末期医療を行う疾患としては，子宮がん・卵巣がんがある。これらの患者7名の年齢の中央値は72歳で，在宅患者全体の年齢の中央値85歳に比べると低い傾向であった。また，生存期間の中央値は125日（7〜281日）であった。特徴的なことは，これらの患者のうち6名が，がん性腹膜炎によるイレウス症状を伴い，オクトレオチドないしは減圧管による対応が必要であったことである。また，1例で体表の転移リンパ節が自壊し，出血を伴ったために止血処置が必要であった。イレウス患者では，経口摂取ができなくなるが，点滴治療をどこまで行うかは難しい問題である。予後が1カ月以上

望めるのであれば，高カロリー輸液などの適応もあると考えているが，がん悪液質を呈している症例では，栄養が十分利用されないばかりか，炎症反応を助長したり，胸腹水や浮腫を増強することもあるので，最終的には中止することもある。また，疼痛コントロールも経口投与ができないので貼付剤や坐剤を用いることが多いかと思う。

　40代の患者は，幼い子どもの世話もしながらの闘病生活であった。夫は仕事があるため，実家から母親が来て家事の手伝いをしていた。また，小さなお子さんへの心のケアも必要であり，ある程度のことは打ちあけて日常の生活を共に送っていただくようにした。このような，「こころのケア」のために病院のカウンセラーの協力を仰ぎ，在宅での緩和ケアを充実させることができた。

　また，70代の患者は，脳梗塞後遺症で訪問診療をしていたが，突然水腎症に伴う急性腎不全を併発し，入院になった。その後の検査で卵巣がんの腹膜播種ということがわかり，腎瘻を造設し再び在宅療養にもどることができた。このように，在宅療養を受ける高齢の患者は，がんの好発年齢であることも念頭において診療を行うことが重要と考えられた。

### おわりに

　がん緩和ケアにおける在宅医療の実際について，婦人科領域がんの経験も踏まえて概説した。本稿の内容は，あくまで川崎高津診療所での経験であり，在宅医療の形態は地域によって様々ではないかと思う。これからも，理想的な在宅がん緩和ケアを模索しながら，日々の診療を続けたいと思っている。

●文献
1）Temel JS, Greer JA, Muzikansky A, et al. Early palliative care for patients with metastatic non-small-cell lung cancer. N Engl J Med 2010; 363: 733-742
2）Prigerson HG, Bao Y, Shah MA, et al. Chemotherapy Use, Performance Status, and Quality of Life at the End of Life. JAMA Oncol 2015; 1: 778-784
3）わたしの町の在宅クリニック13. 川崎高津診療所. がんサポート 2015; 146: 92-93

# 27 オピオイドスイッチング

総合病院聖隷浜松病院　薬剤部　塩川 満

　オピオイドスイッチングとは，オピオイドの❶副作用により鎮痛効果を得るだけのオピオイドを投与できない時や，❷鎮痛効果が不十分な時に，投与中のオピオイドから他のオピオイドに変更することをいう[1]。また，日本緩和医療学会のガイドライン2014年度版[1]では，❸投与経路を変更する場合，は定義から外しているが，広い意味ではオピオイドスイッチングである。なお，オピオイドローテーションと以前は言ったが，この場合は，数種類のオピオイドを順に変更し回すことを指すため，意味が異なり最近は使わない。

　また，病気の状態の変化時や，患者本人が他のオピオイドに変更を希望した場合の切り替えもスイッチングだが，スイッチングの目的が，「患者のQOLと日常生活の向上」であることを十分に理解して行わなくてはならない（図1）。

## ❶副作用により鎮痛効果を得るだけのオピオイドを投与できない場合

　オピオイドやその代謝物により，副作用であるせん妄，眠気，悪心・嘔吐，便秘などが出現した場合に，オピオイドを変更すると改善する場合がある。

## ❷鎮痛効果が不十分な場合

　同じオピオイドを継続的に投与し続けた場合に，耐性が生じ，一定量のオピオイドによって得られる鎮痛効果が減弱して，オピオイドを増量しても鎮痛効果が得られない場合がある。この時にスイッチングを行うと鎮痛効果が現れる場合がある。この際，等鎮痛量で

**図1　オピオイドスイッチングの目的**

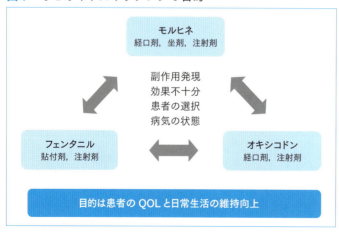

スイッチングを行うと，効果が強すぎて副作用が出る場合があるため，変更時には換算量を減らした配慮が必要である。

### ❸投与経路を変更したい場合

病気の悪化のために飲み薬が一時的に飲めなくなり，注射剤に変更する場合や，肝機能や腎機能が低下した場合などに投与経路を変更する場合がある。また，同じオピオイドでの変更や，他のオピオイドで変更する場合もある。

なお，経口剤で副作用の眠気や吐き気が出ている場合に，注射剤に変更するとその副作用が軽減する場合もあるため，副作用対策としてオピオイドを投与経路変更することもある。

オピオイドスイッチングを上手に行うためには，オピオイドの特徴を十分に理解して使い分けを行う必要がある。また，スイッチング時に必要な「換算比とタイミング」を覚えておく必要がある。さらには，スイッチングして十分に効果を得るための技術として，「タイトレーションとレスキュー」の概念は理解したい。

## 🔷 オピオイドの特徴（薬剤の特徴と剤形ごとの特徴）

疼痛治療の基本は，WHO方式がん疼痛治療法に従うが，表1に示したように，オピオイドは非がんに対する適応をもっている薬剤もある。がん疼痛時のオピオイドの使い方と非がん疼痛時のオピオイドの使い方は考え方が違うので，非がん患者にがん患者と同じように使用すると，依存形成が起こってしまう可能性がある。非がん患者への使い方の基本は，がん疼痛のように「痛みをゼロ」にすることが目的ではなく，「ADL（QOL）を向上させる」ことが大きな目的であり，「痛みを軽減させる」のは副次的な目的となる。したがって，定期服薬が原則であり，レスキュー薬の概念はない。痛みの早期軽減を目指し，がん疼痛時のようにすぐに増量したり，レスキュー薬を使い過ぎると，依存が形成されることになる。

表2にオピオイド製剤の特徴をまとめた。次にそれぞれの薬剤の特徴を剤形別に示す。

### ❶モルヒネ

モルヒネは鎮痛薬の基本であるが，腎機能・肝機能障害時には副作用が現れやすいので，他のオピオイドへ変更する必要がある。しかし，モルヒネには①呼吸中枢の感受性を低下させる作用，②呼吸数を低下：酸素消費量を減少させる作用，③中枢性の鎮咳作用，④不安を軽減させる作用，⑤中枢性の鎮静作用があるため，努力呼吸や息切れなどの呼吸困難時には非常に助かる薬剤である。ただし，保険適用ではない。

## 表1　オピオイド製剤の一覧

| 薬品名 | | 剤形 | がんの適応 | 非がんの適応 | レスキュー | 規制区分 |
|---|---|---|---|---|---|---|
| 弱オピオイド | トラマドール | トラマドールカプセル・注 | あり | あり | ○ | － |
| | | トラマドール／アセトアミノフェン配合剤 | なし | あり | ○ | － |
| | ブプレノルフィン | 坐剤 | あり | なし | ○ | 向精神薬 |
| | | 貼付剤（e-learning 必要） | なし | あり | × | 向精神薬 |
| | ペンタゾシン | 注射 | あり | あり 15mgのみ | ○ | 向精神薬 |
| | | 錠 | あり | なし | ○ | 向精神薬 |
| | コデイン | 1％（散） | あり | あり | ○ | － |
| | | 10％（散）・錠 | あり | あり | ○ | 麻薬 |
| 強オピオイド | モルヒネ | 錠・末・注 | あり | あり | ○ | 麻薬 |
| | | 坐剤，水液 | あり | なし | ○ | 麻薬 |
| | | 徐放剤 | あり | なし | × | 麻薬 |
| | オキシコドン | 細粒 | あり | なし | ○ | 麻薬 |
| | | 注射 | あり | なし | ○ | 麻薬 |
| | | 錠・カプセル（ジェネリック） | あり | なし | × | 麻薬 |
| | フェンタニル | 注射 | あり | あり | ○ | 麻薬 |
| | | 1日用貼付剤フェントス | あり | あり | × | 麻薬 |
| | | ワンデュロパッチ（e-learning） | あり | あり | × | 麻薬 |
| | | 3日用貼付剤（e-learning） | あり | あり | × | 麻薬 |
| | | 3日用貼付剤（ジェネリック） | あり | なし | × | 麻薬 |
| | | フェンタニルバッカル・舌下錠 | あり | なし | ○ | 麻薬 |
| | タペンタドール | 錠 | あり | なし | × | 麻薬 |
| | メサドン | 錠（e-learning 必要） | あり | なし | × | 麻薬 |

### a. 経口投与

経口投与されたモルヒネは主に小腸より吸収され，一部は大腸より吸収される。吸収されたモルヒネは門脈を経て肝臓で代謝を受け（初回通過効果），モルヒネ-6-グルクロナイド（M6G）（活性代謝物）とモルヒネ-3-グルクロナイド（M3G）（臨床的活性は少ない）の2つの代謝物が生成される。なお，生物学的利用率は約20％で[2]，腎機能障害や急激な尿量の低下では，M6Gの生成が抑えられる。

### b. 皮下投与

経口が困難な場合，皮下投与が行われる。皮下投与されたモルヒネは，皮下の細胞血管から吸収され，静脈に移行する。

効果や副作用は静脈内投与と同等であり，持続皮下注で安定した吸収が得られる速度は1mL/時以下である。

### c. 直腸内投与

直腸内投与されたモルヒネは速やかに吸収され，半分は門脈から，残りは直腸の静脈正常脈から静脈系に入る。投与量は経口投与量と同等あるいは2/3と言われている。

直腸炎，下痢，肛門・直腸に創部が存在する場合，重度の血小板減少・白血球減少時は

表2 オピオイド製剤の特徴

| | モルヒネ | オキシコドン | フェンタニル | トラマドール | タペンタドール | メサドン |
|---|---|---|---|---|---|---|
| 剤形 | ・経口（速放, 徐放）<br>・坐剤<br>・注射 | ・経口（速放, 徐放）<br>・注射剤 | ・経皮<br>・注射<br>・貼付<br>・口腔粘膜吸収剤 | ・注射<br>・経口（速放, 配合剤） | 経口 | 経口 |
| 活性代謝物 | あり | あり | なし | あり | なし | なし |
| 代謝酵素 | UGT2B7（M3G，M6Gに変換） | CYP3A4 CYP2D6（活性代謝物変換） | CYP3A4 | CYP3A4 CYP2D6（活性代謝物変換） | UGT1A6, UGT1A9およびUGT2B7 | CYP3A4, CYP2B6など |
| 腎機能障害時の使用 | 作用・副作用増強 | 活性代謝物オキシモルフォン蓄積の可能性あり | 影響少ない | Ccr＜30mL/分以下の重篤な腎機能異常には投与禁忌 | 重度腎機能障害者のt1/2は2.9倍延長 | 影響少ない |
| 肝機能障害時の使用 | 肝機能障害時には，投与間隔を通常の2倍にあける | 肝機能障害時には，通常投与量の1/3〜1/2量から投与開始 | | Child-PughクラスCは投与禁忌 | 軽度および中等度肝機能障害患者でCmaxは1.4倍および2.5倍，AUC∞は1.7倍および4.2倍高値を示し，t1/2は1.2倍および1.4倍延長 | 詳細不明 |
| 神経障害性疼痛時の使用 | | あり（不明） | | あり（セロトニン・ノルアドレナリンの再取り込みを阻害） | あり（ノルアドレナリンの再取り込みを阻害） | あり（NMDA受容体拮抗作用） |

投与を避けてほしい。

## ❷オキシコドン

オキシコドンは $\mu$（ミュー）受容体アゴニストで，モルヒネと同様にアヘンから抽出される。オキシコドンの鎮痛効果は投与経路によって異なるのが特徴である。作用機序は不明だが，神経障害性疼痛時にも使用できる薬剤である。

### a. 経口投与

経口投与ではモルヒネの1.5倍程度の鎮痛効果と考えられている。オキシコドンの生体内利用率は60〜80％と極めて高く，また代謝物のオキシモルフォンは活性があるが，血中濃度は極めて低いため，腎機能障害のある患者においても傾眠が問題になることは少ない。オキシコンチン®錠は，徐放性製剤の製剤ピル（錠剤の抜け殻）として，そのまま便とともに排泄される。

### b. 静脈内投与

経口のオキシコドンから静脈内投与に変更する場合には，0.75倍程度の鎮痛効果がある。また，静脈内投与と皮下投与の投与量は同等と考える。

### ❸ フェンタニル

フェンタニルは，モルヒネの75〜100倍の鎮痛効果があるとされている合成麻薬である。フェンタニルは $\mu 1$ 受容体に対する親和性が高く，$\mu 2$ 受容体に対する親和性が低いため，モルヒネに比べて便秘が生じにくい特徴がある。またフェンタニルは代謝酵素（CYP3A4）によって代謝されるので，CYP3A4の阻害薬との併用は，相互作用においても傾眠が問題になることはほとんどない[3]。フェンタニルは，モルヒネやオキシコドンに比べ，消化器症状が著しく少ないことが特徴である。

#### a. 貼付投与

フェンタニル貼付にはパッチとテープ製剤があり，3日製剤，1日製剤がある。1回の貼付で72時間，24時間の鎮痛効果が維持できる長時間型の製剤で，貼付剤の制御膜の面積によって投与量が調節されている。経皮吸収剤であるため，皮膚のコンディションが薬物の吸収に影響し，著しい皮膚の乾燥や垢の多い状態ではパッチが剥がれやすくなり，十分な効果が期待できないことがある[4]。

#### b. 注射投与

フェンタニル静注とフェンタニル貼付による効果の比較において，投与速度が同じ場合，ほぼ同等の鎮痛効果が得られるとされている。短時間で増量などの調節が必要な場合には，注射薬で速やかに鎮痛を行い，安定した段階でフェンタニル貼付剤に変更することもある。

#### c. 口腔粘膜吸収剤

速放製剤の口腔粘膜吸収剤には，バッカル錠と舌下錠がある。この製剤の特徴は，①突出痛を早く軽減させたい患者，②悪心，嘔吐，嚥下困難がある患者，③消化管閉塞がある患者，④レスキュー薬服用後に眠気が長く残り困る患者，⑤フェンタニル貼付剤使用中，レスキュー薬による便秘に苦労している患者，⑥performance status（PS）3〜4の患者（体を起こさなくても仰臥位のままで投与が可能）に有効と考えられている。また，今までのレスキュー薬の考え方（経口1日量の1/6あるいは注射剤の1〜2時間量）ではなく，必ずタイトレーション（後述）を行い，持続痛が適切に管理されている場合にのみ使用が可能となる。

### ❹ トラマドール

弱オピオイドに分類され，非麻薬であるトラマドールは，他のオピオイドより副作用も少なく，神経障害性疼痛にも有効であるため使いやすい薬剤だと言われている。

また，非がんの保険適用もあるため安易に処方される傾向にあるが，長期に使うと依存形成のおそれもあるため，疼痛アセスメントを十分に行わなくてはならない。特にアセトアミノフェンとの合剤であるトラムセット®は，1日4錠が常用量であり1日8錠まで増量可能であるが，4錠でモルヒネ経口30mgの効力に相当するので，使い方には注意が必要である。

## ❺タペンタドール

トラマドールの $\mu$-オピオイド受容体活性とノルアドレナリン再取り込み作用を強化しつつ，セロトニン再取り込み作用を減弱させた新しい強オピオイド[5]であるが，投与経路は経口のみである。モルヒネ，オキシコドンに続く経口強オピオイドであり，オキシコドンと同程度の鎮痛効果が期待され，神経障害性疼痛に有用性が高いと期待されている。代謝活性がないため，腎機能障害時に使用可能であり，主にグルクロン酸抱合であるのでCYPに関連した相互作用がなく，オキシコドンより消化器症状（便秘・吐き気）の副作用が少ない薬剤である。

## ❻メサドン

メサドンは他の強オピオイド鎮痛薬から切り替えて使用する薬剤であり，効果がなかった際の最後の切り札とされているが，投与経路としては経口のみである。ただ，海外（英・米）では死亡例，警告が出た薬剤のため，副作用（QT延長，呼吸抑制等）を十分に理解し使う必要がある。他のオピオイドと異なる点は，①処方医師は講習を受講し，薬剤師はそれを確認すること，②$\mu$受容体と$\delta$受容体作動薬でNMDA受容体拮抗作用やセロトニン・ノルアドレナリン再取り込み阻害作用を併せ持っているため，神経障害性疼痛に対する有効性やオピオイド耐性の抑制，痛覚過敏の抑制が期待されている点が挙げられている。また，半減期が長く個人差があるため，他のオピオイドとの等鎮痛比は確立していない[6]。

## ◆◆ タイトレーションとレスキュー

オピオイドスイッチングを行う際，レスキュー薬を上手に使用して，その人に合った適切な量のオピオイドに変更する必要がある。つまり，少量から開始して至適投与量を（レスキュー薬を上手に使用し）調整しなくてはならない。これを「タイトレーション」とよんでいる。タイトレーションは，オピオイド導入時によく使われる技法である。

フェンタニル口腔粘膜吸収剤の速放製剤であるバッカル錠と舌下錠が2013年に発売されたが，このレスキュー薬の登場により，レスキュー薬の使用に関する概念が変わった。

レスキュー薬の使用の原則は下記である。

①継続使用している鎮痛薬と同じ種類の鎮痛薬を使用する。

②投与量の1回量は，経口なら1日量の1/6，持続注射なら1時間量〜2時間量を使用する。

③最大効果時間に痛みが残っていれば，繰り返し使用する。何度でもOK！

つまり今までは，②に関して十分な根拠がないまま，経口剤のレスキュー薬の量は「1日量の1/6」，持続注射なら「1時間量〜2時間量」となっていた。

今回，フェンタニル口腔粘膜吸収剤の最適なレスキュー薬の量（至適投与量）は「タイトレーション」により決めることが添付文書で義務付けられた。図2に示したように，

**図2** 定時投与とレスキュー投与の投与量の比較

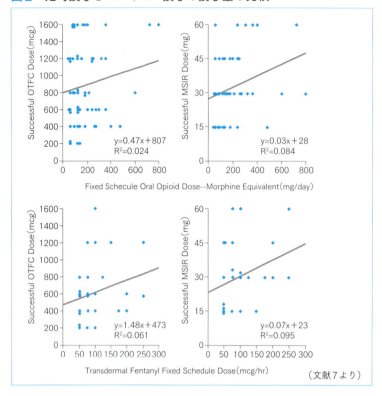

（文献7より）

「定時投与とレスキュー投与の投与量の比較」[7] において，レスキュー薬の有効であった投与量が定時投与薬の投与量とは相関していなかったため，レスキュー薬の投与量は用量設定が必要，つまりタイトレーションを行うべきである，となった。

　しかし，まだまだ臨床現場におけるレスキュー薬の概念は，②で示されているように，経口なら「1日量の1/6」，持続注射なら「1時間量〜2時間量」である。それは図3の「オピオイド鎮痛薬の副作用ラダー」[8,9] で示されているように，鎮痛用量と副作用の呼吸抑制を起こす用量が，フェンタニルは約50倍と非常に安全域が狭いが，モルヒネ，オキシコドンは約1,000倍，約400倍と安全域の幅が広いためである。しかし我々は，レスキュー薬の量は個々に異なるという認識で使用する必要がある。

## オピオイドスイッチングの換算比とタイミング

　モルヒネの経口から静脈・皮下注への力価は1：2〜3 [10] とされているが，当院では1：2で計算している。表3に当院の換算表を示す。この換算表に従って，変更しようとしているオピオイドの等力価となる換算量を求めるが，先行のオピオイドが高用量（実際に何mgが高用量であるかは明確ではない）の場合には，一度に変更せず，30〜50％ずつ徐々に置き換える。また注意事項として，表3は疼痛が良好な患者での換算表であるため，切

**図3　オピオイド鎮痛薬の副作用ラダー**

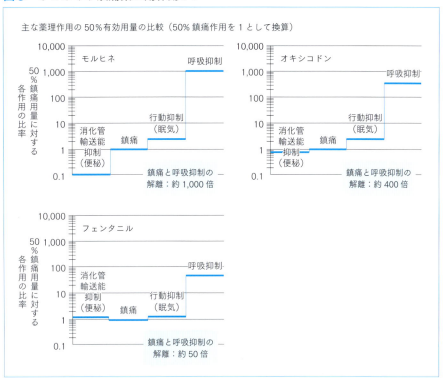

主な薬理作用の50％有効用量の比較（50％鎮痛作用を1として換算）

**表3　オピオイド鎮痛等力価換算表**

| 経口/注射 | トラマール®/日 | 〜150mg | 300mg | | | | |
|---|---|---|---|---|---|---|---|
| 経口 | パシーフ®・MSコンチン®/日 | 〜30mg | 60mg | 90mg | 120mg | 180mg | 240mg |
| | オキシコンチン®/日 | 〜20mg | 40mg | 60mg | 80mg | 120mg | 160mg |
| 坐剤 | アンペック®/日 | 〜20mg | 40mg | 60mg | 80mg | 120mg | 160mg |
| 注射 | モルヒネ（持続）/日 | 〜15mg | 30mg | 45mg | 60mg | 90mg | 120mg |
| | フェンタニル（持続）/日 | 〜0.3mg | 0.6mg | 0.9mg | 1.2mg | 1.8mg | 2.4mg |
| | オキファスト®（持続）/日 | 〜15mg | 30mg | 45mg | 60mg | 90mg | 120mg |
| 貼付 | フェントス®/毎日 | 1mg | 2mg | （3mg） | 4mg | （6mg） | 8mg |
| | デュロテップMT®/3日毎 | 2.1mg | 4.2mg | （6.3mg） | 8.4mg | （12.6mg） | 16.8mg |
| | 放出速度（推定） | 12.5μg/hr | 25μg/hr | 37.5μg/hr | 50μg/hr | 75μg/hr | 100μg/hr |
| レスキュー | オプソ®・モルヒネ錠・末 | 5mg | 10mg | 15mg | 20mg | 30mg | 40mg |
| | オキノーム®散 | 2.5mg | 7.5mg | 10mg | 15mg | 20mg | 30mg |
| | アンペック®坐剤 | 5mg | 5mg | 10mg | 10mg | 20mg | 20mg |

り替え後に痛みの増強を認めた場合には用量の調整が必要となる。

　オピオイドスイッチングのタイミング（表4）は，①先行オピオイドが経口剤の場合，②貼付剤の場合，③注射剤の場合に分けられる。

**表4** オピオイドスイッチングのタイミング

| 剤形 | 先行薬剤 | | 変更薬剤の剤形 | タイミング |
|---|---|---|---|---|
| 経口剤 | 1日1回 | パシーフ® | 貼付剤 | 最終先行薬剤の投与12時間後に貼付 |
| | | | 注射薬 | 最終先行薬剤の投与24時間後開始 |
| | 1日2回 | オキシコンチン®，MSコンチン® | 貼付剤 | 先行薬剤投与と同時に貼付 |
| | | | 注射薬 | 最終先行薬剤の投与12時間後開始 |
| | 1日3回 | オキシコンチン®，MSコンチン®，トラマール® | 貼付剤 | 先行薬剤服用と同時に貼付し，8時間後に先行薬剤をもう一度服用する |
| | | | 注射薬 | 先行薬剤中止とともに開始 |
| 貼付剤 | 1日製剤，3日製剤 | | 経口剤 | 先行薬剤剥離6〜12時間後開始 |
| | | | 注射剤 | 先行薬剤剥離6〜12時間後開始（6時間後に半量12時間後に全量開始としてもよい） |
| 注射剤 | 持続静注，皮下注 | | 経口剤 | 先行薬剤中止とともに開始 |
| | | | 貼付剤 | 本剤を貼付後，6〜12時間は継続して持続して使用する |
| | | | 注射剤 | 先行薬剤中止とともに開始 |

**表5** 初回投与量への換算表

| 前治療オピオイド鎮痛薬の投与量 | | メサドンの初回投与量 |
|---|---|---|
| モルヒネまたはオキシコドン（経口モルヒネ換算量）＊ | フェンタニル貼付剤（定常状態における推定平均吸収量） | |
| 60〜160mg/日 | 0.6mg/日 | 1回5mg，1日3回（8時間毎） |
| | 1.2mg/日 | |
| 161〜390mg/日 | 1.8mg/日 | 1回10mg，1日3回（8時間毎） |
| 391〜600mg/日 | 2.4mg/日 | 1回15mg，1日3回（8時間毎） |

＊ モルヒネ経口剤：オキシコドン経口剤＝3：2に基づき換算

## メサドンのスイッチングの換算比について

　メサドンは他の強オピオイド鎮痛薬から切り替えて使用する薬剤であり，経口モルヒネ量60mg/日未満のオピオイド鎮痛薬からの切り替えは推奨されない。また，初回投与量（添付文書）は表5に示されているように，先行薬剤の用量により異なっている。

　変更前に高用量のオピオイドを使用していた患者ほど，メサドンの副作用は起こりやすいので注意が必要である。

　切り替え方は，一度に切り替えるより，3日間にわたり1/3ずつスライドした方が重篤な副作用が少なかったが，方法は確立していない。

　また，レスキュー薬は1回あたりメサペイン®錠1日投与量と同量の経口モルヒネ換算量を目安に投与し，その2倍量を上限とする。

# ◆◆ おわりに

　多くのオピオイドが日本で発売され，痛みを取り除くために最適な薬剤選択が可能となった。疼痛コントロールでオピオイドスイッチングを行う場合，疼痛コントロールがついて在宅に帰る目的でオピオイドスイッチングを行う場合など，スイッチングの場面は様々であるが，その患者に適した薬剤を選択するのは医療者の役目である。

　今回は，それぞれの薬剤の特徴，タイトレーションとレスキューの概念，スイッチング時に必要な「換算比とタイミング」の基本的な情報を示したが，熟知して行わないと逆に痛みを増強する可能性もある。困ったときには，疼痛コントロールに精通した緩和ケアチームの医師，そして薬剤師に相談してほしい。

●文献 ·····

1) 栗山俊之，余宮きのみ．オピオイドスイッチング．がん疼痛の薬物療法に関するガイドライン2014年版．日本緩和医療学会緩和医療ガイドライン委員会 編．金原出版，東京，2014，pp49-51

2) Somogyi AA, Nation RL, Olweny C, et al. Plasma concentrations and renal clearance of morphine, morphine-3-glucuronide and morphine-6-glucuronide in cancer patients receiving morphine. Clin Pharmacokinet 1993; 24: 413-420

3) 的場元弘，三谷浩之，岩垣潤子，他．モルヒネからフェンタニールへの変更による進行癌患者の意識レベルの改善．北里医学 1998; 28: 53-57

4) 的場元弘．身体的痛みとそのケア．がん患者と対症療法 2002; 13: 11-18

5) 中川貴之．トラマドールおよび新規オピオイド系鎮痛薬タペンタドールの鎮痛作用機序とその比較．日本緩和医療薬学雑誌 2013; 6: 11-22

6) National Comprehensive Cancer Network (NCCN). Clinical Practice Guideline in Oncology: Adult Cancer Pain, 2011
https://www.nccn.org/professionals/physician_gls/pdf/pain.pdf

7) Coluzzi PH, Schwartzberg L, Conroy JD, et al. Breakthrough cancer pain: a randomized trial comparing oral transmucosal fentanyl citrate (OTFC) and morphine sulfate immediate release (MSIR). Pain 2001; 91: 123-130

8) 鈴木 勉．オピオイド鎮痛薬の副作用ラダー．Pharma Tribune 2013; 5: 46

9) Nakamura A, Hasegawa M, Ito H, et al. Distinct relations among plasma concentrations required for different pharmacological effects in oxycodone, morphine, and fentanyl. J Pain Palliat Care Pharmacother 2011; 25: 318-334

10) Caraceni A, Hanks G, Kaasa S, et al. Use of opioid analgesics in the treatment of cancer pain: evidence-based recommendations from the EAPC. Lancet Oncol 2012; 13: e58-e68

# 28 鎮痛補助薬

明治薬科大学　臨床薬剤学研究室　加賀谷 肇

## ◆◆ 鎮痛補助薬の定義と概要：鎮痛補助薬とは

　WHO除痛ラダーに従って非オピオイド鎮痛薬とオピオイド鎮痛薬を用いて鎮痛が得られるが，一部の患者では，オピオイド抵抗性の痛みが残る。この痛みを改善するために，鎮痛補助薬が使用される。

　鎮痛補助薬とは，「主な薬理作用は鎮痛ではないが，鎮痛薬と併用することで鎮痛効果を高めたり，特定の状況下で鎮痛効果を現す薬物」のことである。すなわち，がんなどの疼痛に対して用いられる鎮痛薬の鎮痛効果を強める薬物が，これに該当する。

　また，鎮痛薬の鎮痛効果を強める目的ではなく，鎮痛薬自身や鎮痛薬使用時に他の薬物の副作用などを軽減する目的で用いられるもので，この目的で使用される薬物は，広義の鎮痛補助薬である。抗がん薬の副作用である悪心・嘔吐に対する制吐薬などが含まれる。日本緩和医療学会の『がん疼痛の薬物療法に関するガイドライン2014年版』では，鎮痛補助薬として狭義の定義を用いている。

　麻薬性鎮痛薬が奏効しにくい神経障害性疼痛などの難治性疼痛に対して，薬理学的にジャンルの異なる様々な薬理作用をもつ薬物が鎮痛補助薬として鎮痛薬と併用される。

　鎮痛補助薬として用いられている薬物には，抗うつ薬，抗けいれん薬，抗不整脈薬，NMDA受容体拮抗薬など，様々な薬理活性をもつものがあり，その作用機序や副作用などは異なる（図1）。

**図1　三段階除痛ラダーと鎮痛補助薬**

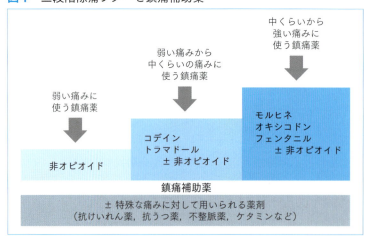

# ◆◆ 抗うつ薬

抗うつ薬は，うつ病の原因と考えられている脳内の神経伝達系（セロトニン，ノルアドレナリン系）に作用する。その化学構造，作用機序によって，三環系，四環系，SSRI（selective serotonin reuptake inhibitors：選択的セロトニン再取り込み阻害薬），SNRI（serotonin and norepinephrine reuptake inhibitors：セロトニン・ノルアドレナリン再取り込み阻害薬），NaSSA（noradrenergic and specific serotonergic antidepressant：ノルアドレナリン作動性・特異的セロトニン作動性抗うつ薬）とよばれる5つのグループに分類される。

剤形はクロミプラミン（アナフラニール®）のみ注射剤があるが，その他はすべて経口剤である。また，デュロキセチン（サインバルタ®）のみ糖尿病性神経障害に伴う疼痛に適応がある。

## ❶三環系抗うつ薬（アミトリプチリン，ノルトリプチリン，アモキサピン）

### a. 作用機序

生体へ痛み刺激が加わると，その痛みを鎮めようと脳から脊髄へおりるノルアドレナリン神経系やセロトニン神経系が活性化（下行性痛覚伝達抑制経路の賦活），脊髄での痛み伝達が抑制される。

三環系抗うつ薬はノルアドレナリンやセロトニンの神経終末への取り込みを阻害するため，これら神経伝達物質のシナプス間隙での濃度が上昇し，痛み伝達が抑えられると考えられている。実験的にも，中枢神経系でのセロトニン量の上昇はオピオイドによる鎮痛作用を増強し，セロトニンの枯渇によりオピオイドの鎮痛作用が減弱することが明らかにされている。

ノルアドレナリンやセロトニンの受容体は，主に感覚神経のC線維上もしくはC線維から情報を受ける脊髄神経の細胞体の上に存在している。このため，抗うつ薬はC線維の障害に起因する症状に有効であると考えられている。

ノルトリプチリン（ノリトレン®），アモキサピン（アモキサン®）は，二級アミン三環系抗うつ薬であり，ノルアドレナリンの再取り込み阻害作用が強い。特に，アモキサピンは即効性である。ノルトリプチリンの抗うつ作用は，他の三環系抗うつ薬よりも低用量で認められるが，疼痛緩和に用いられるノルトリプチリンの用量は，他の三環系抗うつ薬と同様である[1]。

### b. 注意すべき副作用

眠気，抗コリン作用（口内乾燥，便秘，排尿障害，霧視，起立性低血圧，せん妄など）がみられる。

### c. 注意すべき相互作用

三環系抗うつ薬では，モノアミン酸化酵素阻害薬（$MAO_B$阻害薬）との併用により，セロトニン量が増加しセロトニン症候群を引き起こすことがあるため，併用が禁忌である。

## ❷選択的セロトニン再取り込み阻害薬
## （SSRI：パロキセチン，フルボキサミン）

### a．作用機序

緩和医療において疼痛緩和を目的として用いられるSSRIにはパロキセチンとフルボキサミンがある。SSRIはセロトニンの再取り込みを行うセロトニントランスポーターを選択的に阻害するため，ノルアドレナリンの再取り込みには影響を与えない。

鎮痛作用発現機序は，三環系抗うつ薬と同様に，下行性痛覚伝達抑制経路の賦活により発現するとされている。

### b．注意すべき副作用

パロキセチンやフルボキサミンの副作用は，三環系抗うつ薬より軽度であるが，投与開始時に悪心，食欲不振，眠気，めまいの発現頻度が高い。また，自殺企図のおそれがあるため，希死念慮が強い場合は患者の状態や病態の変化を注意深く観察する。その他の副作用として頭痛，不安・焦燥感興奮などがある。

### c．注意すべき相互作用

パロキセチンやフルボキサミンなどのSSRIは，薬物代謝酵素であるチトクロムP450（CYP）への阻害作用がある。特にCYPへの阻害作用はフルボキサミンの方がパロキセチンよりも強い。また，阻害する分子種も異なっており，パロキセチンではCYP2D6を，フルボキサミンではCYP2D6とCYP3A4を含む多種類の分子種を阻害する。特に，パロキセチンではCYP2D6を抑制するが，それ自身もCYP2D6で代謝されるため，作用時間が延長してしまう。また，がん治療や緩和医療で用いられる薬物の多くがCYP2D6で代謝されるため，SSRIを用いる際には注意が必要である。CYP2D6で代謝される薬物に，タモキシフェン，イマチニブがある。化学療法薬以外にも，医療用麻薬であるメサドンもCYP2D6により代謝を受けるため，フルボキサミンとの併用には注意が必要である。

また，パロキセチンやフルボキサミンにはP糖たんぱく質の阻害作用がある。P糖たんぱく質により取り込まれる薬剤の血中濃度が上昇するため，中毒を起こしやすい。

ジゴキシンはP糖たんぱく質により取り込まれる薬物であるが，パロキセチンとの併用により血中濃度が上昇し，心毒性を引き起こす。

## ❸セロトニン・ノルアドレナリン再取り込み阻害薬
## （SNRI：デュロキセチン）

### a．作用機序

疼痛緩和を目的として用いられるSNRIにはデュロキセチンがある。SNRIは，セロトニントランスポーターならびにノルアドレナリントランスポーターを阻害し，シナプス間隙におけるこれら神経伝達物質濃度を上昇させる。鎮痛作用発現機序は，下行性痛覚伝達抑制経路の賦活により発現すると考えられているが，SSRIとは異なり，ノルアドレナリンの再取り込みも抑制するため，鎮痛作用はSSRIより強くなる。

最近のランダム化比較試験の結果から，SNRIであるデュロキセチンが化学療法薬による神経障害性疼痛を抑えることが明らかにされ，医療用麻薬に抵抗性の疼痛に対しても有効であることが証明されている。

一方，選択的にセロトニン再取り込みを阻害するSSRIでは，神経障害性疼痛に対する効果に一致した結果が得られていない。これは，SNRIよりも疼痛緩和作用が弱いためと考えられる。

抗うつ薬による鎮痛作用は，うつ病を改善する用量よりも少量で発現し，比較的早期に効果がみられることから，抗うつ作用による気分の高揚は関係ないと考えられている。しかし，最近の研究成果から，精神状態が疼痛の認識に強い影響を及ぼし，精神的な苦痛が肉体的な苦痛を増悪することも明らかにされている。さらに疼痛は不快を感じる脳領域と感覚を感じる脳領域を同時に興奮させていることがわかり，これら脳領域での神経活動を測定することで，患者の疼痛の程度を客観的に評価する方法が確立されつつある。つまり，精神状態が安定していると疼痛の閾値が上昇すると考えられるため，抗うつ薬の抗うつ作用による疼痛緩和も緩和医療においては重要な役割を担うと思われる。

### b. 注意すべき副作用

デュロキセチンの副作用も，三環系抗うつ薬よりも軽度であるが，悪心，眠気，口の渇き，頭痛，便秘などがみられる。また，SSRIにみられない副作用として，排尿困難の症状悪化による尿閉が前立腺肥大症のある患者ではみられる。さらに，散瞳を生じることがあり，コントロール不良の閉塞隅角緑内障の症状が悪化し失明するおそれがある。尿閉ならびに散瞳は，ノルアドレナリン量の増加に起因する副作用で，SSRIではみられない。

### c. 注意すべき相互作用

デュロキセチンは，MAO阻害薬との併用によりセロトニンおよびノルアドレナリン量が増加するため，発汗，不穏，全身けいれん，異常高熱，昏睡などの症状が現れることがあるため，併用禁忌である[2]。

また，デュロキセチンはCYP1A2ならびにCYP2D6によって代謝される。さらに，CYP2D6阻害作用も有しているため，パロキセチンと同様に化学療法やメサドンなどとの併用に注意が必要である。一方，P糖たんぱく質の阻害作用を有しているが，その強度はパロキセチンよりも弱い。

## ◆◆ 抗けいれん薬

一部の抗けいれん薬が鎮痛補助薬として用いられているが，保険適用外使用である。抗けいれん薬には様々な構造の薬物がある。代表的なものとして，イミノスチルベン誘導体のカルバマゼピン，ベンゾジアゼピン誘導体のクロナゼパム，ヒダントイン誘導体のフェニトインなどである。鎮痛補助薬として使用される抗けいれん薬の剤形としては錠剤が多い。

## ❶ガバペンチン，プレガバリン

### a．作用機序

　プレガバリンはガバペンチンと構造類似物質であるが，薬効分類上，抗けいれん薬ではなく疼痛（神経障害性疼痛・線維筋痛症）治療薬である。いずれもシナプス前膜に存在する電位依存性$Ca^{2+}$チャネル$\alpha 2\delta$サブユニットを遮断する作用により，$Ca^{2+}$流入を抑制しグルタミン酸などの神経伝達物質の放出を抑制することで鎮痛効果を示す[3]。

### b．注意すべき副作用

　傾眠，浮動性のめまいを起こす頻度が高いため転倒，転落に注意する必要がある。特に高齢者では，これらにより骨折を起こす場合もあるため十分に注意する必要がある。投与量の増加や長期投与に伴い体重増加が認められるので，定期的に体重を測定する。末梢性浮腫の副作用も報告されている。

### c．注意すべき相互作用

　ガバペンチンは他の抗てんかん薬（抗けいれん薬）に比べて相互作用が少ない。制酸薬（水酸化アルミニウム，水酸化マグネシウム）は，機序については不明だが同時服用によりガバペンチンの血中濃度を低下させるため，制酸薬の服用後2時間以降に服用することが望ましい。モルヒネの併用は，モルヒネが消化管運動を抑制するためガバペンチンの吸収が増加し，ガバペンチンの血中濃度が上昇する場合がある。傾眠，中枢神経抑制症状の増強には注意を要する。

　プレガバリンは他の抗けいれん薬（フェニトイン，カルバマゼピンなど）に比べて相互作用が少ないが，経口糖尿病薬のチアゾリジン系薬物（ピオグリタゾンなど）との併用により末梢性浮腫を発症するリスクが高まるおそれがあるため，併用注意である。

## ❷カルバマゼピン

### a．作用機序

　神経細胞膜の$Na^+$チャネルに作用し，神経細胞の異常興奮を抑制することにより鎮痛効果を示す。神経障害性疼痛の中でも電撃様疼痛に有効である。

### b．注意すべき副作用

　重篤な皮膚症状である中毒性表皮壊死症（toxic epidermal necrolysis；TEN）および皮膚粘膜眼症候群（Stevens-Johnson症候群）の頻度が比較的高い。特に，投与初期に起こるため注意をする必要がある。また，再生不良性貧血，汎血球減少などの重篤な血液障害が起こる場合があるので，適時血液検査を実施する。重篤な血液障害のある患者には禁忌である。さらに心刺激伝導を抑制するため，うっ血性心不全，房室ブロック，洞機能不全および徐脈の症状には注意する。

　重篤な心障害（第Ⅱ度異常の房室ブロック，高度の徐脈）のある患者には禁忌である。

### c．注意すべき相互作用

　カルバマゼピンは，CYP3A4の酵素を誘導する作用を有するため，様々な薬物と相互作

用を示す。特に，抗真菌薬のボリコナゾールおよび肺高血圧症治療薬のタダラフィルとの併用は禁忌である。また，CYP3A4の活性に影響を与える。もしくはCYP3A4により代謝される薬物と併用する場合は，臨床症状を慎重に観察する。グレープフルーツジュースは，小腸での代謝酵素を抑制し，カルバマゼピンの血中濃度を上昇させるため摂取を控える。

## ❸クロナゼパム

### a. 作用機序

　GABA作動性神経系のシナプス後膜に存在するベンゾジアゼピン受容体に作用して，GABA作動性神経系の活性化を通して，過剰な神経興奮を抑制することにより鎮痛効果を示す。

### b. 注意すべき副作用

　中枢神経抑制作用に伴う眠気・ふらつきなどの副作用に注意する。呼吸抑制，睡眠中の多呼吸発作が稀に現れる場合がある。精神障害を合併している患者に投与すると，逆に刺激興奮，錯乱が起こる場合がある。

### c. 注意すべき相互作用

　抗けいれん薬（ヒダントイン誘導体）は，本剤またはフェニトインの血中濃度が低下する。フェニトインの血中濃度が上昇することもあり，併用する場合にはフェニトインの血中濃度をモニタリングすることが望ましい。抗けいれん薬（バルビツール酸誘導体等）は，中枢神経抑制作用が増強されることがある。アルコール（飲酒）は，中枢神経抑制作用が増強されるおそれがあるので，併用しないことが望ましい。中枢神経抑制薬（フェノチアジン誘導体等）は，中枢神経抑制作用が増強されるおそれがある。併用しないことが望ましいが，やむを得ず投与する場合には慎重に投与すること。モノアミン酸化酵素阻害薬は，クロルジアゼポキシドで舞踏病が発現したとの報告がある。併用しないことが望ましいが，やむを得ず投与する場合には慎重に投与すること。バルプロ酸ナトリウムは，アブサンス重積（欠神発作重積）が現れたとの報告がある。

## ❹バルプロ酸ナトリウム

### a. 作用機序

　GABAトランスアミナーゼを阻害し，抑制性シナプスでのGABA濃度を上昇させ，神経細胞の興奮性を抑制することによって鎮痛効果を示す。

### b. 注意すべき副作用

　投与初期6カ月以内に劇症肝炎などの重篤な肝障害，高アンモニア血症が現れる場合がある。定期的に肝機能を検査し，意識障害が認められた場合には血中アンモニア値も検査する。重篤な肝障害を有する患者には禁忌である。溶血性貧血，汎血球減少などの重篤な血液障害を起こす場合があるので，定期的に血液検査を実施する。また，横紋筋融解症を

起こす場合があるため，筋肉痛，脱力感，血中クレアチンキナーゼ（CK）の上昇に注意する。

### c. 注意すべき相互作用

カルバペネム系抗生物質との併用によりバルプロ酸ナトリウムの血中濃度が低下する。このため，てんかん患者においては発作が誘発される可能性があるため，併用禁忌である。

## ❺フェニトイン

### a. 作用機序

神経細胞膜の$Na^+$チャネルを阻害し，神経細胞の異常興奮を抑制することにより鎮痛効果を示す。

### b. 注意すべき副作用

肝機能障害，皮膚粘膜眼症候群（Stevens-Johnson症候群），運動失調が知られており，過量投与により眼振，構音障害，運動失調，眼筋麻痺などの症状が現れる。連用により歯肉肥厚（歯肉増殖症）が発現する場合がある。

フェニトインは体内動態が非線形型であるため，増量の際に，急激な血中濃度の上昇に伴い副作用を発現する可能性があるので注意する必要がある。

### c. 注意すべき相互作用

フェニトインは，CYP3A4およびCYP2B6を誘導する作用を有するため，様々な薬物と相互作用を示す。特に，肺高血圧症治療薬のタダラフィルとの併用は禁忌である。また，ワルファリンとの併用によりフェニトインの血中濃度が上昇する場合がある。一方で，ワルファリンの作用が変動（蛋白結合の置換による作用増強，代謝酵素誘導作用による作用減弱）する場合があるので，通常より頻回に血液凝固を測定，ワルファリンの服用量を調節する必要がある。

## ◆◆ 抗不整脈薬/局所麻酔薬

抗不整脈薬のメキシレチンは，「糖尿病性神経障害に伴う自覚症状（自発痛，しびれ感）の改善」に適応がある。通常，錠剤（メキシチール®錠など）1日300mgを1日3回に分割し食後に経口投与する。

リドカインは，不整脈時は注射剤で，局所麻酔薬としては外用薬や注射剤で用いられる。

## ❶メキシレチン

### a. 作用機序

メキシレチンは神経障害性の痛みに対して有効な場合があり，がん疼痛においても，神経障害性の機序が想定される場合には鎮痛補助薬として用いられる。しかし，がん疼痛に

おいては，抗うつ薬や抗けいれん薬などの鎮痛補助薬と比べると，そのエビデンスレベルは低く，他の鎮痛補助薬が有効でない場合に保険適用外として用いられる。

メキシレチンのもつ活動電位の電動遮断および発生の抑制作用機序は，電位依存性$Na^+$チャネルの遮断である。メキシレチンの作用部位は末梢と考えられているが，中枢移行が高いため，中枢作用を否定することはできない。

### b. 注意すべき副作用

重大な副作用として，中毒性表皮壊死症（TEN），皮膚粘膜眼症候群（Stevens-Johnson症候群）・紅皮症，心室頻拍・房室ブロック，腎不全，幻覚・錯乱，肝機能障害，黄疸，間質性肺炎，好酸球肺炎，類薬において心停止，心室細動，失神，房室ブロック，徐脈がある。

その他の副作用として，循環器（動悸，徐脈，起立時めまいなど），消化器（悪心，嘔吐，食欲不振など），精神神経系（振戦，めまい，しびれ感など），肝臓（尿ウロビリノーゲンの上昇），腎臓（BUN，クレアチニンの上昇，腎機能障害），血液，泌尿器などへの副作用がある。

### c. 注意すべき相互作用

リドカイン，プロカインアミド，キニジン，アプリンジン，カルシウム拮抗薬，$\beta$受容体遮断薬の併用により，本薬の抗不整脈作用を増強する。

アミオダロンでトルサード・ド・ポアント（torsades de pointes）の発現の報告がある。

主としてCYP1A2およびCYP2D6で代謝されるので，これらに影響する薬物併用に注意する。シメチジンにより本薬の血中濃度が上昇する。リファンピシン，フェニトインにより本薬の濃度が低下する。

テオフィリン併用時にテオフィリン濃度が上昇する。尿pHをアルカリ化する炭酸水素ナトリウムにより，本薬の濃度が上昇する。尿pHを酸性化する塩化アンモニウムにより，濃度が低下することがある。

## ❷リドカイン

### a. 作用機序

リドカインなどの局所麻酔薬は，経口抗不整脈薬と同様に神経障害性の疼痛に対して有効な場合があり，がん疼痛においても，神経障害性の機序が想定される場合には鎮痛補助薬として用いられている。しかし，がん疼痛においては，抗うつ薬や抗けいれん薬などの鎮痛補助薬と比べると，そのエビデンスレベルは低い[4]。

局所麻酔薬のもつ活動電位の電動遮断および発生の抑制作用機序は，電位依存性$Na^+$チャネルの遮断である。しかし，局所麻酔薬は活動電位電動を抑制できない低濃度においても，活動電位発生域値の発生や神経障害性疼痛における異所性発火を非常に抑制しやすい。

これらの薬物は，神経障害性疼痛を抑制する濃度では，運動機能や痛み以外の知覚機能

には影響しない。局所麻酔薬の作用部位は末梢と考えられているが，中枢移行が高いため，中枢作用を否定することはできない。

### b. 注意すべき副作用

　局所麻酔薬は，神経に限らず心筋にも作用する。また，末梢神経においては痛みを伝える細い神経に選択性が高いが，自律神経系においては交感神経を優先的に抑制するので，血圧の低下や心拍数の減少を生じうる。過量になると心収縮が抑制され，心室伝導時間が長くなる。静脈内投与した際の中枢神経系の副作用としては，血漿中濃度が上がるにつれて，まず低濃度における初期の抑制，続いて興奮が生じ，高濃度では後期抑制期となり，突然けいれんが生じる。重大な副作用として，刺激伝導系抑制，ショック，意識障害・振戦・けいれん，悪性高熱がある。

　その他として，中枢神経（せん妄，めまい，眠気，不安，多幸感，しびれ感），消化器（嘔吐など）に対する副作用や過敏症（じんま疹など皮膚症状，浮腫など）がある

### c. 注意すべき相互作用

　主としてCYP1A2およびCYP3A4で代謝される。シメチジンで本薬の濃度が上昇したとの報告がある。メトプロロール，プロプラノロール，ナドロールでの本薬の濃度が上昇する。リトナビル，アンプレナビル，ホスアンプレナビルカルシウム，アタザナビルでの本薬のAUCの上昇が予想される。セイヨウオトギリソウ（セントジョーンズワート）で本薬の濃度が低下する。アミオダロンで本薬の心機能抑制作用が増強される。

## ◆◆ NMDA受容体拮抗薬

### グルタミン酸NMDA（N-methyl-D-aspartate）受容体

　グルタミン酸NMDA受容体は，興奮性アミンであるグルタミン酸が結合する受容体で，これが活性化されると，痛みが増強されたり過敏状態が起こる[5]。

　興奮性アミノ酸にはグルタミン酸，アスパラギン酸があり，中枢神経に高濃度に存在し，ニューロン活動に興奮を引き起こす。それらが作用する受容体は，チャネル型受容体と，Gたんぱく質と共役することにより間接的に情報を伝える代謝型グルタミン酸受容体とに大別される。グルタミン酸受容体には，N-メチル-D-アスパラギン酸（NMDA）に感受性のNMDA受容体，非感受性のnon-NMDA受容体（AMPA受容体とカイニン酸受容体）がある。NMDA受容体は，$Na^+$，$K^+$，$Ca^{2+}$の高い透過性をもち，$Mg^{2+}$による電位依存的阻害を受ける。シナプス後膜が大きく脱分極すると$Mg^{2+}$による閉塞阻害が解除される。

　NMDA受容体は，グリシン結合部位であるNR1サブユニットと，グルタミン酸結合部位であるNR2サブユニットの組み合わせにより構成されている。NR2には脳内分布と機能特性が異なる4種類の分子種が存在している。NR1サブユニットとNR2サブユニットとのヘテロ四量体構造（hetero-tetrameric structure）をもち，サブユニットの組み合わせ

が生物物理学的および薬理学的特性を決定している[6]。

NMDA受容体拮抗作用を有する薬物には，麻酔導入薬のケタミン，脳梗塞・脳出血後遺症の治療薬のイフェンプロジル，中枢性鎮咳薬のデキストロメトルファン（メジコン®錠，シロップなど），アルツハイマー治療薬のメマンチン（メマリー®錠）があるが，鎮痛補助目的で使用されているのは，ケタミン，イフェンプロジルである。

また，デキストロメトルファンのNMDA受容体選択性は，NR2BよりもNR2Aにより選択性がある。

## ❶ケタミン

### a．作用機序

NMDA受容体拮抗薬であるケタミンは，NMDA受容体フェンシクリジン結合部位に結合することで，非競合的拮抗薬として作用する。それにより脊髄の感受性の高まりを抑制し，神経障害性疼痛に対して効果を発揮する。

また，オピオイドの鎮痛耐性や依存形成も抑制する。

ケタミンにはS（＋）とR（－）の光学異性体があり，塩酸ケタミンは2つの異性体が等分に入ったラセミ体である。S体ケタミンはR体ケタミンに比べて鎮痛作用は2倍以上で，精神神経作用は弱いがNMDA受容体の親和性は4倍である。

NR1/NR2AおよびNR1/NR2Bで構築されたNMDA受容体の双方に拮抗薬として働くので，鎮痛作用，麻薬作用，幻覚，妄想などの精神症状，依存性を示す[7]。

### b．注意すべき副作用

NMDA受容体拮抗薬により，眠気，めまいなどの副作用が生じる。この副作用はオピオイド増量時にみられる副作用と類似しているため，その判断が困難なことも多い。

主な副作用として，眠気，ふらつき，めまい，悪夢，幻覚などの精神症状があり，依存性を有しているため麻薬指定されている。また，脳圧を亢進させるため脳血管障害，高血圧，脳圧亢進症，重度の心代償不全の患者には禁忌である。

### c．注意すべき相互作用

中枢神経抑制薬（バルビツール酸系，向神経薬，オピオイド鎮痛薬など）の併用によりケタミンの作用が増強されるおそれがある。

## ❷イフェンプロジル

### a．作用機序

脳梗塞・脳出血後遺症の治療薬（脳虚血部血流増加，血小板凝集抑制作用）として使用されているが，NMDA受容体のポリアミン部位での拮抗作用と，α受容体遮断作用をもつポリアミン部位に結合するNMDA受容体（NR1/NR2B）選択的拮抗薬で，NR2Bへの選択性が高い。NR1/NR2Bで構築されたNMDA受容体のみに選択的に拮抗する。

ケタミンと同様にモルヒネの鎮痛作用を増強し，耐性や精神依存，身体依存の形成を抑

制するが，イフェンプロジル自体に依存形成能や精神症状はない。

#### b. 注意すべき副作用

いずれも頻度は少ないが，消化器（口渇，悪心・嘔吐，食欲不振，胸やけ，下痢，便秘，口内炎，腹痛），精神神経系（頭痛，めまい，不眠，眠気），過敏症（発疹，皮膚掻痒感），循環器（動悸，立ちくらみ，頻脈，顔面潮紅，のぼせ感），肝臓（AST・ALT値の上昇），貧血，顔面浮腫，上・下肢のしびれ感がみられることがある。

#### c. 注意すべき相互作用

出血傾向を来すと考えられる薬剤との併用で，本剤の血小板粘着能・凝集能抑制作用により出血傾向が増強されるおそれがある。

ドロキシドパとの併用は，本剤の $\alpha 1$ 受容体遮断作用によりドロキシドパの作用を減弱するおそれがある。

## ◆ コルチコステロイド

コルチコステロイドの剤形としては，外用の軟膏，注射剤，経口用の錠剤などがあるが，鎮痛領域で用いる場合には，注射剤が多い。

#### a. 作用機序

作用機序は十分に解明されていないが，炎症反応の初期段階においてホスホリパーゼ $A_2$（$PLA_2$）の産生とアラキドン酸の放出を阻害することが知られている。これらの作用により，血管透過性抑制，活性酸素産生抑制，白血球遊走低下，抗体産生低下および細胞免疫低下などの作用が起こり，侵害受容器の活動性を和らげる強力な抗炎症作用〔プロスタグランジン（PG），ロイコトリエン（LT）を主とする炎症性メディエーターの産生を抑制〕と，痛みを感知する部位における浮腫の軽減作用をもたらすとされている。さらに，炎症性メディエーターの産生を抑制する以外にも，細胞膜に直接作用して膜の安定化をもたらし神経の異常興奮を抑制する作用が知られている。

#### b. 注意すべき副作用

主な副作用として，口腔カンジダ症，易感染性，消化性潰瘍，高血糖，ムーンフェイス，骨粗鬆症および精神神経系症状などが知られている。慢性的にコルチコステロイドを服用すると，中心性肥満，ムーンフェイス，多毛，糖尿病，骨粗鬆症などのCushing症候群が誘発され，また突然の使用中断によって急性副腎不全といった離脱症状が発現する可能性がある。したがって，鎮痛補助薬として使用する際には，期間を限定した経口的漸減療法や経静脈的大量パルス療法で用いられるのが一般的である。さらに，投与期間が長期になるにつれて副作用の頻度も高くなるため，高齢者や合併症を有するハイリスク患者には，生命予後を含めて投与開始時期についての十分な検討が必要である。

#### c. 注意すべき相互作用

コルチコステロイドは血液凝固促進作用が知られているため，ワルファリンとの併用

は，ワルファリンの抗凝固効果を減弱するおそれがある。リファンピシン，フェノバルビタールおよびフェニトインの併用は，コルチコステロイドの代謝を亢進し，コルチコステロイドの効果を減弱させる可能性がある。さらに，COX-1の阻害作用が強いNSAIDs併用は，消化性潰瘍や消化管出血の頻度を上昇させる危険性がある。

## ◆◆ ベンゾジアゼピン系抗不安薬

ベンゾジアゼピン系抗不安薬には，多くの製剤・剤形がある。

### a．作用機序

ベンゾジアゼピン誘導体は，$GABA_A$受容体のベンゾジアゼピン結合部位に結合する。$GABA_A$受容体は，ヘテロ5量体サブユニットで構成されており，中心に$Cl^-$チャネルを内包する。そのなかでも$\gamma_2$サブユニットおよび$\alpha_1$，$\alpha_2$，$\alpha_3$あるいは$\alpha_5$を含む$GABA_A$受容体を別称として，ベンゾジアゼピン受容体およびその$\gamma_2$サブユニット，$\alpha$サブユニットにベンゾジアゼピンは結合する。$\alpha_1$サブユニットは鎮静作用・抗けいれん作用に，$\alpha_2$サブユニットは抗不安作用・筋弛緩作用・抗けいれん作用に，$\alpha_3$サブユニットは筋弛緩作用・抗けいれん作用に関与する。

このベンゾジアゼピン結合部位には，内因性物質であるdiazepam binding inhibitor（DBI）が結合しており，通常DBIにより$GABA_A$受容体に対するGABAの結合が阻害されている。ベンゾジアゼピン誘導体がこのDBIと置換することにより，$GABA_A$受容体に対する結合抑制が解除されGABAの結合が亢進し，$Cl^-$チャネルが開口する。開口により流入した$Cl^-$イオンにより神経細胞膜の過分極が起こり，種々の抑制性生理作用が発現する。筋弛緩作用の強いベンゾジアゼピン系抗不安薬を筋緊張性の痛みに対して用いる。ジアゼパムは，「脳脊髄疾患に伴う筋けいれん・疼痛」に適応がある。

### b．注意すべき副作用

主な副作用として，眠気，ふらつき，喘鳴がある。重大な副作用としては，以下のものがある。大用量を常用することにより依存性が生じる。退薬時には，けいれん発作，せん妄，振戦，不眠，不安，幻覚，妄想などの症状が現れる。呼吸抑制，睡眠中の多呼吸発作が稀に発現する。精神障害を合併している患者において，逆に刺激興奮や錯乱が稀に出現する。AST上昇，ALT上昇，$\gamma$-GTP上昇などを伴う肝機能障害や黄疸が現れることがある。

その他の副作用として，意識障害，めまい，運動失調，神経過敏，無気力，情緒不安定，筋緊張低下，頭痛，構音障害，寡黙，運動過多，複視，唾液増加，食欲不振，悪心・嘔吐，尿失禁，血小板減少，好酸球増多，過敏症状，発疹，性欲減退，脱力，倦怠感，頻脈，血圧低下，便秘，口渇，浮腫が知られている。

### c．注意すべき相互作用

中枢神経抑制薬（バルビツール酸誘導体，フェノチアジン誘導体，アルコールなど）の

併用は，お互いの中枢神経抑制作用が増強される可能性がある。

モノアミン酸化酵素阻害薬およびマプロチリンとの併用で中枢神経抑制作用が増強される可能性がある。モノアミン酸化酵素阻害薬とクロルジアゼポキシドの併用で，舞踏病が発現したとの報告がある。ヒダントイン誘導体（フェニトイン）の併用により，フェニトインの血中濃度が低下したり，逆に上昇したりする。バルプロ酸ナトリウムの併用により欠神発作重積が現れたとの報告がある。シメチジン，オメプラゾール，シプロフロキサシンおよびフルボキサミンの併用は，ベンゾジアゼピン系薬剤のクリアランスを低下させる。ダントロレンとの併用は，相互に筋弛緩作用が増強される。

## ◆◆ 骨修飾薬

ゾレドロン酸，パミドロン酸は，通常成人には1ボトル（ゾレドロン酸として4mg）を15分以上かけて3～4週間間隔で点滴静脈内投与する。パミドロン酸は，通常成人にはパミドロン酸二ナトリウム（無水物）として90mgを4時間以上かけて4週間間隔で点滴静脈内投与する。

デノスマブは，通常成人にはデノスマブ（遺伝子組換え）として120mgを4週間に1回，皮下投与する。

ストロンチウム89は，通常成人には1回2.0MBq/kgを静注するが，最大141MBqまでとする。反復投与をする場合には，投与間隔は少なくとも3カ月以上とする[8]。

### ❶ビスホスホネート製剤（ゾレドロン酸，パミドロン酸）

#### a. 作用機序

ゾレドロン酸は投与後，骨組織に移行・集積し，その後破骨細胞に取り込まれ，破骨細胞のアポトーシス誘導および機能喪失により骨吸収抑制作用を示す。

ゾレドロン酸は「多発性骨髄腫による骨病変および固形がん骨転移による骨病変」に適応がある。パミドロン酸は「乳がんによる溶骨性骨転移」に適応がある。

#### b. 注意すべき副作用

主な副作用として，発熱，悪心，倦怠感，頭痛，骨痛，関節痛などが報告されている。また，重大な副作用としては急性腎不全・間質性腎炎などの腎障害，うっ血性心不全，間質性肺炎，顎骨壊死・顎骨骨髄炎，大腿骨転子下および近位大腿骨骨幹部の非定型骨折リスクがある。

#### c. 注意すべき相互作用

カルシトニン製剤（カルシトニン，エルカトニン，サケカルシトニン），アミノグリコシド系抗生物質（ゲンタマイシンなど）およびシナカルセトは血清カルシウムを低下させる作用があり，これらの薬剤との併用は，その副作用を相互に増強するおそれがある。

## ❷デノスマブ

### a. 作用機序

デノスマブは破骨細胞の形成，機能および生存を促進する receptor activated for nuclear factor-$\kappa$B ligand（RANKL）に結合するヒト型 IgG2 モノクローナル抗体であり，RANKL と特異的に結合し阻害することにより破骨細胞の活性化を抑制する[9]。

デノスマブは「多発性骨髄腫による骨病変および固形がん骨転移による骨病変」に適応がある。

### b. 注意すべき副作用

重大な副作用として，低カルシウム血症，顎骨壊死・顎骨骨髄炎，重篤な皮膚感染症がある。特に，低カルシウム血症については定期的に血清中のカルシウム，リンなどの血清電解質濃度を測定し，カルシウムおよびビタミンDの補充を行うことが推奨されている。

### c. 注意すべき相互作用

添付文書上，他薬剤との相互作用について記載はないが，血清カルシウムを低下させる薬剤との併用は注意が必要と考えられる。

## ❸ストロンチウム89

### a. 作用機序

ストロンチウム89は，カルシウムと同族体であり，骨転移部位（周囲）の造骨活性部位に集積する。疼痛緩和機序については，腫瘍細胞，造骨細胞や破骨細胞に対するストロンチウム89からの$\beta$線による直接的な作用と，この照射により造骨細胞において産生が亢進した骨生化学的修飾因子による間接的作用の双方によるものと推察されている。

ストロンチウム89は「固形がん患者における骨シンチグラフィで陽性像を呈する骨転移部位の疼痛緩和」に適応がある。

### b. 注意すべき副作用

主な副作用として，血小板減少症，白血球減少症，貧血などの骨髄抑制による症状と，ほてり，骨痛（一時的な疼痛増強）が報告されている。

### c. 注意すべき相互作用

カルシウム剤の併用は，過剰なカルシウムがストロンチウム89の骨転移部への集積に競合し，効果が減弱するおそれがある。また，抗悪性腫瘍薬や外部放射線照射の併用は，ともに骨髄抑制作用を有するため注意が必要である。

## ◆◆ その他の鎮痛補助薬

オクトレオチドには筋注用と皮下注用製剤がある（サンドスタチン®筋注用・皮下注用）。皮下注製剤に「進行・再発がん患者の緩和医療における消化管閉塞に伴う消化器症状の改善」の適応がある。

ブチルスコポラミンには錠剤と筋注用製剤があり，消化器系のけいれんや運動亢進に使用される。

バクロフェンには錠剤と髄注用製剤があり，痙性麻痺などに使用される。

## ❶オクトレオチド

### a. 作用機序

ソマトスタチンアナログであるオクトレオチドは，胃・十二指腸，小腸などの消化器系に発現するソマトスタチン受容体を介し，各種消化液の分泌抑制，あるいは水・電解質の吸収促進作用を発揮し，消化管閉塞に伴う消化器症状を改善する。

### b. 注意すべき副作用

主な副作用として，$\gamma$-GTP上昇，ALT上昇，ALP上昇，AST上昇，悪心などが報告されている。

### c. 注意すべき相互作用

オクトレオチドは，胆汁分泌を抑制するため，脂溶性製剤であるシクロスポリンの消化管からの吸収を阻害し，血中濃度を低下させると考えられる。また，オクトレオチドはインスリン，グルカゴンおよび成長ホルモンを抑制するため，そのバランスでインスリンの血糖降下作用の増強による低血糖または減弱による高血糖を引き起こす可能性がある。さらに，機序は不明であるが，オクトレオチドとの併用によりブロモクリプチンのAUCが上昇したとの報告がある。

## ❷ブチルスコポラミン

### a. 作用機序

ブチルスコポラミン（ブスコパン®）は，ムスカリン受容体遮断作用を介して鎮痙作用，消化管運動抑制作用および胃液，膵液などの消化液分泌抑制作用を有する。

### b. 注意すべき副作用

主な副作用として，口渇，眼の調節障害，心悸亢進，顔面潮紅，めまいなどが報告されている。

### c. 注意すべき相互作用

抗コリン作用を有する薬剤（三環系抗うつ薬，フェノチアジン誘導体，モノアミン酸化酵素阻害薬，抗ヒスタミン薬など）との併用により抗コリン作用（口渇，眼の調節障害，心悸亢進など）が増強することがある。また，消化管運動亢進作用を有するドパミン$D_2$受容体拮抗薬（メトクロプラミドなど）との併用により，相互に消化管における作用を減弱するおそれがある。

**表1　鎮痛補助薬の投与方法の目安**

| 薬剤分類 | | 成分名 | 用法・用量 | | 備考（主な副作用） |
|---|---|---|---|---|---|
| 抗うつ薬 | TCA | アミトリプチリン<br>アモキサピン<br>ノルトリプチリン | 開始量：10mg/日 PO<br>（就寝前） | 維持量：10〜75mg/日 PO<br>1〜3日毎に副作用がなければ20mg→30mg→50mg<br>と増量 | 眠気，口渇，便秘，排尿障害，霧視など |
| | SNRI | デュロキセチン | 開始量：20mg/日 PO<br>（朝食後） | 維持量：40〜60mg/日 PO<br>7日毎に増量 | 悪心（開始初期に多い），食欲不振，頭痛，不眠，不安，興奮など |
| | SSRI | パロキセチン | 開始量：20mg（高齢者は10mg）/日 PO | | |
| | | フルボキサミン | 開始量：25mg/日 PO | | |
| 抗けいれん薬 | | プレガバリン | 開始量：50〜150mg/日 PO<br>（就寝前または分2） | 維持量：300〜600mg/日<br>PO 3〜7日毎に増量 | 眠気，ふらつき，めまい，末梢性浮腫など |
| | | ガバペンチン | 開始量：200mg/日 PO<br>（就寝前） | 維持量：2,400mg/日 PO<br>1〜3日毎に眠気のない範囲で，400mg（分2）→600mg（分2）…と増量 | 眠気，ふらつき，めまい，末梢性浮腫など |
| | | バルプロ酸 | 開始量：200mg/日 PO<br>（就寝前） | 維持量：400〜1,200mg/日<br>PO | 眠気，悪心，肝機能障害，高アンモニア血症など |
| | | フェニトイン | 維持量：150〜300mg/日 PO（分3） | | 眠気，運動失調，悪心，肝障害，皮膚症状など |
| | | クロナゼパム | 開始量：0.5mg/日 PO<br>（就寝前） | 維持量：1〜2mg/日 PO<br>1〜3日毎に眠気のない範囲で，1mg→1.5mg就寝前まで増量 | ふらつき，眠気，めまい，運動失調など |
| 抗不整脈薬 | | メキシレチン | 開始量：150mg/日 PO<br>（分3） | 維持量：300mg/日 PO<br>（分3） | 悪心，食欲不振，腹痛，胃腸障害など |
| | | リドカイン | 開始量：5mg/kg/日<br>CIV，CSC | 維持量：5〜20mg/kg/日<br>CIV，CSC，1〜3日毎に副作用のない範囲で10mg→15mg→20mg/kg/日まで増量 | 不整脈，耳鳴，興奮，けいれん，無感覚など |
| NMDA受容体拮抗薬 | | ケタミン | 開始量：0.5〜1mg/kg/日<br>CIV，CSC | 維持量：100〜300mg/日<br>CIV，CSC，1日毎に0.5〜1mg/kgずつ精神症状を観察しながら0.5〜1mg/kgずつ増量 | 眠気，ふらつき，めまい，悪夢，悪心，せん妄，けいれん（脳圧亢進）など |
| 中枢性筋弛緩薬 | | バクロフェン | 開始量：10〜15mg/日 PO<br>（分2〜3） | 維持量：15〜30mg/日 PO<br>（分2〜3） | 眠気，頭痛，倦怠感，意識障害など |
| コルチコステロイド | | ベタメタゾン<br>デキサメタゾン | ①漸減法<br>　開始量：4〜8mg/日<br>　　　（分1〜2：夕方以降の投与を避ける）<br>　維持量：0.5〜4mg/日<br>②漸増法<br>　開始量：0.5mg/日<br>　維持量：4mg/日 | | 高血糖，骨粗しょう症，消化性潰瘍，易感染症など |
| ベンゾジアゼピン系抗不安薬 | | ジアゼパム | 2〜10mg/回，1日3〜4回 | | ふらつき，眠気，運動失調など |
| Bone-modifying agents（BMA） | | ゾレドロン酸 | 4mgを15分以上かけて DIV，3〜4週毎 | | 顎骨壊死，急性腎不全，うっ血性心不全，発熱，関節痛など |
| | | デノスマブ | 120mgを SC，4週に1回 | | 低カルシウム血症，顎骨壊死・顎骨骨髄炎など |
| その他 | | オクトレオチド | 0.2〜0.3mg/日 CSC または SC（0.1mg×3回） | | 注射部位の硬結・発赤・刺激感など |
| | | ブチルスコポラミン | 開始量：10〜20mg/日 CSC，CIV | | 心悸亢進，口渇，眼の調節障害など |

PO：経口，CIV：持続静注，SC：皮下注，CSC：持続皮下注，DIV：点滴静注，TCA：三環系抗うつ薬，SNRI：セロトニン・ノルアドレナリン再取り込み阻害薬，SSRI：選択的セロトニン再取り込み阻害薬
（日本緩和医療学会 編．がん疼痛の薬物療法に関するガイドライン2014年版．金原出版，2014，p79より）

## ❸ バクロフェン

### a. 作用機序

バクロフェンはγ-アミノ酪酸（GABA）の誘導体でGABA$_B$受容体作動薬である。脊髄の単シナプスおよび多シナプス反射の療法を抑制し，γ-運動ニューロンの活性を低下させ筋弛緩作用を示す。また，痛覚の閾値を上昇させ鎮痛作用を示す。

### b. 注意すべき副作用

主な副作用として，眠気などの精神神経系症状，悪心，食欲不振などの消化器症状，脱力感，ふらつきなどが報告されている。重大な副作用としては，意識障害，呼吸抑制，依存性がある。長期連用中に急に中止すると，幻覚，せん妄，錯乱，興奮状態，けいれん発作などの離脱症状を発現したとの報告があるため，中止に際しては漸減が必要である。

### c. 注意すべき相互作用

降圧薬との併用により降圧作用を増強するおそれがある。催眠鎮静薬，抗不安薬，麻酔薬アルコールなどとの併用により中枢神経抑制作用を増強するおそれがある。オピオイド鎮痛薬との併用により，低血圧あるいは呼吸抑制などの副作用が増強するおそれがある。

以上の代表的な鎮痛補助薬の投与方法の目安を表1に示す。

●文献 ••••••••••••••••••••••••••••••••••••••••••••••••••••••••••••••••••••••••••••••••••••••••••••••••
1) 日本緩和医療薬学会 編. 緩和医療薬学. 南江堂, 東京, 2013
2) 的場元弘, 加賀谷肇 監修. がん疼痛緩和ケア. じほう, 東京, 2014
3) 成田 年. 分子病態薬理学Ⅱ. 京都廣川書店, 東京, 2013
4) 日本緩和医療学会緩和医療ガイドライン委員会 編. がん疼痛の薬物療法に関するガイドライン2014年版. 金原出版, 東京, 2014
5) 国立がん研究センター中央病院薬剤部 編著. オピオイドによるがん疼痛緩和 改訂版. エルゼビア・ジャパン, 東京, 2012
6) 竹内孝治, 岡淳一郎 編. 最新基礎薬理学 第3版. 廣川書店, 東京, 2011
7) 田中千賀子, 加藤隆一 編. NEW薬理学 改訂第6版. 南江堂, 東京, 2011
8) 日本臨床腫瘍学会 編. 骨転移診療ガイドライン. 南江堂, 東京, 2015
9) 恒藤 暁, 岡本禎晃. 緩和ケアエッセンシャルドラッグ 第3版. 医学書院, 東京, 2014

# 29 神経ブロック

昭和大学病院　緩和医療科　樋口 比登実

　1986年にWHOが薬物療法を主体としたがん性疼痛治療法を発表し，がん患者を痛みから解放するよう提唱した[1]。その後の薬物療法の発展はめざましいが，薬物療法のみでは難渋する症例や，薬剤の副作用などで治療困難な症例は10〜30%[2] と報告されている。特に婦人科がんは，骨盤内に病変が拡大すると，膀胱直腸障害，直腸・小腸・膀胱−腟瘻，会陰部痛，腰下肢痛，浮腫など難渋する症状が出現する。そのような場合は，放射線治療・手術療法・化学療法・神経ブロック療法などを併用することでQOLの向上が得られることは明らかである。

　神経ブロックに対し，薬物療法で十分な効果が得られなかった場合に神経ブロックなど侵襲的な治療法を考慮すると考えている医療者がおられるが，ブロックは患者に対する侵襲が極めて少なく，ブロック可能な痛みには神経ブロックを優先させ，痛みを整理してから薬物療法で対応すると疼痛管理が容易になる症例も多い。状態が悪化し穿刺が困難になってからでは，ブロックの適応がなくなることもある。適切な施行時期にブロックを行うと，より良い効果が認められる。病状の進行と関係なく，限局した痛み，治療に行き詰まった時や次の手が見当たらない場合は一度，神経ブロックの適応を相談していただきたい。

　本稿では神経ブロックの鎮痛機序，適応や禁忌，代表的なブロックなどに関して説明する。

## ◆◆ 神経ブロック療法

　神経ブロックとは，脳脊髄神経（節），交感神経節などを薬剤や熱，加圧などにより一時的あるいは長期間にわたりその機能を遮断する治療法である。局所麻酔薬（以下，局麻薬）を使用し，一時的な鎮痛および神経ブロックの効果を予測する目的で施行する単回法，カテーテル留置を行い持続的な鎮痛を行う持続法などがある。また，神経破壊薬，高周波熱凝固などで神経を破壊し，長期間の効果を目的とする神経破壊法もある。

　神経ブロックの基本は，最少量の薬剤で最大の効果をあげることである。そのため，疼痛部位の診断とその部位への正確な穿刺が必要となる。確実なブロックが施行されれば，ほとんどの痛みは一時的にせよ消失，軽減される。薬物療法や他の手段で疼痛管理困難な症例，薬物療法による副作用が強く症状管理が困難な症例のみならず，限局しているがん性疼痛には，早期から神経ブロックの適応を考慮する。

## ◆◆ 鎮痛機序

　神経ブロックは，局麻薬，神経破壊薬，高周波熱凝固，圧迫などにより神経線維の興奮を抑制または遮断し，末梢からの侵害入力が中枢へ到達することを阻止し鎮痛効果を発揮する。コルドトミーは脊髄レベルで侵害入力を遮断する。硬膜外腔，脊髄くも膜下腔に投与されたオピオイド（局麻薬併用または単独）は，侵害入力のシナプス伝達を抑制し効果を発揮する。

## ◆◆ 特徴 [3]

　薬物療法で十分な除痛効果が得られない症例にも鎮痛効果が期待できる。また，即時的な鎮痛効果が得られる利点がある。安全を確保し，適応を見極め，適切なブロックを選択し施行することが大切である。

### ❶除痛効果

　痛みを伝達する神経そのものを遮断するため，一時的であっても，確実に除痛が得られる。痛みの部位，範囲，性質によっては，完全除痛を得ることも可能である。広範囲の疼痛も，一部の限局した疼痛を改善することで，疼痛管理が容易になることがある。確実に実施されれば患者満足度は非常に高い。しかし，ブロックにより痛みが改善されても，局麻薬の効果が消失した時に痛みが再燃すると，以前より痛みが増強したように感じることがあり，十分な説明と同意，次なる治療があることをご理解いただくことが重要である。

### ❷診断的価値

　痛みの種類，痛みの部位など判定が困難な症例に対し，神経ブロックにより痛みを整理することで診断の一助となる場合がある。さらに永久ブロックの決定に先立ち局麻薬のブロックを施行し，適応，薬剤の選択，安全性の確認など治療方針決定の根拠となり得る。

### ❸副作用・合併症

　使用されている局麻薬は安全性が高く，副作用が少ない。神経破壊薬（エタノール・フェノール）も適切に使用すれば，全身に及ぼす副作用はほとんどない。しかし，薬液が目的以外の部位に浸透し重大な合併症を生ずる危惧もある。安全を考慮し，高周波熱凝固などを選択することもある。

### ❹手技の差

　施行者の技量，手技の巧拙が明確に結果に表れる。"いつでもどこでも誰にでも可能"ではなく，さらに適応や判断を誤れば，症状の増悪や新しい苦痛を生じ，患者の苦悩を増

強することになる。

##  適応と禁忌[4]

### ❶適応

　薬物療法で難渋する痛みに適応となる。代表的な痛みは，骨転移痛および末梢神経，中枢神経の損傷や障害が原因となる神経障害性疼痛である。主なる疾患は，転移性脊椎腫瘍の脊髄神経や神経根への浸潤，骨盤内腫瘍（直腸がん，子宮がんなど）の骨盤神経叢への浸潤，パンコースト腫瘍（肺尖部がん）の腕神経叢への浸潤，胸壁腫瘍の肋間神経への浸潤，上咽頭がんの頭蓋底浸潤などである。

　骨盤腔内腫瘍は，膀胱直腸障害，下肢浮腫などの症状に加え，局所の再発や膀胱腟瘻，直腸腟瘻などに悩まされることが多い。いずれも難渋する症状であるが，外陰，腟など仙髄神経に非常に限局した痛みに対しては，神経ブロックが大きな役割を果たす。

### ❷禁忌

　一般的な禁忌は，ブロック針の穿刺部や針刺入経路に感染がある患者，出血・凝固機能障害が認められる患者などである。さらに全身の痛み，移動する痛みや，精神疾患のある患者，認知症の患者，理解が得られない患者（家族の理解も不可欠）には穿刺しないことが原則である。

　ブロック経験者が不在の場合も禁忌である。神経ブロックは穿刺，カテーテル挿入，神経破壊薬注入など侵襲的であり，常に感覚，運動麻痺のリスクを考慮し施行しなければならない。また，それぞれの神経ブロックに特有の合併症があるため，専門家が施行することが望ましい。また，病状の進行とブロック時期が重なり，ブロックによりQOLが低下したと勘違いされることもある。よって，ブロック施行前に病状の把握はもちろん，進行する症状も考慮し，患者・家族にブロックの意義，手技と奏効機序，合併症，ブロック以外の治療法，ブロックを受けない場合の予想などを十分に説明する必要がある（図1）。そのためには，ブロック施行者が十分な経験をもっていることが重要である。

## 神経ブロックに使用される薬物および方法[5]

### ❶局所麻酔薬（局麻薬）

　神経ブロックの基本的な薬剤である。局麻薬は種類により作用時間が異なり，一般的に濃度を高くすると麻酔効果が強くなる。投与量が多くなると範囲は拡大するが，大量投与は局麻薬中毒を惹起する危険性があるため，使用上限は超えないように注意する。肝機能低下，心拍出量の低下などを認める場合には，許容範囲内でも局麻薬中毒症状が出現する場合があるため，注意が必要である。

**図1** 神経ブロック決定までの流れ

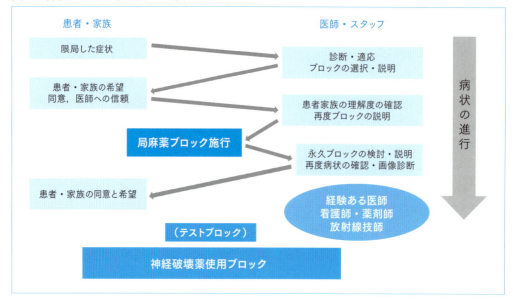

## ❷神経破壊薬

　長期間にわたり痛覚伝導路をブロックするため，神経線維・神経細胞の破壊を目的に使用される。一般にフェノール水溶液，フェノールグリセリン，エタノールなどが使用されている。フェノールは，末梢神経，交感神経ブロックの際には6〜10％水溶液を，くも膜下腔投与の場合にはグリセリンで溶解し7〜10％フェノールグリセリンとして使用する。エタノールはフェノールに比べ強い神経破壊作用を有し，50〜100％溶液を使用する。過量投与，アルコール不耐症の患者では酩酊などの中毒症状が出る。神経破壊薬は液体の宿命として，予想外の部位に流入し，思わぬ合併症を生ずることがある。

## ❸高周波熱凝固（radiofrequency thermocoagulation；RF）

　高周波のもたらす熱エネルギーを使用し神経組織を凝固破壊する方法である。針先端のわずかな部分にのみ効果が限定され，安全性が高い永久ブロックの一方法である。目的とする神経を微弱な電流で刺激するため選択性に富み，温度と時間により凝固強度を調節でき，利用価値が高い。しかし安全性は高いが，神経破壊薬使用のブロックと同様に，症例は慎重に選択する必要がある。高周波熱凝固の適応となるブロックは，三叉神経・神経根・末梢神経（肋間神経・肩甲上神経など）・脊髄神経後枝内側枝（facet rhizotomy）などであり，腹腔神経叢ブロックのように広範囲をブロックする場合には適さない。

　近年，針先周囲組織の温度が42℃を超えないように，高周波の出力を間欠的に通電する方法のpulsed radiofrequency thermocoagulation（パルスRF）も，腰部や仙骨部神経根ブロックへ利用されつつある。RFに比べて神経変性が生じにくいため，筋力低下や知覚

異常など神経障害の発生の危惧が少なく，四肢などの痛みに有効と考えられる。

##  代表的なブロック[5]

### ❶硬膜外ブロック

　硬膜外ブロックは，C2以下すべての分節の痛みに対応できるブロックであり，単回注入法とカテーテルによる持続注入法がある。注入薬剤の種類や量，濃度により除痛領域や持続時間，麻酔効果の程度などをコントロールすることが可能で，さらにオピオイドの投与経路としても使用できるなど，簡便で調節性に富んでいることから適応は広い。PCA（patient controlled analgesia）機能のついた精密持続注入器を使用することにより，さらに有用性が高まる。在宅療養など長期間カテーテルを留置する場合には，皮下ポート埋め込みが行われている。頸部，胸部，腰部，仙骨部硬膜外ブロックがあるが，仙髄領域の痛みに関しては，仙骨部硬膜外ブロックが比較的安全で，合併症も少なく，数時間ではあるが効果が認められ，有用なブロックである。

　硬膜外ブロックで永久的に除痛が得られるわけではないが，疼痛コントロールが良好となるまでの緊急避難的な治療法として，さらに腹腔神経叢ブロック，上下腹神経叢ブロックなど神経破壊薬を使用する際の合併症の予測や有効性の確認のため施行されるなど，使用頻度，利用価値ともに高い。また広範囲の痛みに対して複数のカテーテルで対応し，長期管理する場合もある。

　問題点としては，カテーテル挿入中は感染の危惧から外泊・入浴などに関し制限が加わること，頸胸部の硬膜外ブロックは循環や呼吸に影響を与えること，出血傾向や免疫能低下などが認められる場合には硬膜外血腫や硬膜外膿瘍などの重篤な合併症を起こすことなどが挙げられる。

### ❷くも膜下鎮痛法

　くも膜下鎮痛法は脊髄鎮痛法の一つで，オピオイドの一投与経路として位置付けられ，局麻薬のみによるくも膜下ブロックとは区別される。くも膜下鎮痛法では，くも膜下腔にカテーテルを留置し，オピオイド鎮痛薬のみ，または局麻薬を併用したものを持続的にくも膜下腔に注入する方法である。カテーテルを介して注入する方法と皮下ポート法がある。硬膜外ブロックに比べて鎮痛効果が優れており，薬液投与量が少ないため薬液の補充頻度が少なく，経済的であり，在宅医療での利用価値は高い。

　一般的な禁忌に加え，脳圧亢進患者は禁忌である。脊柱管狭窄を伴う硬膜外転移を認める場合は注意が必要である。画像で脊椎，脊髄病変を確認し，適応や穿刺部位などを決定する。合併症として，硬膜穿刺後頭痛があるが，まずは安静臥床や輸液で対応する。創感染，髄膜炎，カテーテル関連トラブル〔閉塞，屈曲，脳脊髄液（CSF）漏出，皮下水腫など〕といった合併症も認められる。清潔操作が必須であるが，髄膜刺激症状が出現した場

合には，カテーテルから髄液を採取し検査を行うことで早期に髄膜炎の診断を行う。

## ❸くも膜下フェノールブロック（図2）

　四肢に影響のない片側躯幹の痛みや，人工肛門・（自己）導尿済み患者の外陰，腟，（旧）肛門部痛などに適応がある。くも膜下腔に少量の高比重フェノールグリセリンを注入し，神経根レベルでブロックする方法である。体位を工夫し後根のみ選択的にブロックすることが理想であるが，前根も同時にブロックされる場合が多いので，四肢の運動機能や排尿排便機能に影響を及ぼす部位でのフェノールブロックは特に注意を要する。局麻薬と異なり，神経破壊薬は非可逆的変化を起こすため，決定は慎重になる必要がある。すなわち，ブロックにより失うもの（機能障害）と望まれる効果（除痛）を比較し検討する。

## ❹腹腔神経叢（内臓神経）ブロック（図3）

　WHO治療指針にも推奨されているブロックである[1]。適応は上腹部の痛みで，膵臓がんや大動脈周囲リンパ節腫脹・転移などにより腹腔神経叢を圧迫している症例，肝腫瘍・肝転移など肝被膜の伸展による疼痛などが挙げられる。腹腔神経叢ブロックのみで完全に除痛することができない場合もあるが，オピオイドの減量や痛みの軽減が認められることは多い。ブロック後，腸管の蠕動亢進による下痢症状を認めることもあるが，数日で落ち

### 図2　くも膜下フェノールブロック

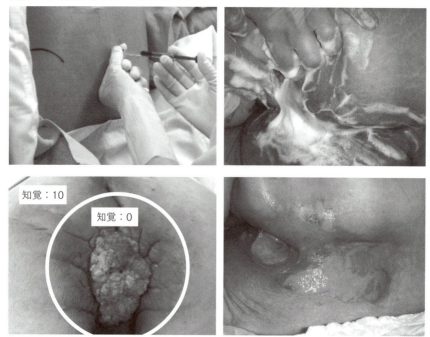

知覚：10

知覚：0

くも膜下フェノールブロック後は，痛みがないため，座位での食事や臀部の洗浄も可能となる。症状管理が容易になりQOLも向上する。

**図3 腹腔神経叢ブロック**

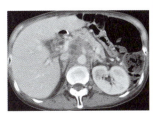
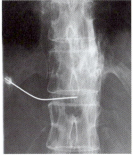
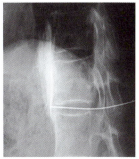

肛門管がん
リンパ節転移

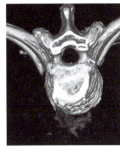
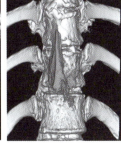
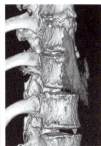

着く。オピオイドを使用している症例では便秘が改善され排便コントロールが良好となり，一石二鳥である。

### ❺上下腹神経叢ブロック（図4）

骨盤内臓器の除痛に有用な方法である。排尿排便機能への影響が少ないため，くも膜下フェノールブロックなどに先立って施行する価値がある。事前の仙骨部硬膜外ブロックの効果を指標にするとよい。しかし，このブロックのみで痛みがすっきりと取れるわけではなく，残存する痛みに対してさらに硬膜外ブロックの併用もやむをえないことがある。

### ❻不対神経節ブロック（図5）

会陰部の痛みに適応となる。交感神経節または叢の中で，最も尾側に位置する神経節を遮断する方法である。知覚神経や運動神経障害は発症せず，低侵襲で，重篤な有害事象の報告もない。安全で手技も容易であるため，くも膜下フェノールブロックに先立って施行されることがある。

### ❼神経根ブロック

椎体骨転移や腫瘍自体の増殖・浸潤による脊髄・神経根の圧迫などによるがん性疼痛で，特定の神経根症状が認められる患者に対する優れた除痛法である。しかし，神経根穿刺は放散痛により罹患枝を同定するため，ブロック時に一瞬の激しい痛みを伴う。永久ブロックの目的で神経破壊薬を使用すると知覚低下とともに筋力低下を起こすので，比較的安全性の高い高周波熱凝固が第一選択となる。画像上，明確に悪性所見が確認できない場

**図4　上下腹神経叢ブロック**

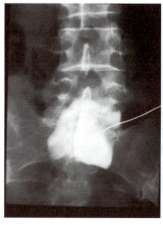
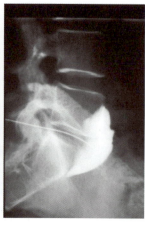

**図5　不対神経節ブロック**

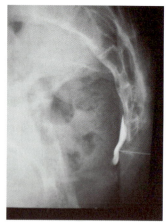

**図6　腰神経叢ブロック**

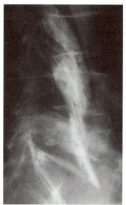
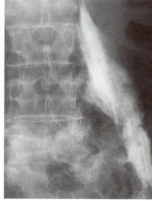
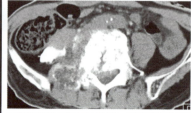

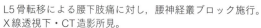

L5骨転移による腰下肢痛に対し，腰神経叢ブロック施行。
X線透視下・CT造影所見。

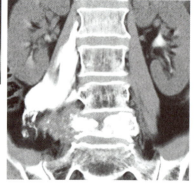

合は，局麻薬のみにて施行する。

## ❽腰神経叢ブロック（図6）

　骨転移などによる片側の腰下肢痛が適応となる。大腰筋内を走行する腰神経叢の大部分をブロックするため，骨転移，骨腫瘍や筋肉内転移などによる片側の腰痛や大腿部前面の痛みに有効である。下肢筋力低下を来すが，硬膜外ブロックと比較すると片側であること，膀胱直腸障害がなく血圧低下も軽度であることが利点といえる。

## ❾トリガーポイントブロック

　筋の緊張や攣縮によって生じる痛みに対して施行される。局所の痛みが放散する圧痛点を確認し，その部位に注射する方法である。がんに直接関連せず，二次的に生じた筋・筋膜の痛みに有効なことが多い。簡便かつ比較的安全で，特別な手技も器具も必要としないが利用価値は高い。出血・感染・神経損傷などに対する注意は，穿刺手技全般と同じである。

## ❿肋間神経ブロック

　胸・腹部および背部の体壁痛や肋骨転移・胸椎転移による痛みなどに有効なブロックである。透視下で肋骨下縁の神経血管鞘を確認し，神経破壊薬や高周波熱凝固によるブロックを行う。患者への負担が少なく手技も比較的容易で，利用価値は非常に高い。

## ◆◆ まとめ

　がん性疼痛は，多岐にわたる原因により多種多様多面的な様相を呈するため，薬物療法など1つの治療法に固執することなく，多くの武器を携え，多職種チーム〔婦人科医，外科医，泌尿器科医，放射線科医（治療・診断），腫瘍内科医，麻酔科医，病理医，精神科医，緩和医療科医などの各科医師，および看護師，薬剤師，放射線技師，理学療法士，MSWなど〕による質の高い疼痛治療を提供すべきである。

　がん性疼痛治療に施行されるブロックは，患者の負担を軽減するため，速やかに確実に施行されなければならない。トリガーポイントブロック以外はペインクリニック専門医に依頼することが望ましい。限局した痛みを発見したならば"早期ブロック"を念頭におき，オピオイドを加速度的に増量する前に，ペインクリニシャンに神経ブロックの適応の有無を確認していただきたい。

●文献 ……………………………………………………………………………………………………
1）　世界保健機関 編 . 武田文和 訳 . がんの痛みからの解放 . 第2版 . 金原出版, 東京, 1996
2）　Hoskin PJ. Cancer pain: Treatment overview. McMahon SB, Koltzenburg M eds. Wall and Melzack's Textbook of Pain. 5th ed. Elsevier Churchill Livingstone, London, 2006, pp1141-1157
3）　樋口比登実 . 癌性疼痛の最適治療法 神経ブロック . コンセンサス癌治療 2008; 7: 140-142
4）　梅田 惠, 樋口比登実 編 . 骨転移の知識とケア . 神経ブロック . 医学書院, 東京, 2015, pp75-80
5）　日本ペインクリニック学会 がん性痛に対するインターベンショナル治療ガイドライン作成ワーキンググループ 編 . がん性痛に対するインターベンショナル治療ガイドライン . 真興交易 医書出版部, 東京, 2014

# 30 鎮静

聖路加国際大学聖路加国際病院　緩和ケア科　林 章敏

　緩和医療の発展により，苦痛の緩和が図られるようになって久しい。しかし，すべての苦痛が取り除けるわけではない。苦痛を緩和することができても，ゼロにはできないことが多い。死を目前にした，亡くなられる数日から1〜2週間前の時期の苦痛は，ときに対応に難渋することがある。患者が耐えられない苦痛を感じているときにその苦痛から解放するには，鎮静が唯一の方法となる場合がある。一方，鎮静は患者の意識を低下させるため，鎮静を実施すると患者の意向をくみ取ることが難しくなる。そのため，鎮静の実施には倫理的にも十分配慮がなされなければならない。

　この項目においては，婦人科がんの特性にも触れながら，鎮静を考慮し，実施するときの注意点や流れについて述べていきたい。

## ◆◆『苦痛緩和のための鎮静に関するガイドライン』について

　このガイドライン[1]は日本緩和医療学会によって作成されている。名前の通り，苦痛の緩和のための鎮静に関するガイドラインである。苦痛緩和のための鎮静と，患者の安全確保のための鎮静とは分けて考える必要がある。各種医療処置に伴う鎮静については，必ずしもこのガイドラインの対象とはならない。

　また，このガイドラインの対象は，治癒を望むことができない成人のがん患者とその家族であり，緩和ケア病棟に入院していたり，緩和ケアチームの診療を受けていたり，もしくは緩和ケアに習熟した医師の診療，助言のもとで診療を受けていることが望まれている。

## ◆◆ 鎮静に関する定義

### ❶鎮静の定義

　鎮静は，以下のように定義されている。

1. 患者の苦痛緩和を目的として患者の意識を低下させる薬剤を投与すること，あるいは，
2. 患者の苦痛緩和のために投与した薬剤によって生じた意識の低下を意図的に維持すること。

　したがって，睡眠障害に対する睡眠薬の投与は鎮静には含めない。また，意図せずに意識の低下が生じた場合，それを意図的に維持する場合は鎮静には含めない。

## ❷鎮静の分類

一言で「鎮静」といっても，その状況は様々である。医療者間の意思疎通を図る上でも，鎮静様式や鎮静水準を意識した情報共有が必要である。

### a．鎮静様式

#### ①持続的鎮静

中止する時期をあらかじめ定めずに，意識の低下を継続して維持する鎮静。

#### ②間欠的鎮静

一定期間意識の低下をもたらした後に薬剤を中止・減量して，意識の低下しない時間を確保する鎮静。

### b．鎮静水準

#### ①深い鎮静

言語的・非言語的コミュニケーションができないような，深い意識の低下をもたらす鎮静。

#### ②浅い鎮静

言語的・非言語的コミュニケーションができる程度の，軽度の意識の低下をもたらす鎮静。

これらを意識して互いに意見を交わすことが極めて重要である。一言で「鎮静」といっても，互いに思い描いている鎮静が異なる場合が起こり得る。

## ◆◆ 倫理的な問題について

鎮静は非合法的な治療手段ではなく，適切に用いられる限り，合法的で有効な緩和医療の一医療行為である。しかし，患者の意識を低下させ，患者自身の意思表示が困難になることから，その実施には慎重であるべきであり，かつ倫理的にも許容されるものでなければならない。

## ❶鎮静の益と害

鎮静がもたらす益は苦痛の緩和であり，害は意識の低下によりコミュニケーションをはじめとする通常の人間的な生活ができなくなることなどである。

医療の基本的な倫理要件である与益の原則（相手の益になるようにする），無加害の原則（相手に害を与えない）との関連からも，個々の症例で倫理的妥当性を明確にする必要がある。

## ❷鎮静の倫理的妥当性

鎮静は，以下の3条件を満たす場合に妥当と考えられている。

### a．意図

苦痛の緩和を目的としていること。患者のケアが大変なので，寝ているほうがスタッフ

の負担が少ない，などの理由で検討してはならない。

### b. 自律性

以下のように，患者・家族が望み，同意していることが必要である。

①患者に意思決定能力がある場合，益と害について必要な情報を知らされた上での，苦痛緩和に必要な鎮静を希望する明確な意思表示がある。

②患者に意思決定能力がない場合，患者の価値観や以前に患者が表明していた意思に照らし合わせて，当該の状況で苦痛緩和に必要な鎮静を希望するであろうことが合理性をもって推定できる。

③家族の同意がある。

上記の（①または②），かつ③が満たされていることが必要である。

### c. 相応性

聞きなれない言葉であると思われるが，要するに，諸要因を考えて，相対的に最善と判断されるということである。先にも述べた通り，鎮静は意識を低下させるという害を伴って，苦痛の緩和という益を得るものである。そのような害をもたらさない他の方法がなく，その害を考慮しても苦痛の緩和を必要とするほどに苦痛が耐えられない状況で，初めて相対的に最善とされる。

また，鎮静が相対的に最善と判断される場合でも，害（意識の低下）はできるだけ少ないほうが良い。すなわち，持続的よりは間欠的なほうが，深いよりは浅いほうが好ましい。

### ❸鎮静が予後を短縮する可能性をどう考えるか

稀ではあるが，鎮静が予後を短縮する可能性がある。2005年に発表されたわが国の緩和ケア病棟21施設を対象にした前向き観察的研究によると，3.9％の患者で鎮静により致死的な状態に陥ったと報告されている。このような場合にも，鎮静の倫理的妥当性の根拠となる3条件を満たしていれば妥当とされている。鎮静と積極的安楽死とは，意図，方法，成功した場合の結果が明らかに異なる医療行為とされる。

### ❹家族の役割

家族の役割は，鎮静の方針を決定することではない。家族は患者同様，ケアの重要な対象者である。鎮静の意思決定においては，患者の意思を推測すると同時に，家族としての気持ちを家族に述べてもらい，最終的には医療チームが意思決定の責任を共有することを明らかにすることによって，家族の心理的負担を軽減することができる。

## ◆◆ 鎮静の要件

鎮静の中でも，持続的な深い鎮静を行う場合は特に慎重に判断する必要がある。実施以降，患者は自らの意向を表出できないからである。以下の項目について確認する。

### ❶医療者の意図

当然であるが，目的が患者の苦痛の緩和であることを確認する必要がある。対応が大変だから……など，医療者の都合で実施することがあってはならない。

### ❷患者・家族の意思

患者に意思決定能力がある場合は，患者自らが希望していることが必要である。また，意思決定能力がない場合は，希望するであろうと推測されること，そして，それらに家族が同意していることも必要である。

### ❸相応性

先の項目でも述べたように，苦痛を緩和する選択肢の中で鎮静が相対的に最善であると判断される必要がある。具体的には，①苦痛が耐え難いものである，②苦痛が治療抵抗性である，③予後が数日から2〜3週間以内である，といった場合である。

### ❹安全性

安全性を確保するために，一人で判断しないことが大切である。医療チームでの合意が必要である。判断が難しい場合は，アクセス可能な専門家に相談することが望ましい。要件を満たす過程を診療録に記載することで，情報の開示にも対応できるようにする。

## ◆◆ 鎮静の実際の流れと治療・ケア

### ❶鎮静を実際に実施する場合には

これまでに述べた基本的なことを確認しつつ，実際にはこれから述べる各項目についても一つずつ確認しながらプロセスを大切にする姿勢が求められる。一方で，患者の苦痛を放置することなく速やかに対応することも念頭におく必要がある。

### ❷医学的適応の検討

#### a. 耐え難い苦痛の評価・内容

患者自身が耐えられないと表現したり，表現できない場合は患者の価値観に照らして耐えられないであろうと推測されることが必要である。

#### b. 治療抵抗性の定義・評価

すべての治療が無効である，もしくは患者の予後から予測される時間内に有効な治療法がないと判断される場合に，治療抵抗性であると評価する。有効である可能性がある治療法については，あらかじめ評価する時間を設定した上で治療を行い，その効果を評価する。効果があれば継続し，効果が認められなければ，鎮静の是非について再検討する。

### c. 全身状態・生命予後の評価

患者の全身状態について，各種予後評価尺度（Palliative Prognostic Score, Palliative Prognostic Index）などを使用して評価する。通常，持続的な深い鎮静の対象となる患者の生命予後は数日以下である。なお，心理実存的苦痛が鎮静の対象となる場合は，予後が2～3週間であっても適応となる場合があり得る。ただし，心理実存的苦痛が単独で存在することは稀である。他の改善可能な身体症状がないかどうかを常に評価する。

## ❸患者・家族の希望の確認

### a. 意思決定能力の定義・評価

患者の意思決定能力の有無については慎重に評価する。①自分の意思を伝えることができること，②関連する情報を理解していること，③鎮静によって生じる影響の意味を理解していること，④選択した理由に合理性があることなどをもとに判断する。

抑うつであることから，直ちに意思決定能力に障害が生じるものではない。ただし，上記④の選択した理由が非現実的なほど悲観的な状況認識である場合は注意が必要である。

### b. 患者に意思決定能力がない場合の意思決定過程

患者に意思決定能力がない場合は，家族と共に患者の意思を推測して判断する。その際，患者の意思の推測と，家族の気持ちを分けて確認する。それらをもとに，医療チームが責任を共有して方針を決定していくことを明確に伝える。

具体的には，医療チームの見解を伝えたのち，家族に患者の気持ちを推測していただき，かつ家族の気持ちも聞いたのち，一度医療チームが席を立つなどして，チーム内で検討し，その後再び家族との話し合いをもつことで，家族が意思決定の責任をすべて負うわけではないことを示すことができる。

### c. 説明内容

患者・家族には説明による益と害を十分に考慮して説明する。知りたいと願う患者・家族には十分説明する必要があるが，知りたくない患者・家族に求める以上の説明を行うと恐怖心や不安が増大し，鎮静を行うことができずに患者家族の苦痛を増大させてしまうことになる。説明を試みることなく説明しないのは好ましくないため，説明しながら患者・家族の意向を確認しつつ，反応を見ながら判断する。

### d. 意思表示の自発性・継続性

患者・家族の思いが一時的なものであることが，ときにある。可能な場合は，しばらく時をおいてその思いの継続性を確認する。ただし，いたずらに苦痛を長引かせてはならない。

### e. あらかじめ患者・家族の意思を確認することについて

鎮静が必要な場合に，患者の意思決定能力は低下していることが多い。そのため，そのような場合を想定して，あらかじめ意思を確認する。苦痛の緩和を保証するときに，その一つの手段として話をするのが望ましい。

### f. 患者と家族の意思が異なるとき

まずは，それぞれの思いを共有することが大切である。その上で患者の希望を尊重し，患者のつらさが伝わるように家族の付き添いや話し合いを促す。そして，家族の不安や気持ちにも配慮しながら，患者の気持ちを理解することを促す。患者の苦痛が少しでも軽減されるように，当面の妥協案として間欠的な鎮静を提示することもある。

## ❹鎮静の開始

### a. 鎮静方法の選択

まず，鎮静の目的は苦痛の緩和であることを忘れてはならない。眠ることが目的ではない。そのため，苦痛の緩和が図れるだけの鎮静とすることが重要である。間欠的や浅い鎮静を優先して行い，十分な効果が得られないときに，持続的な深い鎮静を行う。ただし，患者の予後が数時間から数日と大変限られている場合は，はじめから持続的で深い鎮静を行ってもよい。

### b. 人工的な水分・栄養の補給についての決定

鎮静の目的は苦痛の緩和であって，生命の短縮ではない。そのため，鎮静を始めたからという理由で人工的な水分，栄養の補給を中止するべきではない。ただし，鎮静を必要とする病態であれば，胸腹水貯留や心不全，腎不全など，輸液等を減量・中止した方がよい場合が多い。鎮静とは別に考えながら，人工的な水分，栄養の補給について判断する。

### c. 苦痛緩和が目的ではない治療についての決定

昇圧薬の投与や定期的な血液検査など，苦痛の緩和という目的に一致しない治療行為については，その継続の必要性について検討し，家族と相談する。

### d. 鎮静開始前に用いられていた薬剤の調節

鎮痛薬など，苦痛緩和のために使用していた薬剤は鎮静後も使用を継続することを基本とする。ただし，過量投与の兆候がみられた場合は減量を考慮する。一方，苦痛緩和の目的と一致しない薬剤については，中止や減量を考慮する。昇圧剤等は少なくとも増量すべきではない。

### e. 患者・家族の気がかりへの配慮

鎮静を開始する前に，会いたい人，話しておきたいことなどについて，患者・家族の気持ちを伺い，配慮する。

### f. 鎮静の開始

#### ①鎮静薬の選択

鎮静に用いる第一選択薬はミダゾラムである。短時間作用であり，拮抗薬も存在するため，間欠的な鎮静にも，持続的な鎮静にも使用しやすい。ミダゾラムが適切でない場合，既に耐性ができている場合などは，フルニトラゼパムやバルビツール酸系薬剤などを使用する。

オピオイドを増量することによる鎮静は，鎮静効果としては強くなく，かつ呼吸抑制など他の副作用も問題となるため好ましくない。ただし，鎮痛や呼吸困難の緩和を目的に使

用していたオピオイドは継続する。

　ハロペリドールも鎮静効果は弱いため，持続的な深い鎮静には推奨されない。ただし，せん妄に対する効果は期待できるため，せん妄が原因と考えられる苦痛に対しては有効である。

　剤形としては注射薬の使用を原則とするが，在宅などでは坐剤を使用することもある。

### ②鎮静の開始

　表1～3を参考にしながら，少量から開始する。効果を見ながら漸増するが，苦痛の緩和が得られたと判断した時点で増量を控える。もし過量投与が疑われる場合は，苦痛の緩和が得られている範囲内で減量を試みる。

　表1～3に記載した薬剤を患者の状態や療養する環境に応じて選択する。在宅において鎮静が必要な場合は，坐剤による鎮静が可能である。

**表1　間欠的鎮静に用いられる薬剤とその特徴**

| 投与薬剤 | 投与量 | 投与経路 | 特徴 | 注意点 |
|---|---|---|---|---|
| ミダゾラム | 10mgを生理食塩液100mLに溶解し，患者の状態を観察しながら投与量を調整する。その後，状態を見て30mgまで増量できる。 | 静脈 | 短時間作用であり，拮抗薬が存在する。鎮静効果は用量依存性。 | 耐性，離脱症状，奇異性反応，舌根沈下，呼吸抑制。保険適応は全身麻酔時の導入および維持，集中治療における人工呼吸中の鎮静であり，注意が必要。 |
| フルニトラゼパム | 0.5～2mgを0.5～1時間で緩徐に点滴静注。 | 静脈 | ミダゾラムに比較し，耐性を生じにくい。 | 舌根沈下，呼吸抑制 |

（日本緩和医療学会 緩和医療ガイドライン作成委員会．苦痛緩和のための鎮静に関するガイドライン 2010年版．金原出版, 2010, p40 より）

**表2　持続的鎮静に用いられる薬剤とその特徴**

| 投与薬剤 | 開始量 | 投与量 | 投与経路 | 特徴 | 注意点 |
|---|---|---|---|---|---|
| ミダゾラム | 投与開始量は0.2～1mg/時間の持続皮下・静注。必要時，1.25～2.5mgの追加投与を行ってもよい。 | 投与量は5～120mg/日（通常20～40mg/日） | 静脈，皮下（ただし，皮下投与は保険適応外） | 短時間作用であり，拮抗薬が存在する。抗痙攣作用もあり，鎮静効果は用量依存性。 | 耐性，離脱症状，奇異性反応，舌根沈下，呼吸抑制。保険適応は全身麻酔時の導入および維持，集中治療における人工呼吸中の鎮静であり，注意が必要。 |

（日本緩和医療学会 緩和医療ガイドライン作成委員会．苦痛緩和のための鎮静に関するガイドライン 2010年版．金原出版, 2010, p40 より）

**表3　鎮静の種類と投与薬剤**

| | 浅い持続的鎮静 | 深い持続的鎮静 | 間欠的鎮静 | 坐薬による鎮静 |
|---|---|---|---|---|
| ミダゾラム | ＋＋＋ | ＋＋＋ | ＋＋＋ | |
| フルニトラゼパム | ＋ | ＋＋ | ＋＋＋ | |
| フェノバルビタール | ＋ | ＋＋ | | ＋＋ |
| ジアゼパム | | | | ＋＋ |
| ブロマゼパム | | | | ＋＋ |

＋＋＋：強く推奨する　＋＋：推奨する　＋：推奨し得る

（日本緩和医療学会 緩和医療ガイドライン作成委員会．苦痛緩和のための鎮静に関するガイドライン 2010年版．金原出版, 2010, p40 より）

## ❺鎮静の開始後のケア

### a．鎮静の開始後の評価

鎮静を開始したら，その効果が十分に得られているかどうか，苦痛の緩和が図れているかどうかを必ず確認する。苦痛の緩和が得られるまでは20分間に1回以上，目標とする苦痛の緩和が得られている場合は1日に3回以上は定期的に評価する。

評価するときは，①苦痛の緩和が十分に図られているかどうか，②意識レベル，③呼吸抑制や舌根沈下などの有害事象が生じていないかどうか，④家族の思いなどに注意する。

また，患者の状態が改善してきた場合は，鎮静を中止したり，薬剤の投与量を減量することができないかどうかを探ることも必要である。

### b．看護ケア

鎮静を施行して患者の意識が低下した状態でも，意識があったときと同様に，一人の尊厳をもった存在として誠実に患者に接する。言葉がけを行ったり，環境の配慮などは継続して行う。患者に直接行う口腔ケアや清拭，排泄介助，褥瘡ケアについては，患者の状態や患者に与える苦痛の程度を考慮して，家族とも相談しながらその必要度を評価する。

### c．家族に対するケア

鎮静に関する家族の不安や心配を傾聴し，付き添いによる身体的負担や精神的負担に配慮する。鎮静が長期になる場合，家族の思いは複雑になりやすい。鎮静を選択したことや，あたかも患者の死を待つかのような気持ちになることへの自責の念などを抱きやすい。鎮静を選択したことが患者にとって最善であったことを繰り返し繰り返し保証しながら，患者にできるケア（傍にいる，声をかける，手足をさする，音楽を流すなど）をともに提供する。

### d．医療スタッフに対するケア

鎮静に対する思いは，スタッフの間でも様々である場合がある。そのような場合は，思いを共有し，必要に応じてカンファレンスやカウンセリングなどを行う。

## ◆◆ おわりに

鎮静は，倫理的に適切に行われる限り，患者の苦痛を緩和する正当な医療行為である。ただし，倫理的に配慮すべきことが十分になされない場合，患者の意思表示能力を低下させ，患者の権利を侵害するおそれも生じてくる。適切に鎮静がなされ，患者の苦痛が軽減されることを願っている。

●文献
1）日本緩和医療学会緩和医療ガイドライン作成委員会. 苦痛緩和のための鎮静に関するガイドライン2010年版. 金原出版, 東京, 2010

# 31 漢方療法

国立がん研究センター

研究所 がん患者病態生理研究分野[1]　先端医療開発センター 支持療法開発分野[2]
中央病院 支持療法開発センター[3]　社会と健康研究センター 健康支援研究部[4]
上園 保仁[1,2,3,4]，宮野 加奈子[1]

　婦人科領域におけるがん治療は他の臓器と同様，外科，抗がん薬，放射線が中心となり，最近は免疫療法も用いられている。また，婦人科がんを含む婦人科疾患は漢方薬による治療が昔から用いられてきた領域でもある。すなわち，がんの他にも更年期の不定愁訴の改善や月経不順，月経困難症，月経異常等に漢方薬が用いられており，さらに不妊症の治療にもその有用性が示されている。

　がん治療への漢方薬の使用は，外科手術後に，抗がん薬の副作用軽減のために，そして終末期がん患者のQOLの維持・向上に用いられる。さらに手術により女性性器を失うこと，またその機能を喪失することは，女性として大きな精神的ショックを招くことから，治療中，治療後の精神面のサポートという面での漢方薬の処方も多く用いられる。このように婦人科疾患と漢方薬は密接な関係を有している。

　本稿では，主に婦人科がん治療で用いられる漢方薬を紹介する。その用途を大きく2つに分け，主に外科手術後に用いられる漢方薬，そして主に化学療法による副作用の症状改善に用いられる漢方薬を示す（表1）。

## ◆ 外科手術後に用いられる漢方薬

　婦人科がん（子宮頸がん，子宮体がん，卵巣がんなど）における第一の治療法は外科手術である。外科手術に伴い，イレウスやリンパ浮腫などの副作用がみられる。そのような症状の改善にも漢方薬が奏効する。腸管イレウスには，腸管蠕動運動促進作用を有する大建中湯，腹水や浮腫の改善には，アクアポリンという水チャネルに作用することで体内の水分バランスを調整する五苓散が用いられる。柴苓湯は，五苓散と抗炎症作用を有する小柴胡湯との合剤である（表1）。

### ❶大建中湯の作用メカニズム

　外科手術による術後の腸管の癒着，腸管運動不全，イレウスなどに対して，これらの症状緩和に大建中湯が奏効することがわかってきている。大建中湯は腸管の細胞にある，transient receptor potential（TRP）チャネル，特にTRPV1ならびにTRPA1というチャネ

**表1 外科手術後，ならびに化学療法・放射線治療の副作用軽減に用いられる代表的漢方薬**

| | 症状 | 適する漢方薬処方 |
|---|---|---|
| 外科手術後 | 腸管イレウス | 大建中湯 |
| | 腹水，浮腫 | 五苓散 |
| | | 柴苓湯 |
| 化学療法および放射線治療における副作用軽減 | だるさ，疲れ | 十全大補湯 |
| | | 補中益気湯 |
| | | 人参養栄湯 |
| | 痛み，しびれ | 牛車腎気丸 |
| | | 八味地黄丸 |
| | 食思不振 嘔気，嘔吐 | 六君子湯 |
| | 便秘 | 大建中湯 |
| | 口内炎 | 半夏瀉心湯 |
| | 下痢 | 五苓散 |
| | | 半夏瀉心湯 |

ルを活性化することにより，細胞からアドレノメデュリンというペプチドを放出させ，その結果，腸管の血流が増加し，腸管運動が活発化することで腸管癒着を防止することがわかってきた[1-3]。

　作用としては，大建中湯を構成する人参，山椒，乾姜のうち乾姜に含まれる6-ショウガオールが腸管腔より上皮細胞に働きTRPA1活性化→アドレノメデュリン放出→血流増加となること，山椒に含まれるハイドロキシ-$\alpha$-サンショール（HAS）が血中に吸収された後，上皮細胞のKCNK9チャネルという，細胞の静止膜電位を制御し細胞の反応性を抑制している$K^+$チャネルがHASによりブロックされることで，神経活動性の閾値が下がりTRPV1，TRPA1に対し低い濃度でも6-ショウガオールが反応できる環境を作り出していることが判明した[4]。また，人参に含まれるジンセノサイドなどの成分は6-ショウガオールやHASをターゲット細胞にアクセスしやすくしているという仮説が現在証明されつつあるところである。これらの成分が統合して，血流の増加，腸管運動亢進作用が起こり，大建中湯の"腹が冷えて痛み，腹部膨満感の改善"はこのようにして行われると考えられている。大建中湯を構成する生薬の研究をさらに発展させることで，漢方薬がなぜこの生薬の組み合わせなのか，なぜこの組み合わせでないといけないのかという，漢方薬の「組み合わせの妙」が徐々に解き明かされているところである[3]。

## ◆◆ 化学療法に用いられる漢方薬

　がんと診断され，かつ医療機関受診経験のある患者を対象に「抗がん剤の副作用とその軽減方法」に関するインターネット調査を行い，2,249人から回答を得た研究がある（図

**図1** 「抗がん剤の副作用とその軽減法」に関するインターネット調査（文献5より改変）

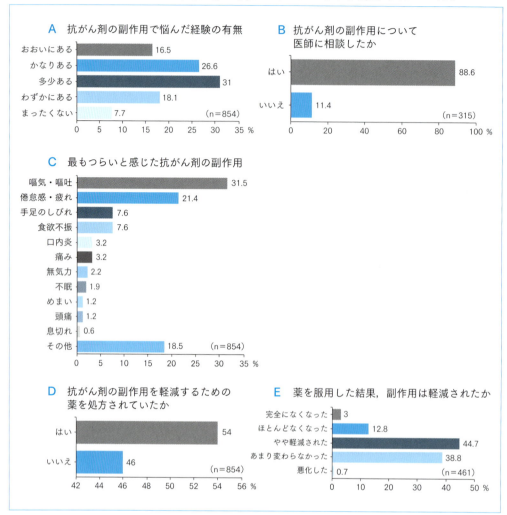

A　抗がん剤の副作用で悩んだ経験の有無

- おおいにある 16.5
- かなりある 26.6
- 多少ある 31
- わずかにある 18.1
- まったくない 7.7

（n＝854）

B　抗がん剤の副作用について医師に相談したか

- はい 88.6
- いいえ 11.4

（n＝315）

C　最もつらいと感じた抗がん剤の副作用

- 嘔気・嘔吐 31.5
- 倦怠感・疲れ 21.4
- 手足のしびれ 7.6
- 食欲不振 7.6
- 口内炎 3.2
- 痛み 3.2
- 無気力 2.2
- 不眠 1.9
- めまい 1.2
- 頭痛 1.2
- 息切れ 0.6
- その他 18.5

（n＝854）

D　抗がん剤の副作用を軽減するための薬を処方されていたか

- はい 54
- いいえ 46

（n＝854）

E　薬を服用した結果，副作用は軽減されたか

- 完全になくなった 3
- ほとんどなくなった 12.8
- やや軽減された 44.7
- あまり変わらなかった 38.8
- 悪化した 0.7

（n＝461）

1）[5]。同研究によると，抗がん剤治療経験者の92.3％が副作用に悩んでおり，88.6％が副作用について医師に相談していることがわかった（**図1A，図1B**）[5]。最もつらいと感じた副作用は，嘔気・嘔吐，倦怠感・疲れ，手足のしびれ，食欲不振，口内炎，ならびに痛みなどである（**図1C**）[5]。実際に，抗がん剤の副作用を軽減するための薬を処方された患者は54％であり，薬を処方された患者の60.5％に副作用の軽減が認められた（**図1D，図1E**）[5]。以上のように，化学療法による副作用は普通に起こることであり，副作用の軽減のために薬物治療が行われている。そのなかで漢方薬も症状改善薬として重要な役割を果たしている。

## ❶漢方薬による化学療法の副作用軽減

抗がん薬の副作用の症状改善に用いられる漢方薬は，その副作用の症状に対応して処方が行われている（表1）。現在，各副作用に対する漢方薬の作用機序が動物や細胞を用いた基礎研究により明らかになってきている。なかでも，六君子湯，半夏瀉心湯など消化管に作用する漢方薬については数多くのエビデンスが報告されている[3,6]。

## ❷六君子湯の作用メカニズム

### a. 抗がん薬による悪心・嘔吐，食思不振の発症メカニズム

婦人科がんに用いられる抗がん薬で悪心・嘔吐を引き起こすものは，シスプラチン，カルボプラチン，シクロホスファミド，ダカルバジン，イリノテカン，ドキソルビシンなどがある[7]。悪心・嘔吐はセロトニン（5-HT$_3$）受容体，ニューロキニン（NK-1）受容体などの活性化を介した嘔吐中枢の刺激により引き起こされる[7]。近年，5-HT$_3$受容体遮断薬やNK-1受容体遮断薬などの制吐薬が開発され，これらの制吐薬により悪心・嘔吐は以前より制御することができるようになった。しかしながら，これらの制吐薬でもまだ完全に症状を抑制できておらず，また食思不振に対する標準的予防・治療法はない。

### b. 六君子湯の作用メカニズム

婦人科がん，なかでも卵巣がん患者は食思不振，全身倦怠感，体重減少，特に筋肉量の減少などを主徴とするがん悪液質とよばれる進行性の疾患に陥る[8,9]。これまでのがん悪液質の研究で，がん悪液質の予防および症状の改善は，QOLを向上させるのみならず生命予後も延ばすことが示唆されている[8,9]。がん悪液質の成因は未だ不明であるが，がん悪液質での食思不振はQOLを著しく低下させることから，食思不振対策は重要である。

悪液質の診断基準は，12カ月以内に5％以上体重が減少し，①筋力低下，②疲労感，③食思不振，④除脂肪量（筋肉量）低下，⑤貧血などの血液検査異常など5つの症状の基準のうち3つ以上満たすことと定義されている[8]。

がん悪液質による体重減少，食思改善への処方には，主にステロイド療法が用いられる。しかしステロイドはその副作用も問題となることから，ほかに有効な療法が求められている。近年，食思不振などの消化器症状の改善に古くより用いられてきた「六君子湯」が，グレリンシグナルの促進効果を有する薬剤として，科学的エビデンスをもって証明されてきている[10,11]。末梢神経で唯一の食思促進ペプチドであるグレリンは，1999年に成長ホルモン分泌促進因子受容体の内在性リガンドとして胃から発見・同定されたペプチドホルモンである。

六君子湯は，シスプラチン投与食思不振ラットにおいて血中グレリンを増加させることで食思を改善することが見出された。また，六君子湯成分の陳皮に含まれるフラボノイド類がグレリンの分泌を高め，食思を回復させることも証明された（図2）[12]。現在，グレリン分泌能を有することがわかっている薬剤は六君子湯のみである。

我々は胃がんにより起こる悪液質モデルラットを確立し[8,10,13]，六君子湯投与で食餌量

**図2　六君子湯の構成生薬は異なる作用点を介して協働して食欲を増進させる**

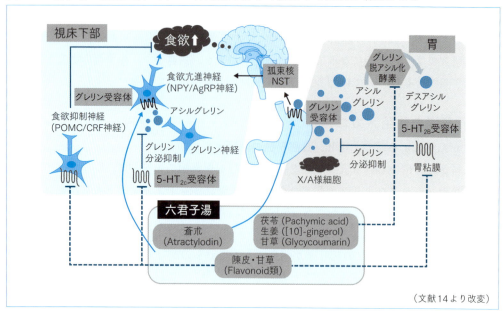

（文献14より改変）

が増加し，体重低下が抑制されることを見出した[8]。その際，ラットの血中グレリンは既に高値で，六君子湯によるグレリンのさらなる血中上昇は認められなかったことから，グレリン分泌促進効果以外の六君子湯の食思改善メカニズムを考えた。その結果，六君子湯はグレリン抵抗性を改善することで食思を改善させることを見出した。がん悪液質を発症した患者は既に血中グレリン濃度が上昇しているケースが多く，六君子湯はこれらの患者の食思改善にも奏効する可能性を示す結果であると考えられた（論文投稿中）。

その後，六君子湯を構成する8種の生薬の「蒼朮」に含まれるアトラクチロジンにグレリン受容体の感受性を上げる活性があることが判明した[10,11,13]。さらに茯苓，生姜，甘草に含まれる成分がグレリンの不活性化経路を抑制し，血中グレリン活性化体の濃度を維持していることなどが判明した[13,14]。このように，六君子湯の8種の生薬中の5つの生薬成分が協同で作用し，食思促進ペプチドグレリンシグナルを高めることで食思不振の改善を行っている可能性が考えられた（図2）。これらの結果は，婦人科がんにおけるがん悪液質患者および抗がん薬による食思不振に六君子湯が奏効する可能性を示している[8,10,13]。

## ❸半夏瀉心湯の作用メカニズム

### a．化学療法剤による口内炎発症のメカニズム

婦人科がんに用いられる抗がん薬で口内炎を引き起こすものは，パクリタキセル，ドセタキセル，シスプラチン，シクロホスファミドなどがある[15]。抗がん薬投与による口内炎は，活性酸素の発生による粘膜組織におけるDNA障害，ならびにプロスタグランジン$E_2$（$PGE_2$）をはじめとする炎症メディエーターの産生により，口腔上皮細胞が脱落し潰

表2　半夏瀉心湯の各構成生薬の役割　　＊…関連があることが実験で確かめられた生薬

| | O₂ラジカル等の消去効果 | 抗菌効果 | 抗炎症効果 | 鎮痛作用 | 組織修復作用 |
|---|---|---|---|---|---|
| 半夏 | | ＊ | | | |
| 黄芩 | ＊ | ＊ | ＊ | | |
| 乾姜 | ＊ | ＊ | ＊ | ＊ | |
| 甘草 | ＊ | | | ＊ | ？ |
| 大棗 | ＊ | | | | |
| 人参 | ＊ | ＊ | | | |
| 黄連 | ＊ | ＊ | ＊ | | |
| | 文献18 | 文献19 | 文献17 | 文献20 | 実験中 |

瘍を形成することにより発症する。また，抗がん薬治療による免疫力低下は，口腔内の感染を引き起こし，口内炎を増悪させる[15]。

### b. 抗がん薬による口内炎に対する半夏瀉心湯の効果とその作用メカニズム

　消化管は口腔から肛門まで一本の管であり粘膜細胞で覆われている。粘膜細胞は代謝回転が速いため抗がん薬による影響を受けやすく，口内炎，胃潰瘍，小腸炎・大腸炎などを来す。近年，漢方薬「半夏瀉心湯」が炎症を修復・改善させ消化管粘膜の修復を行うことが，細胞・動物実感によりかなり詳しく解明されてきた。

　半夏瀉心湯は7種類の生薬よりなる。そのうち黄芩，乾姜，黄連には炎症成分PGE₂産生の抑制作用がある。これらの生薬がPGE₂の作用を軽減し，炎症と痛みを抑えていると考えられている[16]。

　我々は，培養した口腔上皮細胞を用い，組織修復能を反映する細胞遊走能を解析した。培養プレート内の細胞を引っ掻き切れ目を生じさせると，川のような隙間ができる。するとこの部分に細胞が遊走し，創部が細胞で修復される様子を可視化することができる。同プレートに半夏瀉心湯を添加すると，細胞の遊走が明らかに促進されることがわかった。現在7種の生薬のどれが細胞遊走作用を有しているのかを解析中であるが，複数の生薬にその作用があることがわかってきている。

　そのほか，口内炎を治癒させる要因として考えられる抗酸化作用については，半夏を除く6成分にその作用があることがわかった。また口腔内は雑菌が多く存在し，傷を治りにくくしたり痛みを悪化させているが，半夏，黄芩，乾姜，人参，黄連に抗菌作用があることがエビデンスをもって明らかとなった。表2に示すように，半夏瀉心湯は実に様々な口内炎治療に関与する作用を有する[17-19]。

　これらの基礎実験を踏まえて，口内炎に対する半夏瀉心湯の効果を検証する臨床試験が行われた[20]。対象は進行性の大腸がんで口内炎を発症した患者である。試験は，半夏瀉心湯，および味も形状もほぼ同じであるプラセボを用いた。同ランダム化プラセボ対照二重盲検第II相試験で口内炎を有する患者に対し半夏瀉心湯でうがいをしたところ，プラセボではGrade 2という治療を要する症状が治まるのに10.5日要したのに対し，半夏瀉心湯

は5.5日で治癒した。つまり，半夏瀉心湯は口内炎の治癒を早めることが，高いエビデンスを有する臨床試験で明らかになった[20]。

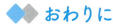 ## おわりに

　婦人科がん患者は，外科手術ならびに抗がん薬，放射線治療によりQOLを低下させる様々な状況に直面している。我々はこれまでに，漢方薬の構成生薬成分が異なる作用点を介してがん患者の抗がん薬治療による副作用を改善し，QOLを向上させる可能性を示してきた。最近，漢方薬は「科学的エビデンスに基づいたデータの蓄積」と「常に同じレベルの漢方薬を提供できるという品質管理の高さ」から，米国でも治験薬として認められてきており，漢方薬の一つである大建中湯は，臨床治験薬としてプラセボを用いた二重盲検ランダム比較試験が行われている[2]。我々は，漢方薬を構成する生薬のどの成分が体内に吸収され代謝されるのか，またその成分がどこに作用するのか，さらに生薬の組み合わせによる効果などを最新の科学的手法を用いて証明し，日本だけでなく世界中のがん患者のQOLを少しでも向上させるお手伝いができればと思っている。今後もその根拠となるデータを科学的に証明し，臨床サイドに提供すべきであると考えている。

●文献

1）上園保仁. 基礎医学セミナー第4回「がん患者の症状緩和のために - がん悪液質の予防，症状改善をめざす基礎医学研究」. がん患者と対症療法 2011; 22: 58-63

2）Kono T, Kanematsu T, Kitajima M, et al. Exodus of Kampo, traditional Japanese medicine, from the complementary and alternative medicines: is it time yet? Surgery 2009; 146: 837-840

3）Kono T, Shimada M, Yamamoto M, et al. Complementary and synergistic therapeutic effects of compounds found in Kampo medicine: analysis of daikenchuto. Front Pharmacol 2015; 6: 159

4）Kubota K, Ohtake N, Ohbuchi K, et al. Hydroxy-$\alpha$ sanshool induces colonic motor activity in rat proximal colon: a possible involvement of KCNK9. Am J Physiol Gastrointest Liver Physiol 2015; 308: G579-G590

5）QLife漢方. 治療の選択肢が広がっている「抗がん剤治療における副作用の軽減」についての大規模患者調査. 2013
http://www.qlife-kampo.jp/news/story3348.html

6）Miyano K, Ueno T, Yatsuoka W, et al. Treatment for cancer patients with oral mucositis: assessment based on the Mucositis study group of the Multinational Association of Supportive Care in Cancer in International Society of Oral Oncology (MASCC/ISOO) in 2013 and proposal of possible novel treatment with a Japanese herbal medicine. Curr Pharm Des 2016; 22: 2270-2278

7）Shankar A, Roy S, Malik A, et al. Prevention of chemotherapy-induced nausea and vomiting in cancer patients. Asian Pac J Cancer Prev 2015; 16: 6207-6213

8）Evans WJ, Morley JE, Argilés J, et al. Cachexia: a new definition. Clin Nutr 2008; 27: 793-799

9）Terawaki K, Sawada Y, Kashiwase Y, et al. New cancer cachexia rat model generated by implantation of a peritoneal dissemination-derived human stomach cancer cell line. Am J Physiol Endocrinol Metab 2014; 306: E373-E387

10）Fujitsuka N, Asakawa A, Uezono Y, et al. Potentiation of ghrelin signaling attenuates cancer anorexia-cachexia and prolongs survival. Transl Psychiatr 2011; 1: e23

11）Fujitsuka N, Asakawa A, Morinaga A, et al. Increased ghrelin signaling prolongs survival in mouse models of human aging through activation of sirtuin1. Mol Psychiatry 2016; 21: 1613-1623

12）Takeda H, Sadakane C, Hattori T, et al. Rikkunshito, an herbal medicine, suppresses cisplatin-induced anorexia in rats via 5-HT2 receptor antagonism. Gastroenterology 2008; 134: 2004-2013

13）Uezono Y, Miyano K, Sudo Y, et al. A review of traditional Japanese medicines and their potential mechanism of action. Curr Pharm Des 2012; 18: 4839-4853

14）Sadakane C, Muto S, Nakagawa K, et al. 10-Gingerol, a component of rikkunshito, improves cisplatin-induced anorexia by inhibiting acylated ghrelin degradation. Biochem Biophys Res Commun 2011; 412: 506-511

15）Al-Ansari S, Zecha JA, Barasch A, et al. Oral mucositis induced by anticancer therapies. Curr Oral Health Rep 2015; 2: 202-211

16）Kono T, Kaneko A, Matsumoto C, et al. Multitargeted effects of hangeshashinto for treatment of chemotherapy-induced oral mucositis on inducible prostaglandin E2 production in human oral keratinocytes. Integr Cancer Ther 2014; 13: 435-445

17）Matsumoto C, Sekine-Suzuki E, Nyui M, et al. Analysis of the antioxidative function of the radioprotective Japanese traditional (Kampo) medicine, hangeshashinto, in an aqueous phase. J Radiat Res 2015; 56: 669-677

18）Fukamachi H, Matsumoto C, Omiya Y, et al. Effects of hangeshashinto on growth of oral microorganisms. Evid Based Complement Alternat Med 2015; 2015: 512947

19）Hitomi S, Ono K, Yamaguchi K, et al. The traditional Japanese medicine hangeshashinto alleviates oral ulcer-induced pain in a rat model. Arch Oral Biol 2016; 66: 30-37

20）Matsuda C, Munemoto Y, Mishima H, et al. Double-blind, placebo-controlled, randomized phase II study of TJ-14 (Hangeshashinto) for infusional fluorinated-pyrimidine-based colorectal cancer chemotherapy-induced oral mucositis. Cancer Chemother Pharmacol 2015; 76: 97-103

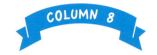

# ホスピス・緩和ケア病棟

淀川キリスト教病院　緩和医療内科　池永　昌之

## ホスピスの歴史と緩和医療（表1）

　1967年に世界で初めて創立したホスピスは，英国ロンドン郊外のセント・クリストファーズ・ホスピスである。当初のホスピスケアが目指したものは，死を医療者のものから市民のものに取り戻す市民運動であった。当時，英国において多くの患者の死は病院によって管理されたものであり，非常に医学的なものであった。その死を，家族のものとして捉え，自然なものとして見直すという運動であったのである。したがって，医学的なものはできるだけ排除する，“アンチ医学”的な立場をとっていたといえる。そして，できるだけ症状を緩和し，そのためには十分な量の医療用麻薬を使用し，最期まで苦痛がないように最新の医学を利用するという態度をとっていた。

　そのホスピスで行われていたケアが，現代医療の中においても重要なケアであると見直されるようになり，1996年には日本緩和医療学会が創立された。そして，医療として取り扱うために，調査・研究に基づくエビデンスをもった緩和医療学が誕生していくことになる。最近では，腫瘍の縮小を目指す積極的がん治療と，症状の改善を目指す緩和的がん治療の境界はあいまいになってきており，どこまでが積極的医療で，どこからが緩和的医療という判断はできなくなってきている。また，急性期病院においては2週間以上の長期入院は難しく，抗がん治療を行いつつ緩和治療を行わなければ早期に自宅療養に移行することができなくなるため，入院時より積極的に緩和医療を進めていく必要がある。

## ホスピス・緩和ケア病棟の役割

　2012年に厚生労働省は緩和ケア病棟の役割を変更した。つまり，それまで緩和ケア病棟の対象患者は「末期の悪性腫瘍の患者」とされていたが，それを「主として苦痛の緩和

**表1　ホスピス・緩和ケアの歴史**

| | |
|---|---|
| 1967年 | 英国にセント・クリストファーズ・ホスピス創立 |
| 1981年 | 聖隷三方原病院（浜松市）にわが国初めてのホスピス創立 |
| 1986年 | WHO方式がん疼痛治療法の発表 |
| 1990年 | 緩和ケア病棟入院料の算定開始 |
| 1996年 | 日本緩和医療学会の設立 |
| 2002年 | 緩和ケア診療加算の算定開始 |
| 2007年 | がん対策基本法の施行 |

## 表2 緩和ケア病棟の要件

- 緩和ケア病棟入院料を算定する保険医療機関は，地域の在宅医療を担う保険医療機関と連携し，緊急時に在宅での療養を行う患者が入院できる体制を保険医療機関として確保していること。
- 緩和ケア病棟入院料を算定する保険医療機関は，連携している保険医療機関の患者に関し，緊急の相談等に対応できるよう，24時間連絡を受ける体制を保険医療機関として確保していること。
- 緩和ケア病棟においては，連携する保険医療機関の医師，看護師又は薬剤師に対して，実習を伴う専門的な緩和ケアの研修を行っていること。

　　　　　　　　厚生労働省．保医発0305第1号，平成24年3月5日

を必要とする悪性腫瘍の患者」とした。また，それまで緩和ケア病棟の役割を「緩和ケアを行う病棟」としていたが，それを「緩和ケアを行うとともに，外来や在宅への円滑な移行を支援する病棟」とした（厚生労働省．保医発0305第1号，平成24年3月5日）。また，表2に示す通り，①緊急時に在宅での療養を行う患者が入院できる体制，②緊急の相談等に対応できるよう24時間連絡を受ける体制，③実習を伴う専門的な研修の体制，などが施設の要件として挙げられている。

　したがって，緩和ケア病棟は決して終末期がん患者を入院させ，最後まで自施設でケアを行う施設ではなく，外来部門や在宅医療機関と連携し，進行がん患者の在宅での療養を支援する施設へと変化しているといえる。そのために，入院している進行がん患者の症状緩和を迅速かつ積極的に行い，その症状緩和が外来通院や在宅療養で円滑かつ継続的に行われるように調整し，自宅で過ごす患者と家族のQOLの維持・向上を図る。そして，緩和ケア病棟への入院治療により自宅療養を妨げる苦痛が緩和された場合は，できるだけ早急に自宅への退院を進めていく。また，在宅で過ごしている患者が急激な病状の変化を来し，在宅医療機関に緊急の対応が必要になった時には，緩和ケア病棟は24時間体制で適切な知識や情報の提供を行い，自宅でその問題が解決するように在宅医療機関に協力する。その上で，どうしても自宅ではその問題が解決しない場合には，緩和ケア病棟が属している保険医療機関として入院の受け入れができるように準備する必要がある。そして，普段から実習を伴う緩和ケアの研修を，地域の在宅医療機関のスタッフ（医師，看護師，薬剤師）に対して提供することも重要な役割として，国は示している。

### 今後のホスピス・緩和ケア病棟の行方

　今後，ホスピス・緩和ケア病棟は，平均在院日数の短縮や在宅との医療連携により，いっそう急性期病床化していくだろう。これは，緩和ケア病棟入院料の在院日数による減額や在宅療養支援診療所からの緊急入院に対する加算（表3）という政策の誘導による理由と，より副作用の少ない化学療法が開発され，内服による分子標的治療や外来通院で可能なレジメンが増えてきているためと考えられる。

## 表3　緩和ケア病棟入院料

| 緩和ケア病棟入院料 | | |
|---|---|---|
| 入院 | 1日～30日 | 49,260円/日 |
| 入院 | 31日～60日 | 44,000円/日 |
| 入院 | 61日以上 | 33,000円/日 |
| 緩和ケア病棟緊急入院初期加算 | | |
| 在宅療養支援診療所・病院からの緊急入院に対して2,000円/日の加算（最大15日間） | | |

（2016年4月時点）

　当初，ホスピス・緩和ケア病棟は，がん患者のいわゆる「終の棲家」としての役割をもっていたが，今後はがん治療との連携，在宅療養との連携が必要となり，ホスピス・緩和ケア病棟単独で機能するのではなく，地域緩和ケアのリソースの一つとして捉えられるようになっていくだろう。

# 32 補完代替療法

藤田保健衛生大学医学部　外科・緩和医療学講座　伊藤 彰博，東口 髙志

## ◆◆ 補完代替療法とは？

　補完代替医療（complementary and alternative medicine；CAM）とは，一般に医学部で教育されている主流の現代西洋医学以外の医療を指している。西洋医学は，科学技術の発展と要素還元主義の方法論に基づき，様々な疾患について病因の分析や療法の開発に多大な貢献をもたらしている。一方で，がん，アレルギー疾患，精神疾患のように，食事・運動などの生活習慣やストレスなどの社会環境など，様々な複合要因によって起こり得る疾患については，必ずしも容易に克服できていない状況が生じており，西洋医学だけでなく，健康食品，ヨガ，マッサージなどの各種民間療法が広く患者・国民に利用されている実態がある。日本緩和医療学会『がんの補完代替療法クリニカル・エビデンス』では，これら各種の施術・療法を含む医学・医療体系が「補完代替療法」と総称されている[1]。また，日本補完代替医療学会では，「現代西洋医学領域において，科学的未検証および臨床未応用の医学・医療体系の総称」と定義している。米国では「alternative medicine」（代替医学）または「alternative and complementary medicine」（代替・補完医学）という言葉が使われており，欧州では「complementary medicine」（補完医学）という言葉が好んで使われることが多い。

## ◆◆ 現代医療における役割

　現代西洋医学は，感染症をはじめ多くの疾患を治癒可能にしてきた大きな功績があり，さらに医療を科学のレベルにまでもたらした功績も極めて大きい。しかしながら，それでもなお，西洋医学的手法をもってしても力の及ばない領域が常に存在するのも事実である。西洋医学的手法をもってしても力の及ばない疾患は，まだ原因が明らかになっていない複雑な発症要因をもった慢性疾患，ストレスなどの精神的要素が反映される疾患，再発性疾患などがその代表である。例えば，再発がん患者の疼痛コントロールがうまくいったとしても，多くの自覚症状を訴える患者はたくさん存在する。このような場合，西洋医学だけでは，いわゆる不定愁訴に対応することが困難な場合が多い。すなわち，西洋医学では力の及ばない領域を，補完・代替医療が補うことができる場合が存在する。補完・代替医療をうまく利用することにより，患者のQOLおよびADLが向上する可能性があると考えられている。西洋医学は，どうしても病気にだけ焦点を当てがちであり，病人全体のこ

**図1　理想的な統合医療のイメージ**

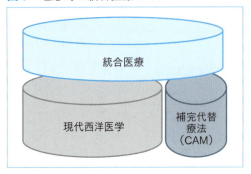

とをなおざりにしてしまう傾向がある。これに対して，多くの補完・代替医療は，がん緩和医療と同様に，患者を全人的に治療するという基本的な共通基盤が存在する。このようなことから，まず現代医療においては，西洋医学を大きな柱として，それを補強する形で補完・代替医療が位置付けられている。現代西洋医学と補完・代替医療をうまく組み合わせることにより，全人的で，しかもQOLやADLを考慮した理想的な統合医療が行われると考えられる（図1）。

## 補完代替療法の分類

　本邦において，公的機関による補完・代替医療の定義はないが，2010年に健康寿命を延ばす観点から「統合医療」の積極的な推進を進めるため，厚生労働省内に「統合医療プロジェクトチーム」が発足された。その中で，「統合医療には，近代西洋医学以外に，伝統医学，自然療法，ホメオパシー，ハーブ（薬草），心身療法，芸術療法，音楽療法，温泉療法など多くのものがあり，これらを相補・代替療法とよんでいる。これらの相補・代替医療を近代西洋医学に統合して，患者中心の医療を行うものが統合医療である」と記載されている[2]。

　さらに，2012年3月，厚生労働省において"「統合医療」のあり方に関する検討会"が開催され，検討会で議論が行われた後，2013年2月に公表された。その資料の中で，国家資格等，国の制度に組み込まれているものと，組み込まれていないものとを分類した上で，各療法が列記されている[3]（表1）。

## 補完代替療法の実際

　現在，前項にて言及した様々な補完・代替医療が行われているが，ランダム化比較試験の報告が少ない。今回，日本緩和医療学会 緩和医療ガイドライン委員会を中心に『がんの補完代替療法クリニカル・エビデンス』が発刊された[1]。このエビデンス集に掲載されている療法および当院で広く行われている療法を中心に一部紹介する。その他，運動療

**表1　近代西洋医学と組み合わせる療法の分類**

| 療法の分類 | 療法の例 | |
| --- | --- | --- |
| | 国家資格等，国の制度に組み込まれているもの | その他 |
| 食や経口摂取に関するもの | 食事療法・サプリメントの一部〔特別用途食品（特定保健用食品含む），栄養機能食品〕 | 左記以外の食事療法・サプリメント，断食療法，ホメオパシー |
| 身体への物理的刺激を伴うもの | はり・きゅう（はり師，きゅう師） | 温熱療法，磁気療法 |
| 手技的行為を伴うもの | マッサージの一部（あん摩マッサージ指圧師），骨つぎ・接骨（柔道整復師） | 左記以外のマッサージ，整体，カイロプラクティック |
| 感覚を通じて行うもの | － | アロマセラピー，音楽療法 |
| 環境を利用するもの | － | 温泉療法，森林セラピー |
| 身体の動作を伴うもの | － | ヨガ，気功 |
| 動物や植物との関わりを利用するもの | － | アニマルセラピー，園芸療法 |
| 伝統医学，民族療法 | 漢方医学の一部（薬事承認されている漢方薬） | 左記以外の漢方医学，中国伝統医学，アーユルベーダ |

近代西洋医学　←　組み合わせ（補完・一部代替）

統合医療

法，ホメオパシー，アニマルセラピー，リラクゼーション，音楽療法，ヨガなどの補完・代替医療が行われている。

## ❶健康食品

健康食品とは，広く健康の保持増進に資する食品として販売・利用されているもの全般を指している。また，一般に食品には，第1次から第3次までの3つの機能があると言われている。第1次機能は，栄養機能であり，生命の維持，成長，生殖に必要な栄養素を供給する。第2次機能は，感覚に訴える機能であり，味覚，嗅覚，視覚により食物摂取の意欲を与える。第3次機能は，生体調節機能であり，薬理学的作用により疾病の予防，回復，生理機能調節などを行う。したがって，健康食品は，食品のもつ第3次機能を利用したものとならなければいけない。

### a. 栄養指導介入による効果

Baldwinらの13件のランダム比較試験をまとめたシステマティック・レビューによると，栄養障害を認めるがん患者1,414例に対し，ONS（oral nutritional supplements）を含めた栄養相談介入を行った群と介入なしの群を比較すると，有意に体重減少の抑制（平均1.86kgの差），エネルギー摂取量の増加（平均432kcal/日の差）を認めていた。また，European Organization for Research and Treatment of Cancer global quality of life scaleを用いたQOL評価においても，その向上に寄与していた。しかし，予後の改善には至らなかったと報告している[4]。さらに，Poulsenらの最近のランダム比較試験においても，栄

養士による専門的な週1回1時間の栄養指導が，有意の体重減少（44％：72％，p<0.05）の抑制，エネルギー（107％：95％，p<0.05），蛋白摂取量（92％：71％，p<0.01）の維持に貢献していた[5]。したがって，緩和医療を必要とする患者に対する栄養介入は，有用な可能性がある。本邦においても，平成28年度（2016年度）の診療報酬改定により，医師が必要と認めた"がん患者"に対して，外来栄養食事指導料，入院栄養食事指導料が算定可能となった。

### b. 消化器症状の改善

健康食品が，治療に伴う消化器症状などの有害事象を軽減するかに対して，少しのシステマティック・レビューが報告されている。特に，Gibsonらは，放射線治療，化学療法で誘発された消化管の粘膜改善効果に関して，乳酸菌などのprobioticsが有効であることが示唆されている。ここで，当講座で積極的に使用しているGFO療法を紹介する。

### GFO（glutamine-fiber-oligosaccharide）療法

最近，ICU領域などで，重症患者に対する適切な腸管内治療が報告されている。その中でsynbioticsは，probiotics（生菌製剤）とprebiotics（菌の増殖因子）を同時に投与する腸管内治療であり，腸内細菌叢や腸内環境を整える効果をもっている。当院においては，再発がん症例，特に摂食不良症例，免疫能低下症例，オピオイド使用症例等に対して，感染性合併症予防や経口摂取を円滑に進める目的で，probioticsとして乳酸菌製剤の投与を，prebioticsとしてGFO（グルタミン・水溶性ファイバー・オリゴ糖）の投与を標準化している。実際にはGFOは，消化管の絨毛上皮のエネルギー源がグルタミンであり，それに絨毛上皮の増殖を促進させるファイバーとオリゴ糖を含有しており，probioticsおよびprebioticsのいずれの範疇にも属さない栄養療法である。しかし，ファイバーとオリゴ糖はprebioticsとしての効果も併せ持っており，GFO療法とも呼称されている[6]。特に，再発がん患者の栄養障害は，①高度がん進展に伴う病態（がん悪液質や消化管機能障害など）に基づくもの，②栄養管理自体に問題があり栄養障害を来しているもの（医原性栄養障害を含む）に大別され，特に終末期がん患者においては，これらが複雑に組み合わさり栄養障害が形成されている。いずれの場合にせよ，可能な限り経口摂取を行い，絶食期間を作らないことが重要であり，代謝制御，症状コントロールに有用な栄養剤を十分に利用する必要がある。

GFOは放射線性口腔粘膜炎に対する有効性が報告されており，また，経口摂取の低下した終末期がん患者にGFOを用いた場合，唾液分泌の促進による口腔内の清浄化，それに伴う食欲の回復，誤嚥性肺炎の再燃予防，腸管の蠕動運動の正常化による便秘の改善などの種々の効果を得ることが可能であると考えられる。特に，終末期がん患者は疼痛緩和を目的にオピオイドを使用している場合が多く，その副作用として必発する便秘への対策が重要となる。GFOはオピオイド製剤投与患者の便秘予防に有用であり，薬剤に頼らない，もしくは従来よりも少量の薬剤による排便コントロールが可能である。

### c. 倦怠感，QOLの改善

現在，world wideにエビデンスのある健康食品はほとんど報告されていないが，本邦で

効果が証明されている，プロシュア®，インナーパワー®について紹介する。

### プロシュア®

プロシュア®は，筋肉組織の合成をサポートする蛋白が強化され，脂質を控えめに配合された栄養剤である。1.25kcal/mLの濃縮タイプで効率良く高エネルギーを補給することが可能である。特に，①エイコサペンタエン酸（EPA）とドコサヘキサエン酸（DHA）などのn-3系多価不飽和脂肪酸（n-3 polyunsaturated fatty acid；n-3 PUFA）の配合，②抗酸化作用をもつビタミンC，E，亜鉛などの配合，③善玉菌であるビフィズス菌を増加させるフラクトオリゴ糖（fructo-oligosaccharides；FOS）の配合などが特徴である。

食欲不振，貧血などを伴う体重減少を特徴とするがん悪液質は，抗がん薬治療の有効性に影響を及ぼし予後を悪化させるとも言われている。この経過において，TNFやIL-1，IL-6などの炎症性サイトカインが関与しているほか，がん細胞から産生されるたんぱく質分解誘導因子（proteolysis inducing factor；PIF）が骨格筋蛋白の低下や体重減少を引き起こしていると考えられている。プロシュア®に配合されているEPAは，NF-κBの活性化を抑制し，炎症性サイトカインの産生を制御するとされている。さらに，プロシュア®は，PIFの作用低下の効果，すなわち蛋白分解を抑制する効果もあり，がん悪液質の状況を改善する可能性が期待されている。すなわち，体重減少抑制，除脂肪体重維持，炎症反応抑制，QOL改善などの有用性が報告されている[7]。

### インナーパワー®

担がん患者の腫瘍進展に伴う全身の代謝学的変動に着目し，悪液質における代謝動態の制御を行いつつ，症状発現の抑制や身体機能の回復に有益な栄養剤あるいはメディカルサプリメントとしてインナーパワー®が開発[8]され，多数の臨床報告が蓄積されてきた。

主要成分は，分岐鎖アミノ酸，コエンザイムQ10，L-カルニチン，亜鉛，クエン酸であり，進展するがん細胞に直接効果を及ぼすものではなく，むしろ，がん自体や生体侵襲を伴う各種がん治療によって障害されているがん以外の組織の機能を回復・改善そして向上させる目的で開発された，これまでの概念にない新しい栄養食品といえる。

終末期がん患者に対してインナーパワー®1袋を4週間経口投与し，非投与のコントロール群と比較した臨床研究を紹介する。痛み，倦怠感，呼吸困難感，気分の落ち込み，食欲不振，不眠，吐き気，便秘，口渇の9項目についてface scaleを用いて0〜5の6段階（0：症状なし → 増悪 → 5：高度異常）で評価し，さらにこれら9項目の評価点数を加算した「臨床症状加算式総合評価」では，インナーパワー®投与群の有用性が示唆された（図2）[9]。特に，倦怠感の推移では，インナーパワー®が筋蛋白の維持効果に加え，乳酸の抑制効果を示唆したことが大きな要因と考えられた（図3）[9]。

## ❷鍼灸治療

鍼灸治療は，中医学においては漢方と同様に確立された標準治療であり，経穴に対して鍼，艾（もぐさ），指圧などで何らかの刺激を与える治療法である。西洋医学的な鍼治療

**図2　臨床症状加算式総合評価の推移**（文献9より）

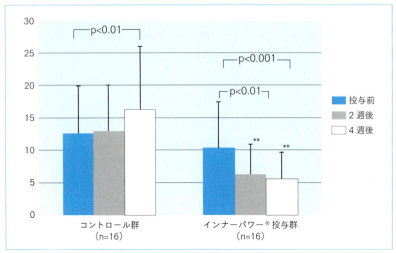

Values are means±SD vs. コントロール群（Wilcoxon test）.**：p<0.01

**図3　倦怠感の推移**（文献9より）

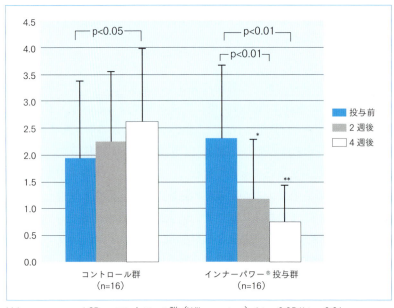

Values are means±SD vs. コントロール群（Wilcoxon test）.*：p<0.05,**：p<0.01

　も行われており，欧米での報告の多くは，このアプローチを選択している。また，鍼灸治療は，生体の自然治癒力を活用した非薬物療法であることから，極めて生体に優しい医療であると考えられている。非薬物療法であることから，薬物療法などの様々な治療と併用（たとえば，がん性疼痛に対する医療用麻薬との併用など）することが可能である。すなわち，鍼灸治療を併用することで，治療の幅を拡充し，治療効果を高めるとともに，患者のQOLを向上させる可能性がある。このため当院においても，"いわゆる東洋治療"とし

て鍼灸治療に加え，SSP（surface acupuncture point stimulation）療法，キセノン光線療法などを積極的に施行している。

### a．痛みに対する効果

がんによる痛みに対し，効果的であるとする報告は，Bardiaらによるがん関連痛に対して鍼治療を施行した3件のランダム化比較試験である[10]。その結果，耳介鍼治療は有意な鎮痛効果を示していた。さらにLianらも，緩和ケアの対象となるがん患者に対して，種々の症状に対する鍼治療や電気鍼治療の効果に関するランダム化比較試験の文献的考察を行っている。その中で，鍼治療は，がん疼痛緩和に有効であったと結論付けている[8]。

### b．倦怠感，QOLに対する効果

倦怠感に関する効果としては，Heらによるシステマティック・レビューが存在する。すなわち，がん患者に対して，標準的ケアに加え鍼灸治療を併用することは，標準的ケアのみと比較してEORTC QLQ-C30における倦怠感を改善させたと報告している[11]。

## ❸マッサージ

マッサージは，代替医療の観点から，主に手を用いて身体表面に"さする"，"もむ"，"圧する"などの物理的刺激を与え，生体の変調を整える方法であると定義されている。作用機序として多くの仮説が提示されているが，主に，①疼痛軽減のゲートコントロール理論，②副交感神経の活動増加，③セロトニンとエンドルフィンの増加，④血流量の増加，⑤リンパ環境の改善，⑥信頼関係の構築などが挙げられる。十分な検証はなされていないが，マッサージは，がん患者の痛みや不安などの症状を軽減するため，広く行われている[1]。

さらに，心身の健康やリラクゼーション，ストレス解消などを追加目的として，植物の花，葉，種子，果皮，樹枝などから抽出された精油（エッセンシャルオイル）を用いてマッサージを行うアロママッサージも積極的に行われている。

### a．身体症状に関する効果

痛み，悪心・嘔吐などの消化器症状，倦怠感などに対する少数のシステマティック・レビューはあり，症状軽減に有用であるかもしれないが，研究の質に課題があるため，最終的な結論付けはできないとしている[1]。

### b．精神症状に関する効果

がん患者の不安や抑うつの軽減に関し，少数のシステマティック・レビューはあり，症状軽減に有用であるかもしれないが，研究の質に課題があるため，最終的な結論付けはできないとしている[1]。

### リンパ浮腫に対するリンパドレナージ（複合的理学療法）

2016年4月の診療報酬改定にて，リンパ浮腫に対する治療を充実するために，リンパ浮腫複合的治療料が算定可能となっている。基本的な考え方として，リンパ浮腫に対する治療を充実するため，リンパ浮腫に対する複合的治療に関わる項目が新設されている。具体

的には，弾性着衣または弾性包帯による圧迫，圧迫下の運動，用手的リンパドレナージ，患肢のスキンケア，体重管理等のセルフケア指導等を適切に組み合わせ，重症については1回40分以上，それ以外の場合は1回20分以上行った場合に算定すると記されている。重症の場合は1日につき200点，それ以外の場合は100点が算定される。

## ◆ おわりに

　補完・代替医療として確立されているマッサージ，リンパドレナージが，ようやく2016年度の診療報酬改定にて医療費として認められるようになった。この診療報酬算定により，補完・代替医療が少しずつ浸透することは喜ばしい限りである。しかし現実的には，がん患者の診療に従事している医師においても，漢方を除く種々の補完・代替医療に関して知識が極めて乏しいことも事実であると考えられる。治癒が不可能な再発がん患者に対しては，症状緩和の意味からも，補完・代替医療の果たす役割は極めて大きいものと考えられ，今後少しずつでも認知され，活用されることが期待される。

●文献

1）日本緩和医療学会緩和医療ガイドライン委員会 編. がんの補完代替療法クリニカル・エビデンス2016年版. 金原出版, 東京, 2016
2）厚生労働省. 統合医療に対する厚生労働省の取組について（統合医療プロジェクトチーム第1回会合資料）. 2010
3）厚生労働省. これまでの議論の整理（統合医療のあり方に関する検討的資料）. 2013
4）Baldwin C, Spiro A, Ahern R, et al. Oral nutritional interventions in malnourished patients with cancer: a systematic review and meta-analysis. J Natl Cancer Inst 2012; 104: 371-385
5）Poulsen GM, Pedersen LL, Østerlind K, et al. Randomized trial of the effects of individual nutritional counseling in cancer patients. Clin Nutr 2014; 33: 749-753
6）東口髙志, 伊藤彰博, 二村昭彦, 他. Glutamine-Fiber-Oligosaccharide (GFO) enteral formulaの経静脈栄養実施時における腸粘膜の形態的・機能的変化に対する効果の実験的研究. 外科と代謝・栄養 2009; 43: 51-60
7）Fearon KC, Von Meyenfeldt MF, Moses AG, et al. Effect of a protein and energy dense N-3 fatty acid enriched oral supplement on loss of weight and lean tissue in cancer cachexia: a randomized double blind trial. Gut 2003; 52: 1479-1486
8）Lian WL, Pan MQ, Zhou DH, et al. Effectiveness of acupuncture for palliative care in cancer patients: a systematic review. Chin J Integr Med 2014; 20: 136-147
9）東口髙志, 二村昭彦, 伊藤彰博. 終末期がん患者に対する症状・機能改善補助食品の開発とその効果; 比較臨床試験. 外科と代謝・栄養 2010; 44: 157-169
10）Bardia A, Barton DL, Prokop LJ, et al. Efficacy of complementary and alternative medicine therapies in relieving cancer pain: a systematic review. J Clin Oncol 2006; 24: 5457-5464
11）He XR, Wang Q, Li PP. Acupuncture and moxibustion for cancer-related fatigue: a systematic review and meta-analysis. Asian Pac J cancer Prev 2013; 14: 3067-3074

# 第 4 章 症例呈示

# 尿管子宮内膜症との鑑別を要し，
# 疼痛緩和に苦慮した後腹膜平滑筋肉腫の1例

東京大学大学院医学系研究科　産婦人科学講座生殖腫瘍学　**織田 克利**

　骨盤後腹膜に発生する悪性腫瘍は神経因性疼痛の要因となりやすく，また尿管・神経・骨盤壁への浸潤・進展等を来しやすいため，手術による摘出が困難な場合が多い。さらに，後腹膜原発腫瘍では早期診断が容易でなく，診断確定時には苦痛症状が既に出現していることがあり，腫瘍に対する診断・治療を緩和治療と早期から両立させていく必要がある。

**症例**　40代後半女性，0経妊 0経産
**月経歴／既往歴**　特記事項なし
**経過-1（術前）**　X年12月：右下腹部痛・右背部痛が出現。翌月のCTにて右水腎症を指摘され，産婦人科を受診。経腟超音波検査にて左子宮内膜症性卵巣嚢胞（径2.5cm大）が認められ，点滴静注腎盂造影法（drip infusion pyelography；DIP）にて尿管狭窄は右骨盤内と判明したが，狭窄部位に明らかな腫瘍は認められなかった（図1）。子宮内膜症による疼痛が鑑別に挙げられたことより，診断的・治療的双方の観点から，GnRH agonistの投与が開始された。開始時の疼痛に対してはNSAIDs（ロキソプロフェン3T/日等）にて図れるレベルであったが，右尿管ステントを留置し，GnRH agonist投与期間中に疼痛はむしろ増悪した。

**図1**　骨盤MRI，DIP（診断1年前）

A

B

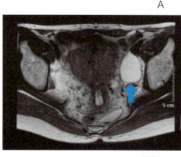
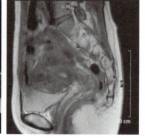
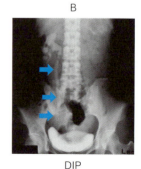

骨盤MRI

DIP

A：T2強調像。左子宮内膜症性卵巣嚢胞（径2.5cm），子宮筋腫を認める。直腸と子宮頸部間の索状構造があることから，内膜症に伴う癒着が示唆され，右水腎症の原因の可能性として考えられる。
B：DIP・CT上，右尿管の狭窄は骨盤内でみられており，部位的には内膜症による癒着としても矛盾しない。

初診から半年後のCTでも明らかな腫瘍は指摘されていなかったが，1年後のCT検査にて，右骨盤内に径6cm大の後腹膜腫瘍が明らかとなった（図2）。右卵巣がん，腹膜がん，悪性リンパ腫，後腹膜腫瘍などの悪性腫瘍が疑われた。骨盤造影MRIでは，右尿管を取り囲む長径75mmの分葉状，不整形な腫瘤がみられ，一部は膀胱内にも突出し，骨盤深部の神経根が腫瘤に巻き込まれていた（図3）。鑑別として，上記のほか，尿管がんも考慮し，泌尿器科へのコンサルトも行った。腫瘍マーカーはSCC 0.9ng/mL，sIL-2R 637U/mL，CEA 2.4ng/mL，CA19-9 446U/mL，CA125 14U/mL，NSE 13ng/mLで，主にCA19-9が高値であった。坐骨神経に近接している腫瘍のため，強い神経痛が出現するようになったが，この段階ではNSAIDsとペンタゾシン錠のみ投与されており，コントロールは不良であった。他科との合同カンファレンスにおける検討にて尿管がんが否定的であったこと，

## 図2　骨盤CT

診断6カ月前 　　　　　　　　　　　　　　　　　診断時

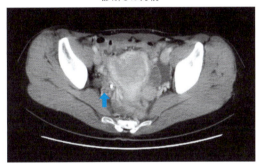 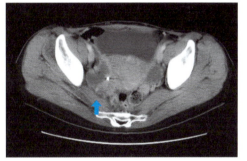

診断までのCT所見。診断6カ月前のCTでは不明瞭であったが，6カ月後のCTにて不整形の右後腹膜腫瘍（径5cm大）が同定された。

## 図3　診断時の骨盤造影MRI

T1強調像 　　　　　　　　　　　　　　　　　T2強調像

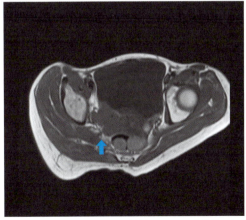 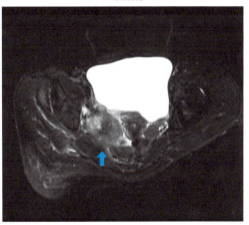

右尿管を取り囲むように，長径75mmの分葉状，不整形な腫瘤。一部は膀胱内にも突出し，神経根が腫瘤に巻き込まれている。骨盤壁側の腫瘤なので卵巣由来は考えにくく，鑑別としては，内膜症性病変以外に，骨盤内膜症由来の類内膜癌，特殊な尿管がん，後腹膜腫瘍，fibromatosisを考える。

**図4　術中所見**

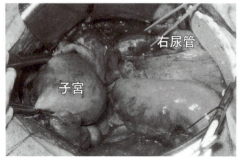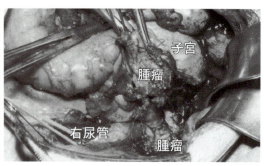

双角子宮
左卵巣：径4cm大のchocolate cystのみ
右卵巣：正常
骨盤内腫瘍：<u>後腹膜に発育。尿管を完全に巻き込んでいた。右卵巣実質表層部，子宮上部右背側にも腫瘍浸潤あり。迅速組織診断は，Leiomyosarcoma等の悪性腫瘍であった。</u>

**表1　疼痛緩和❶（術前）**

初診〜＋3月　：　アセトアミノフェン
＋3月〜　：　NSAIDs（ロキソプロフェン 3T 3x）
＋10月〜　：　ペンタゾシン（25）3T 3x，レペタン坐剤 0.2mg 屯用を追加

疼痛コントロール不良（痛みのため不眠がち。痛みへの不安が常に存在）

＋12月　：　オピオイド導入。オキシコンチン®錠 30mg 2x＋ロキソプロフェン 4T 4x＋オキノーム®散 5mg 屯用に変更。

導入にて，「今は大丈夫です。こんなに眠れたのは初めてかもしれない」。オキシコドンによる軽度の傾眠はあり。

＋12〜13月　：　オキシコンチン®錠 40mg 2xへ増量。5日後，眠気が強いためフェンタニルパッチ（デュロテップ®MTパッチ 4.2mg）へオピオイドローテーション。ガバペンチン 400mg 2x，クロナゼパム 0.5mg 1x開始。

緩和ケア科と併診とする。
疼痛増強あり，レスキューオキノーム®散 5mg 6回/日使用。

⇒　手術へ

骨盤内腫瘍であったことから，産婦人科が主科となった。初診から1年の間に，痛みに対する不安が増強しており，笑顔はまったくみられず，無表情で精気に乏しく，疼痛コントロールが不十分であったことが背景にあると考えられた。NSAIDsに加え，オキシコドン（10mg/日〜漸次増量）を開始した。治療方針については，CTガイド下生検も考慮されたが，他科との合同カンファレンスの結果，当科で手術を行う方針となった。開腹手術（腹式単純子宮全摘出術＋両側付属器摘出術＋後腹膜腫瘍生検術）を施行。後腹膜平滑筋肉腫（右尿管を巻き込み，右卵巣実質への腫瘍浸潤を伴う）の診断が確定した（図4）。術前ま

## 表2　疼痛緩和❷（術後）

**+13月**：　術後疼痛に対して，デュロテップ®MTパッチ 8.4mgへ増量。オキノーム®散 10mg/回
（ガバペンチン 600mg 2x，ロキソプロフェン 4T 4x，デジレル® 25，マイスリー® 5mg，
メイラックス® 2mg）
術後2週〜　化学療法開始

**+14月〜**：　化学療法2サイクル
デュロテップ®MTパッチ 10.5mgへ増量。オキノーム®散 15mg/回

**+16月〜**：　放射線治療開始
⇒　放射線照射開始直後に疼痛の増強あり。緩和ケア科の判断で，フェンタニルパッチの効果が不十分
と判断し，再度のオピオイドローテーションを勧められた。
デュロテップ®MTパッチ 6.3mg＋オキシコンチン®錠 40mg 2x
⇒　デュロテップ®MTパッチ off。オキシコンチン®錠 80mg 2x

心療内科併診開始（不安レベルが高い）。
放射線開始＋2週後（疼痛軽減ではなく）傾眠傾向がみられたため，オキシコンチン®錠 60mg 2xへ減量。

⇒　**疼痛コントロール不良**

## 表3　疼痛緩和❸（放射線照射前後）

地域医療連携部に在宅支援を依頼，外泊。
2日後，疼痛持続，嘔気，放射線性の下痢，食思不振，倦怠感，脱水のため，帰院。
止痢剤，一時的なステロイドなどにて対応。身体症状の悪化に伴い精神状態も悪化。不安増強。

**放射線開始＋4週**：　右臀部痛に対し，右腰部トリガーポイントに1%キシロカイン® 筋注。
⇒　持続時間は短いが有効。トリガーブロックへの依存が出現。廃用性疼痛対策のため，リハビリ科も
併診へ。

**放射線開始＋5週**：　放射線照射終了（在宅で過ごせるのは今しかない！！！）
⇒　主科の判断でオキシコンチン®錠 off。デュロテップ®MTパッチ再開 8.4mg → 10.5mg。
近医での在宅支援体制をつくる。

**+18月（放射線開始＋8週）**：　退院

以後，トリガーブロックなしでも対応可能となる。
デュロテップ®MTパッチ 12.6mg
（ガバペンチン 600mg 2x，ロキソプロフェン 3T 3x，デジレル® 25，リスミー® 2mg，ソラナックス®
0.4mg 3T 3x）

以後，5カ月間在宅（デュロテップ®MTパッチは12.6mg → 25.2mgまで増量）

での疼痛緩和は表1の通りである。オピオイドの適切な導入により疼痛緩和が得られたこ
とより，緩和ケアを専門としない医師であっても，オピオイド導入を早期から行えるよう
にしていくことが重要と考えられた。

**経過-2（術後）**　術後の診療，疼痛緩和の経過の概要は表2〜表5の通りである。
　術後，フェンタニルパッチをベースにした疼痛緩和を行いながら，化学療法2サイクル

## 表4　再発・再燃後経過

**+22月**：　多発筋転移4カ所に出現。化学療法を強く希望。

**+23月**：　疼痛増悪あり，仙骨硬膜外ブロック0.5%カルボカイン®10mL投与。有効性確認。
⇒　硬膜外カテーテル留置（L4/5）　PCAポンプにてボーラスも対応可。
　　塩酸モルヒネ11.8mg/日（硬膜外）＋デュロテップ®MTパッチ16.8mg
　　2週後，硬膜外カテーテル抜去。上下腹神経叢ブロック施行。デュロテップ®MTパッチ8.4mgへ。
⇒　疼痛増強。本人の苦痛・不安，パッチ減量への不信感。
⇒　デュロテップ®MTパッチ16.8mgに戻し，オキノーム®散は40mg/回へ。

MAID療法（doxorubicin, ifosfamide, dacarbazine with MESNA）開始。

化学療法後に麻痺性イレウスを呈し，一時的に絶食へ。デュロテップ®MTパッチ12.6mgへ減量。1週間以上続くGrade 4のneutropenia。

**化学療法 Day 10**：　希死念慮発言頻発。セレネース®投与，一時的に塩酸モルヒネ持続静注開始。ボーラス使用可とする。

**Day 19〜21**：　外泊。デュロテップ®MTパッチ25.2mg，オキシコンチン®40mg/日，オキノーム®散は40mg/回。

## 表5　Therapy off後経過

MAID療法は1サイクルで中止。

**+24カ月**：　くも膜下カテーテル留置・皮下ポート作成術。
　　　　　　塩酸モルヒネ投与量2.4mg（内服の1/300相当で換算するとのこと）
　　　　　　デュロテップ®MTパッチ8.4mgへ

⇒　退院（インフューザーポンプへ切り替え）
　　再度在宅で3カ月間を過ごされる。

**+27カ月**：　ポートのカテーテル逸脱，感染あり，入院。
　　　　　　入院時：　デュロテップ®MTパッチ21〜25.2mg，オキシコンチン®160mg/日
　　　　　　【くも膜】モルヒネ（66mg/日）
**再入院後1週**：　くも膜下ポート抜去。
**再入院後2週**：　退院。デュロテップ®MTパッチ25.2mg，オキシコンチン®160mg/日，塩酸モルヒネ持続皮下注130mg/日

**+29カ月**：　亜イレウス症状あり入院。以後，両側水腎症により腎機能が急速に悪化。
　　　　　　6月7日にCre 4.62へと上昇。左尿管ステントは挿入しない方針。
　　　　　　腎機能悪化に伴い，傾眠傾向が強くなり，6月10日転院。
　　　　　　翌週に永眠された。

を施行［DTIC（600mg/m²×3days）＋THP-ADM（40mg/ m²）］した。術後残存した腫瘍の縮小は認められず（stable disease；SD），疼痛も持続した。症状緩和の観点より化学療法から放射線照射に変更となり，全骨盤照射2.0Gy×15回＋3.0Gy×5回，小骨盤照射3.0Gy×4回（計45Gy＋12Gy）を施行した。しかしながら，放射線開始後から疼痛が増悪した。腫瘍周囲の浮腫に伴う症状悪化が考えられたが，緩和ケア科医師の指示により，オキシコドンへのオピオイド再ローテーションが行われた。オピオイドローテーションで

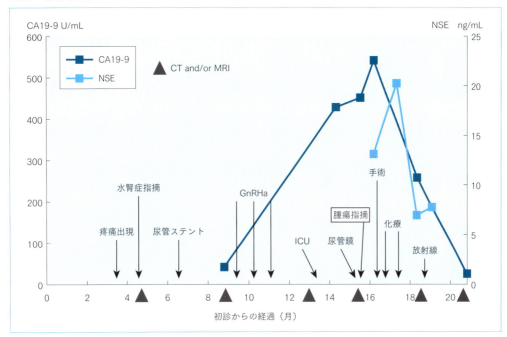

**図5 治療経過**

CA19-9 U/mL

NSE ng/mL

- CA19-9
- NSE
- ▲ CT and/or MRI

水腎症指摘

GnRHa

手術

腫瘍指摘

化療

疼痛出現　尿管ステント

ICU

尿管鏡

放射線

初診からの経過（月）

なく，ステロイド等の抗浮腫治療を優先すべきであった可能性がある。オキシコドンによる疼痛コントロール不良の状態が続いたため（眠気のためオキシコドンを減量したことも関与した可能性が高い），放射線照射終了後に主科判断で再度フェンタニルパッチに変更した（**表2，表3**）。その後は疼痛コントロールが得られた。放射線照射の治療効果はSDであったが，ここまでで初回治療を終了とした。腫瘍が縮小しないことへの不安，治療期間中に疼痛が持続することに対する精神的・肉体的苦痛がみられたため，在宅支援体制の確立とともに，心療内科も併科とした上で，外来管理とした（**表2，表3**）。

　在宅中は主に在宅診療主治医によりオピオイドの増量が行われた（在宅期間の確保を優先し，必要なだけオピオイドを増量するよう依頼した）。在宅期間中，デュロテップ®MTパッチは12.6mgから25.2mgへ増量された。初診から22カ月後に多発筋転移が出現。再入院の方針とし，疼痛管理については麻酔科に依頼し，一時的に硬膜外カテーテルより塩酸モルヒネ（11.8mg/日）投与を行った。これにより2週間は極めて良好な疼痛緩和が得られた。しかしながら，長期留置はもともと不可であり，2週間後に硬膜外カテーテルを抜去し，上下腹神経叢ブロックを施行した頃から，疼痛は再増悪した。また再燃，筋転移については，化学療法の再開を希望されたため，MAID療法（doxorubicin, ifosfamide, dacarbazine with MESNA）を施行した。倦怠感，食欲不振等の副作用も重なり，希死念慮が生じた。化学療法を継続しながらの症状緩和は困難であり，1サイクルのみではあるが，化学療法の効果は乏しいと判断し，初診から24カ月後，therapy offの方針となった。持続的に下半身の疼痛を軽減するため，麻酔科医により，くも膜下カテーテル（皮下ポー

ト）を留置（塩酸モルヒネ2.4mg/日）してもらい，フェンタニルパッチと併せて疼痛緩和を図った。これにより約5カ月間，再度在宅可能となった。初診から29カ月後，両側水腎症により，腎機能が急速に悪化し入院。2週間後に永眠された。

## ◆◆ 考察

　原発不明の悪性腫瘍では，ときに初診時に主科が決まらず，緩和ケアに習熟した医師の関わりが遅れる可能性がある。悪性腫瘍を専門としない医師であっても，難治性疼痛を経験する機会はあり，どの医師でも疼痛管理の初期対応ができるようにしておく必要がある。また，疼痛や不安が強い場合には，診断確定の有無によらず，早期からの緩和ケア科との連携，精神的サポート（リエゾン）を図っていくことも必要となってくる。

　本症例のように，神経因性疼痛が強い場合，レスキュー使用量のみに頼ってベースの量を設定することは困難であった。また，オキシコドンで眠気が強く出たこともあり，オピオイド選択の重要性を改めて認識させられた。近年は突出痛に対するフェンタニル舌下錠など，レスキューの方法にも選択肢が増えてきており，各薬剤の特性を理解していく必要がある。

　軟部肉腫は化学療法の奏効率が低く，予後不良であるが，近年トラベクテジンやエリブリンなど保険適用となった治療薬も増えてきている。しかしながら，倦怠感を含めた有害事象が疼痛管理や精神的なケアにも影響を与えることもあり，therapy off のタイミングについては，個別に検討していく必要がある。くも膜下カテーテル留置など，麻酔科との連携により可能となる疼痛緩和法も徐々に普及しつつある。どこの病院でも，多様な疼痛緩和のオプションが選択できるような体制づくりが望まれる。

# 在宅療養への移行に際し，経済的・家庭的問題に直面した若年の子宮頸がんの1例

横浜市立大学医学部　産婦人科　助川 明子（すけがわ あきこ）
横浜市立大学附属病院　産婦人科　宮城 悦子（みやぎ えつこ）

　婦人科がんは若年での罹患も多い。がん末期においても自宅療養を希望した場合，40歳未満では介護保険の利用ができないため，介護の提供者（caregiver）の問題を含めた経済的・家庭的問題に苦慮することを経験する。またこの年代は小さな子どもの親である場合も多く，子どもに母親の病気をどのように伝えるかも課題となる。この症例呈示では，終末期の在宅療養への移行に際し，障害となることの多い経済的・家庭的な問題に関して模擬症例を通して考察する。

**症例**　30代後半女性

**診断**　子宮頸がんⅢa期（腺癌）

**治療経過**　2年前，子宮頸がんⅢa期に対して同時化学放射線療法を施行し，完全奏効（complete response；CR）を得た。4カ月前に子宮頸部の局所再発が認められ，TC療法（パクリタキセル＋カルボプラチン）を3サイクル施行した。今回，腹部膨満感，腹痛などの症状が出現し緊急入院となった。腹膜播種，多発肺転移と診断され，化学療法を中止とした。この時点で余命1カ月程度と予測され，病状を説明したところ，本人・家族の希望で在宅療養へ移行することとなった。

**病状**　入院時，腹膜播種による腹水貯留および閉塞性イレウス状態であった。入院後絶飲食により少量ずつではあるが排便があり，サブイレウス状態となった。退院前は絶食，飲水は少量のみ可能となり，排便は2〜3日おきに少量ずつ認められた。腹部膨満による腹壁伸展の痛みとサブイレウスによる蠕動痛があった。胸部CTで多発肺転移，少量の胸水が認められるが，呼吸不全，呼吸困難は認められない。

**退院直前の治療**　絶食とし，中心静脈カテーテルより高カロリー輸液（エルネオパ® 2号輸液）2,000mL/24時間持続投与し，フロセミド40mg＋生食50mLを朝，側管注した。オクトレオチド300μg/24時間持続皮下投与（配合変化を危惧し）とした。鎮痛薬として，フェントス®テープ1mg/日，毎日10時に貼付し，疼痛時頓用薬（レスキュー薬）としてオプソ®5mg内服とした。排便を促すために大建中湯7.5g/日，1日3回を少量の水で内服した。腹部膨満感に対して腹水穿刺を週1回，1,500〜2,000mL/回施行していた。

**家族構成**　夫と小学校低学年の娘の3人暮らし，近所に実母（変形性膝関節症で要支援

1）と実妹（独身，パート勤務）が住んでいる。本人はパートで事務職をしていたが，現在は失業中である。夫は会社員でフルタイムの仕事（年収450万円程度）を続けている。

## ◆◆ 在宅移行へ際しての問題点

### ❶経済的・家庭的問題

　実母は時間的に余裕があるが，膝の影響で重いものを持つなどには制限がある。実妹はシフト勤務をしているため勤務時間は不定期である。夫に関しては，介護休暇（1年に5労働日）は妻の通院などで既に消化している。介護休業制度は，現在の職場に雇用されてから1年未満であり今後の雇用も不確定であるので利用できない。夫が休職すれば世帯収入はなくなる。

　現在国内では介護保険制度により介護用ベッド，ポータブルトイレ，ヘルパー，訪問入浴などの介護サービスを自宅で受けるための補助（保険給付）が受けられる。そのサービスの手配は介護支援専門員（ケアマネジャー）が担当している。しかしこの患者は40歳未満で介護保険が適用されないため，上記介護サービスの利用にあたり保険給付は受けられず，全額自費負担となる。さらにケアマネジャーの支援は通常では得られない。

### ❷子どもへの対応

　本人も夫も，病状と本人が死にゆくことを受け入れている。近所に緩和ケア病棟はなく，できる限り娘と過ごしたいので自宅で最期を迎えることを望んでいる。しかし娘に，母（患者）が死にゆく過程にあることを伝えてよいか，伝えるならばどのように伝えればよいかが課題である。

## ◆◆ 問題点の考察

### ❶経済的・家庭的問題

　がんの終末期患者が在宅療養で利用する保険は主に医療保険と介護保険である。

　介護保険は第1号被保険者（65歳以上），第2号被保険者〔40歳から64歳までで，特定疾患（末期がん・関節リウマチ等）による場合に限定〕が対象となる。このため本症例のように30代後半では介護保険の利用ができず，訪問介護，訪問入浴の利用料，電動ベッドなどの介護用品のレンタル料やポータブルトイレなどの購入費は全額が自費となる。介護保険の有無での介護費用の差を表1に示す。介護保険の要介護認定がある場合には，各サービスに対する料金（介護給付費）は介護報酬として決められており，支給限度額以内であれば利用者の負担額（利用料）は1割となる[1]。表1には介護保険適用外の場合における利用料を介護保険の利用料の10割として示した。ただこの場合，介護サービス事業所としては定められた介護給付費に従う必要はないので，実際の利用料は事業所により差

**表1　介護保険の有無による介護にかかる利用料の比較**

| | 介護保険なし（40歳未満）<br>（介護保険料の10割負担として表示。しかし，自費なので事業者により料金が異なる。） | 介護保険あり（40歳以上）<br>（要介護3と仮定） |
|---|---|---|
| 訪問介護<br>（身体介護50分）<br>（食事の支度など50分，今回は使用しておらず） | 3,880円/回<br>2,250円/回 | 388円/回<br>225円/回 |
| 訪問入浴 | 12,340円/回 | 1,234円/回 |
| 介護用品<br>（電動ベッド＋マットなど，機能やデザインによって料金の差がある）<br>（ポータブルトイレ，同上） | たとえば15,000円<br><br>たとえば20,000円 | 1割なので1,500円<br><br>1割なので2,000円 |
| 支給限度額 | 上限なし（すべて自費のため） | 269,310円<br>（このうち1割が本人負担） |
| 例示の症例の1カ月の費用 | 92,120円 | 9,212円 |

がある。横浜市では2016年4月1日から「若年者の在宅ターミナルケア支援助成」として，20歳以上40歳未満の横浜市在住で末期がんに至ったと診断され在宅生活への支援および介護が必要な方に，訪問看護，福祉用具貸与などの助成を行う助成制度が開始された（今回の症例はこの制度以前として記載）[2]。ちなみに介護保険が適用されるのは40歳になったその日からであるが，自治体によっては3カ月前より審査の手続きを取れるところもある。

　医療費は高額療養費制度[3]によって，年齢や所得により自己負担限度額（月単位）が設定されている。いったんは保険診療に応じた自己負担分の診療費を医療機関へ支払いをするが，限度額を超えた分は2年以内に申請することで支給される。入院が決まっている場合などは事前に加入の医療保険から「限度額適用認定証」または「限度額適用認定・標準負担額減額認定証」の交付を受け，医療機関の窓口でこれらの認定証を提示すると，自己負担上限までの支払いとなる。この患者の家庭では現在は夫の収入のみで，年収450万円程度であるため，負担額の上限は【80,100円＋（医療費－267,000円）×1%】となる。100万円の医療費（窓口負担30万円）がかかった場合，【80,100円＋（100万円－267,000円）×1%＝87,430円】が負担額の上限と算出される。このため，のちに申請すると，【30万円－87,430円＝212,570円】が高額療養費として支給される。限度額適用認定証を取得していれば，窓口負担は限度額の【87,430円】までとなる。

　在宅療養の場合でも限度額が適用されるが，注意が必要である。自己負担限度額は医療機関ごとに適用される。入院中にかかわる医療機関は基本的には1カ所であるが，在宅療養では病院，診療所，訪問看護ステーション，調剤薬局と複数になる。その各々に限度額が適用されるのである。例えば在宅療養で診療所（往診）に40万円，訪問看護ステーシ

ョンに20万円，調剤薬局に40万円の医療費がかかった場合，診療所に87,430円，訪問看護ステーションに6万円（限度額適用金額に達していない），調剤薬局に87,430円をそれぞれの医療機関（合計234,860円，限度額認定証を取得していなければ30万円）に一度は支払うことになる。月単位の合計診療費自己負担分は自己負担限度額を超えているため，【234,860円−87,430円＝147,430円】が高額療養費として後日支給されることになるが，在宅療養の場合限度額認定のメリットは入院に比べ少なく，一時的な家計への負担は大きいと言わざるを得ない。

自己負担の上限額の算定は，世帯合算など複雑な仕組みがあり，ケースワーカーや自治体，健康保険協会・組合など専門家に相談することが望ましいと考える。

労働者が家族の介護をするための制度として，介護休暇と介護休業とがある。介護休暇では，1の年度において任意の5労働日（要介護状態にある対象家族が2人以上の場合にあっては，10労働日）を限度として，当該世話を行うための休暇を取得することができる。介護休業は対象家族1人につき，常時介護を必要とする状態に至るごとに1回，通算して93日まで介護休業をすることができる制度である。介護休業は雇用の形態（短期の雇用など）により利用できない場合がある[4]。

## ❷子どもへの対応

米国の報告ではキャンサーサバイバーの14％が未成年の子どもと暮らしていると推定されている[5]。婦人科がんは若年患者も多いため，幼い子どもをもつ患者の治療を経験することも多い。乳がんの親と子どもに対する質的研究では，ほとんどの子どもは親から病名を説明される前に何かが起こっていることに気付いているとの報告がある[6]。親は親の病気を知った後の子どもの感情的な衝撃や，子どもの情報に対するニーズを低く見積もる傾向にあるとも報告されている[6]。幼い子どもはがんと死を直結させて考える傾向にあるため不安になりやすく，また親の病気が自分のせいのように感じることもあるとされている。全がん種を対象とした調査では，親のストレス反応症状が高いほど，子どもの感情や行動の問題が出やすいことも報告されている[7,8]。一方，がんの治療を受ける親自体が高いストレス状態にあり子どもに十分なケアができないという報告がある[6]。乳がんに携わる医療者を対象とした調査では，がん患者の子どもに介入したほうがよい/すべきと考えている医療者が95％と多かったが，実際には全く/ほとんど介入していないと答えた医療者は78％に及んでいた[9]。子どもに対してのケアはまだ十分でないことが課題である。年齢や発達状態によって反応は異なるため，その子どもに合わせた説明，ケアが必要である[7]。しかし，患者やそのパートナーは，自分の子どもに，「がん」という病気や終末期にあれば死にゆく過程にあることを伝えるべきか，伝えるのであればどう伝えたらよいのか，迷うことが多い。我々医療者も患者に対して子どもにどう伝えていったらよいか，適切な助言をすることは難しい。がんになった親をもつ子どもたちへのサポートの参考になるリーフレットなどが，"Hope Tree〜パパやママががんになったら〜"というプロジェク

ト・チームのWEBサイト[10]や，企業提供のWEBサイト[11,12]などで入手できるので参考にしてほしい。

## 退院時共同指導での話し合い

病院の主治医・看護師・ケースワーカーと往診医・訪問看護師がまず病状についてカンファレンスを行い治療の変更を検討した。病院主治医の余命1カ月の判断を受けて，日本緩和医療学会の『終末期の輸液ガイドライン』[13]に沿って輸液量の減少，イレウスからサブイレウス状態へ移行したためオクトレオチドを漸減後中止，大建中湯を中止する方針とした。在宅では側管注を行うことが難しく，また飲水が可能であるため，フロセミドを内服に変更し，消化管狭窄に対しステロイドを開始することとした。腹水穿刺は必要時に病院で行うこととなった。これら在宅療養に向けた治療の変更を患者，夫に提案し，合意を得て退院に向かうこととなった。

## 退院時の状況

中心静脈栄養（エルネオパ® 2号輸液）700mL/日の24時間持続投与，フロセミド40mg/日，リンデロン®4mg/日，朝に少量の水で内服，フェントス®テープ1mg/日を毎日10時に貼付とし，疼痛時頓用薬（レスキュー薬）はオプソ®5mg内服とした。腹水貯留，腹部膨満感はあるものの，苦痛症状は自制内であった。

### ❶在宅での介護体制

医療費については限度額認定証を取得し，訪問診療は週1回，訪問看護（医療保険利用）は週3回で介入した。

介護保険被保険者でないためケアマネジャーの支援は通常では得られず，ボランティアでの協力を依頼し以下の介護物品の手配をお願いした。ベッドは電動式ベッドをレンタル（自費）し，トイレはポータブルトイレ（自費で購入）をベッドサイドに設置した。訪問入浴も1回/週（自費）導入した。

内服薬は夫がベッドサイドにセットし，本人が管理した。訪問看護のない日の輸液の交換とフェンタニルテープの貼り替えは午前中に妹が来て行った。洗濯は夫と母で分担した。食事は母がつくり置きし，本人は好みのスープやプリンなど流動食や半固形食を本人の摂りたい量に合わせて摂取した。トイレは家人がいるときは付き添いで自宅のトイレを利用し，日中独居の時にポータブルトイレを使用した。

### ❷子どもへの対応

娘は小学校が終わると帰宅し，本人と共に自宅で一緒に過ごせるようになった。退院早

期に絵本を見ながら，母が病気のためにだんだん具合が悪くなっていること，それは子どものせいではないこと，もう少ししたら一緒に過ごせなくなることなどを説明した。直後は離れたくないと泣いていたが，次の日から，自分にできるお手伝い（母に水を汲んでくる，洗濯物を片付けるなど）を自分からするようになった。

## ◆◆ その後の経過

　症状は比較的安定して経過していたが，在宅療養移行後3週間目に呼吸困難感を訴え，また意識障害も出現した。血中酸素飽和度の低下（90％＞），胸水貯留，腹水の増加も認めたため，往診医は病状の進行に伴う相対的な輸液過剰と判断し，家族に病状とともに余命1週間程度と説明した。夫は休職することにした。

　日常生活動作（activities of daily living；ADL）も低下し床上排泄となったため，おむつ交換が頻回となり家族への介護負担が増えることを懸念し，尿道カテーテル挿入を検討したが，家族・ヘルパーで対応できるうちはおむつで対応することとなった。夫が休職できるまでの2日間は，午前中はヘルパー（50分，3,880円自費）が，午後は母が対応した。

　また意識障害のため経口摂取も困難になったことから内服薬（フロセミド，ベタメタゾン）を中止した。疼痛時頓用薬も内服であったこと，呼吸困難感軽減にモルヒネの効果が期待できることによりオピオイドスイッチングを行い，モルヒネ持続静脈内投与に切り替えた。併せて輸液の減量（500mL/日），在宅酸素の導入を行った。

　在宅療養移行1カ月目，家族に看取られ自宅で亡くなった。

## ◆◆ おわりに

　今回，模擬症例を通して，若年がん患者の終末期の在宅療養への移行における問題点を検討した。自宅で療養したいと願う若年患者のために，40歳未満の患者への在宅介護に対する助成が充実することを切に希望する。また，患者のケアとともに家族のケアが重要であることは周知の事柄であるが，子どもにどう伝えるかなど患者から相談を受けた場合に苦慮することも多い。がんになった親をもつ子どもへのサポートの情報の普及が重要であると考える。

**謝辞**　本稿の作成にあたっては，在宅療養支援診療所である横濱髙島診療所の診療所長 小原 健先生にご協力をいただきました。ここに感謝の意を表します。

●文献
1）厚生労働省「介護保険の解説」
　　http://www.kaigokensaku.jp/commentary/
2）横浜市記者発表資料2016年3月30日「がん患者への支援事業を始めます」

http://www.city.yokohama.lg.jp/iryo/kisya/h27/h27-pdf-kisya/280330-ganshippei-ganshien.pdf

3）厚生労働省「高額療養費制度を利用される皆さまへ」
http://www.mhlw.go.jp/file/06-Seisakujouhou-12400000-Hokenkyoku/0000075107.pdf

4）厚生労働省「育児・介護休業法について」
http://www.mhlw.go.jp/topics/2009/07/tp0701-1.html

5）Weaver KE, Rowland JH, Alfano CM, et al. Parental cancer and the family: a population-based estimate of the number of US cancer survivors residing with their minor children. Cancer 2010; 116: 4395-4401

6）Forrest G, Plumb C, Ziebland S, et al. Breast cancer in the family-children's perceptions of their mother's cancer and its initial treatment: qualitative study. BMJ 2006; 332: 998-1003

7）Huizinga GA, Visser A, van der Graaf WT, et al. Stress response symptoms in adolescents during the first year after a parent's cancer diagnosis. Support Care Cancer 2010; 18: 1421-1428

8）小澤美和. がん診療におけるチャイルドサポート. 厚生労働科学研究費補助金 がん臨床研究事業「がん診療におけるチャイルドサポート」平成24年度総括・分担研究報告書, 2013; 1-7

9）小澤美和. がんを持つ若い親とその子どもたちへの支援. 厚生労働科学研究費補助金　がん臨床研究事業「働き盛りや子育て世代のがん経験者，小児がんの患者を持つ家族支援の在り方についての研究」平成20〜22年度総合研究報告書, 2011; 13-21

10）Hope Tree.
http://www.hope-tree.jp/

11）乳がん.JP（アストラゼネカ）「お子様と一緒に読むページ」
http://www.nyugan.jp/after/mother/children.html

12）ノバルティス ファーマ株式会社〜がん領域への取り組み〜 こころやコミュニケーションのサポート「わたしだって知りたい」「だれもわかってくれない」「がんはどんな病気？」
http://www.novartisoncology.jp/patients/support/

13）日本緩和医療学会「終末期の輸液ガイドライン」
https://www.jspm.ne.jp/guidelines/glhyd/2013/index.php?isbn=9784307101592

第4章

症例呈示

# 高カルシウム血症の治療に苦慮した進行卵巣がんの1例

静岡県立静岡がんセンター　婦人科　**角 暢浩，安部 正和**

**症例**　70代女性，1経産，閉経50代

**主訴**　左下肢の違和感，労作時の呼吸苦

**既往歴／家族歴**　なし

**現病歴**　患者は受診1カ月前から左下肢の違和感，労作時の呼吸苦を自覚していた。次第に左下肢が腫脹，歩行困難となり前医を受診した。下肢静脈超音波検査，造影CT検査を行い，卵巣腫瘍，胸・腹水貯留，左大腿静脈から総腸骨静脈にわたる深部静脈血栓症（deep vein thrombosis；DVT）と肺塞栓症（pulmonary embolism；PE）を認め，卵巣がんに伴う肺血栓塞栓症と診断された。ヘパリン30,000単位/日持続静注が開始され，治療の目的で当院に搬送された。

**入院時現症**　患者は傾眠傾向で，意識障害（Japan Coma Scale II -10）を認めた。悪心，経口摂取不良，脱水を認めた。常時臥床の状態でperformance status（PS）4であった。

**バイタルサイン**　血圧130/89mmHg，脈拍65回/分，呼吸数20回/分，経皮的動脈血酸素飽和度（$SpO_2$）（room air）95%，体温36.7℃であった。

**胸部理学的所見**　呼吸音は右側で減弱し，湿性ラ音を聴取した。

**内診・直腸診**　子宮と一塊となった小児頭大の右卵巣腫瘍を触知し，可動性は不良だった。ダグラス窩に硬結はなかった。

**超音波所見**　20cm大の右卵巣腫瘍はcomplex massを形成していた。左傍結腸溝に少量の腹水，右胸腔内に多量の胸水を認めた。

**血液検査所見（表1）**　腫瘍マーカーは，CA125 60U/mLと上昇していた。補正カルシウム値は17.9mg/dLと高値であり，血清クレアチニン1.16mg/dLと腎機能障害を認めた。

**CT・MRI所見（図1）**　内部に壁在結節を有する右卵巣嚢胞性腫瘍を認めた。腹膜はびまん性に肥厚し，腹膜播種結節を認めた。右胸腔内には多量胸水，胸膜播種を認めた。左大腿静脈から総腸骨静脈にかけて血栓による造影欠損を認めた。

**診断**　卵巣がんIV期と診断した。画像所見および高カルシウム血症，DVTを併発していることから，明細胞癌を疑った。

**治療経過**　意識障害，悪心，脱水，腎機能障害は高カルシウム血症が原因と考えられた。高カルシウム血症の原因除去および主治療として，腫瘍減量手術と化学療法が必要であっ

## 表1　入院時血液検査データ

| 血算 | 生化学検査 | | 凝固系検査 | 腫瘍マーカー |
|---|---|---|---|---|
| WBC 12,310（/μL）<br>Hb 9.9（g/dL）<br>Hct 30.2（%）<br>Plt 52.2×10⁴（/μL） | TP 7.1（g/dL）<br>Alb 2.6（g/dL）<br>Na 136（mEq/L）<br>K 3.6（mEq/L）<br>Cl 92（mEq/L）<br>Ca 16.5（mg/dL）<br>補正Ca 17.9（mg/dL）<br>BUN 30.9（mg/dL）<br>Cre 1.16（mg/dL） | T.bil 0.5（mg/dL）<br>GOT 29（U/L）<br>GPT 16（U/L）<br>LDH 232（U/L）<br>ALP 254（U/L）<br>γGTP 38（U/L）<br>血糖90（mg/dL）<br>HbA1c（NGSP）<br>5.5% | PT（INR）1.20<br>APTT 55.4秒<br>D-dimer 5.5（μg/mL） | CEA 0.9（ng/mL）<br>CA19-9 23（U/mL）<br>CA125 60（U/mL） |

## 図1　CT画像

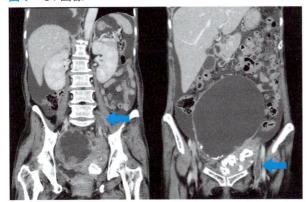

矢印：左総腸骨静脈から大腿静脈にかけて深部静脈血栓を認める

たが，まず全身状態の改善を図るため，PE/DVTと高カルシウム血症の治療を開始した。

　PE/DVTに対して，ヘパリン30,000単位/日持続静注を継続し，致死的なPEを防ぐために下大静脈フィルターを留置した。下大静脈フィルター留置後にヘパリンを一時中止した上で右胸腔内に中心静脈カテーテルを留置し，再拡張性肺水腫に注意しながら数日かけて500〜900mL/回で胸水を排液し，右肺の拡張を図った。胸水細胞診は腺癌（classⅤ），セルブロック法では明細胞癌が疑われた。

　高カルシウム血症に対して，生理食塩水による輸液負荷，ゾレドロン酸（3mg）の投与を行った。しかし，意識障害の進行があること，輸液負荷による胸腹水増量のリスクがあり多量の輸液負荷は危険と考えられたこと，ゾレドロン酸の効果発現には時間を要することからエルカトニン（40単位，12時間毎静注）を併用した。治療により，第4病日の補正カルシウム値は11.7mg/dL，第6病日の血清クレアチニンは0.68mg/dLと改善し，意識障害，悪心，脱水，腎機能障害は著明に改善した。ゾレドロン酸とエルカトニン併用による低カルシウム血症は認めなかった。

　全身状態が改善したため，第16病日に両側付属器切除術，大網切除術を行った。病理診断は明細胞癌であった。第24病日にdose dense TC療法を開始し，第25病日（術後9

第4章

症例呈示

日目）に退院となった。以後，化学療法を継続しているが，高カルシウム血症は再燃していない。

## 高カルシウム血症に対する治療の要約（図2, 表2）

❶脱水，腎機能障害の改善のため，生理食塩水による輸液負荷（多量の胸水貯留があったため，100mL/時 点滴静注とし，フロセミドを併用した）を行った。

❷輸液負荷を行ったが，補正カルシウム値は17.3mg/dLとわずかな改善のみであった。意識障害の進行もあったため，より迅速なカルシウム補正が必要と判断し，ゾレドロン酸3mgに加えエルカトニン40単位，12時間毎静注を併用した。

❸補正カルシウム値は，治療開始14時間後16.2mg/dL，19時間後15.5mg/dLであったが，第4病日には11.7mg/dLとなった。ゾレドロン酸とエルカトニンの併用による低カルシウム血症は認めず，第10病日が9.3mg/dLと最も低値であった。

**図2　治療経過**

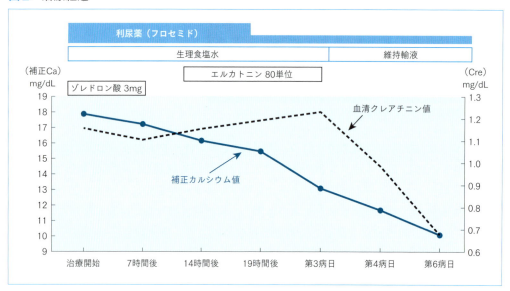

**表2　治療後の血液検査データの推移**

|  | 治療開始 | 7時間後 | 14時間後 | 19時間後 | 第3病日 | 第4病日 | 第6病日 |
|---|---|---|---|---|---|---|---|
| 補正Ca(mg/dL) | 17.9 | 17.3 | 16.2 | 15.5 | 13.1 | 11.7 | 10.1 |
| BUN(mg/dL) | 30.9 | 30.5 | 29.3 | 28.9 | 27.0 | 24.7 | 14.1 |
| Cre(mg/dL) | 1.16 | 1.11 | 1.16 | 1.20 | 1.24 | 0.99 | 0.68 |

## ◆◆ 本症例における問題点と対応

　高カルシウム血症に対する治療は，生理食塩水による輸液負荷をまず行う。しかし本症例は胸水・腹水貯留があり，輸液負荷により全身状態が悪化する懸念があった。また，体液貯留による呼吸状態の悪化，腹部膨満感の増悪があれば通常，胸腔・腹腔穿刺で対応できるが，PE/DVTの治療としてヘパリンを使用していたため，必要時に即座に穿刺できないという問題点があった。結果として生理食塩水の負荷は維持輸液程度の負荷しかできず，輸液負荷による高カルシウムの補正ができなかった。

　治療の迅速性について考察する。表3に高カルシウム血症に対する初期治療例をまとめた。高カルシウム血症に対する即効性の高い薬物はエルカトニンであり，4〜6時間で効果発現する。一方で，汎用されるゾレドロン酸の効果発現は通常2〜4日を要する。本症例のように輸液負荷が困難で意識障害が進行するような重度の高カルシウム血症の場合には，治療開始時よりエルカトニンを併用することも考慮される。エルカトニンは添付文書上，ビスホスホン酸塩系骨吸収抑制剤との併用は注意とされており，低カルシウム血症に注意が必要である。高度な低カルシウム血症は生命に危険を及ぼすこともあるため，使用

**表3　高カルシウム血症に対する初期治療**

| 薬剤 | 薬効薬理 | 投与方法 | 効果発現 | 持続期間 | 副作用 | 使用上の注意 |
|---|---|---|---|---|---|---|
| 生理食塩水 | ①脱水補正 ②尿中カルシウム排泄促進 | 200〜300mL/時 持続点滴静注 | — | — | うっ血性心不全 呼吸不全 体腔液増加 | 尿量のモニタリングは必須 尿量目標100〜150mL/時 |
| ビスホスホネート製剤 ゾレドロン酸 | 骨吸収抑制 | ゾレドロン酸 4mg(100mL) 15分以上かけて点滴静注 少なくとも1週間の投与間隔をおく | 2〜3日 | 2〜4週間 | 発熱 (Grade 1, 53.8%) 顎骨壊死(頻度不明) 腎機能障害 (1〜10%未満) 低カルシウム血症 (5%未満) | 腎機能障害例では用量調節せず投与 |
| エルカトニン | ①骨吸収抑制 ②尿中カルシウム排泄促進 | エルカトニン 40単位 1日2回 筋注or静注  静注の場合 　エルカトニン 　40単位＋生理 　食塩水100mL 　1〜2時間かけ 　て点滴静注 　1日2回投与 | 4〜6時間 | 24時間 | 悪心(0.1〜5%未満) 顔面紅潮(0.1〜5%未満) 喘息発作(頻度不明) テタニー(0.04%) | ①電解質を含む溶解液を使用 ②エスケープ減少 |
| 利尿薬 (フロセミド) | 尿中カルシウム排泄促進 | 静脈注射 | — | — | 脱水,低カリウム血症 | ルーチンの使用は推奨されない |

後のカルシウム値を慎重にモニタリングすることは非常に重要である。

　明細胞癌は血栓症や高カルシウム血症を併発しやすい組織型として知られている。状態の改善には，原因となっている腫瘍の摘出，転移巣に対する化学療法が必要であるが，本症例のように血栓症や高カルシウム血症を併発した進行例では全身状態が悪く，すぐに手術や化学療法を開始することができないことが問題点である。進行卵巣がんにおいて，悪心，意識障害，脱水，腎機能障害がある場合には，必ずカルシウムの測定を行い，高カルシウム血症がある場合には迅速な対応が必要である。

# 悪性腸腰筋症候群を呈した
# 子宮頸がんⅣB期の1例

鳥取大学医学部　生殖機能医学　**佐藤 慎也**，**大石 徹郎**
東北大学病院　婦人科　**島田 宗昭**

**症例**　50代前半女性，3経妊 3経産，閉経40代前半

**主訴**　右臀部から大腿部のピリピリした感じ，右臀部の押されるような鈍痛，右下肢の筋力低下

**既往歴**　うつ病，パニック障害，不安神経症

**常用薬**　クエチアピン（セロクエル®），スピロノラクトン（アルダクトン®），クロナゼパム（リボトリール®），エチゾラム（デパス®）

**職業**　専業主婦

**家族構成**　夫と3人の子どもと共に自宅で5人暮らし。両親は健在。キーパーソンは長男。本人は3人兄弟の長女であり，弟2人との関係は良好。

**現病歴**　X-1年3月頃，右臀部から膝窩部にピリピリした痛みが出現した。近医整形外科を受診し腰部脊柱管狭窄症と診断され，仙骨硬膜外ブロック，ロルノキシカム（ロルカム®），メコバラミン（メチコバール®），リマプロスト（オパルモン®）を投与された。7月頃より，右股関節屈曲時に鼠径部付近に違和感を自覚した。

　X年2月頃，右臀部から大腿後面の突っ張り感が増強し，プレガバリン（リリカ®）を追加処方された。

　X年4月，右鼠径部から大腿前面にも疼痛が出現し，右下肢の筋力低下がみられるようになった。

　X年5月，右股関節由来の疼痛を疑われ，関節内ブロックを施行されたが上記症状は完全には軽快しなかった。

　X年6月，骨盤部MRIにて右腸骨筋から寛骨に接する腫瘍が指摘された。造影CT検査，骨シンチグラフィ検査で悪性腫瘍が疑われ当院整形外科に紹介となった。CTガイド下生検による病理組織診断は扁平上皮癌であり転移性腫瘍が疑われた。

　X年7月，精査のため，当科に紹介。

**現症**　身長158cm，体重62kg，BMI 24.8

　右下側臥位で右臀部外側に疼痛あり。安静臥位でも右大腿前面に筋肉痛様の痛みを認めた。右股関節屈曲はやや困難で，右下肢をかばって歩行している。下肢浮腫なし。鎖骨上窩および鼠径部リンパ節腫大なし。外陰部は明らかな異常なし。腟分泌物は白色，少量。

子宮頸部は鳩卵大で，10時方向に1.5 cm×1.4 cmの腫瘤形成を認めた。腟壁には異常所見なし。明らかな子宮傍結合織浸潤はなし。子宮頸部組織診結果は非角化型扁平上皮癌であった。血清SCC 13.1ng/mL。

**膀胱鏡検査，直腸鏡検査**　異常なし

**MRI検査およびPET/CT検査**　子宮腟部に造影効果を伴う腫瘤を認める。子宮傍結合織への明らかな浸潤は認めない。右閉鎖節や右内外腸骨節，左外腸骨節に多発リンパ節腫大を認める。腸骨内側部に最大径50mmの腫瘤を認め，右腸骨筋は圧排され浮腫性変化あり。腫瘍は腸骨内側部に浸潤している。同部に明瞭なFDG集積を認める（図1）。

## 🔷 痛みの評価，治療経過

　診断は子宮頸がんIVB期，T1B1N1M1，扁平上皮癌。全身状態は良好で，臓器機能は保たれていた。右下肢の痛みはNumerical Rating Scale（NRS）で8，神経障害性疼痛スクリーニングは15点であった（図2）。右下肢の神経障害性疼痛と骨浸潤による侵害受容性疼痛が混在していると判断した。セレコキシブ（セレコックス® 100mg 2T，2x朝夕食後）を継続するとともに，オキシコドン（オキシコンチン® 5mg 2T，2x7，19時）を開始した（図3）。プロクロルペラジンマレイン酸塩（ノバミン® 5mg 3T，3x毎食後），酸化マグネシウム（マグミット® 500mg 3T，3x毎食後）を併用し，オピオイド開始後の便秘や嘔気は認めなかった。眠気のため，プレガバリン内服は中止とした。痛みは軽減したもののNRS 2〜3で持続しており，5日後にオキシコドンを20mg/日に増量した。レスキュー薬はオキノーム® 5mg/日（経口製剤1日量の1/4〜1/8）が有効であった（図3）。

　臨床試験に参加されトポテカン（NGT 0.75mg/m²，day1〜3）＋シスプラチン（CDDP 50mg/m²，day1）併用療法を開始。疼痛コントロールは良好となり（NRS 1〜2），自宅退院が可能であった。右下肢の異常知覚や異和感は軽快した。2サイクル時よりオキシコドン内服をフェンタニル1日貼付剤（フェントス®テープ3mg/日）に変更した。3サイクル開始時より右膝周囲の痛みが出現し，神経障害性疼痛の再燃が疑われた。オピオイドを漸

**図1**　MRI検査およびPET/CT検査所見

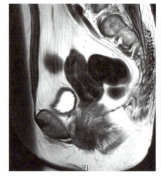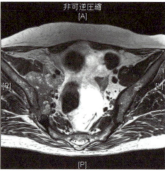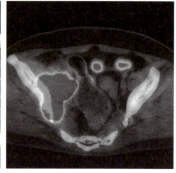

## 図2　神経障害性疼痛スクリーニング質問票

図の×印をつけた部分で，あなたが感じる痛みはどのように表現されますか？

1）針で刺されるような痛みがある
　　□ 全くない　□ 少しある　■ ある　□ 強くある　□ 非常に強くある

2）電気が走るような痛みがある
　　□ 全くない　□ 少しある　□ ある　■ 強くある　□ 非常に強くある

3）焼けるようなひりひりする痛みがある
　　□ 全くない　□ 少しある　□ ある　■ 強くある　□ 非常に強くある

4）しびれの強い痛みがある
　　□ 全くない　□ 少しある　■ ある　□ 強くある　□ 非常に強くある

5）衣類が擦れたり，冷風に当たったりするだけで痛みが走る
　　□ 全くない　□ 少しある　■ ある　□ 強くある　□ 非常に強くある

6）痛みの部位の感覚が低下していたり，過敏になっていたりする
　　□ 全くない　□ 少しある　■ ある　□ 強くある　□ 非常に強くある

7）痛みの部位の皮膚がむくんだり，赤や赤紫に変色したりする
　　□ 全くない　■ 少しある　□ ある　□ 強くある　□ 非常に強くある

| 0点 | 1点 | 2点 | 3点 | 4点 |

12点以上：
神経障害性疼痛の
可能性が極めて高い

9〜11点：
神経障害性疼痛の
可能性が高い

6〜8点：
神経障害性疼痛の
要素がある

（小川節郎. 神経障害性疼痛診療ガイドブック. 南山堂, 2010, p32 より抜粋）

## 図3　治療経過

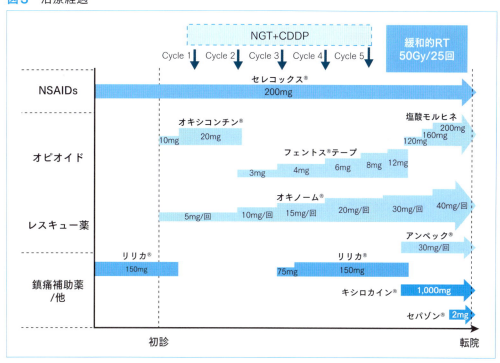

増し鎮痛補助薬として，プレガバリンを再開した。5サイクル終了後より下肢疼痛増強（NRS 8）を認め，CT再検査で腫瘍の再増大を認めた。本人と相談し化学療法は中止し，右腸骨部への緩和的放射線照射（50Gy/25回）を開始した。家族のためにできるだけ家事等をしたいという希望があったが，疼痛増強とともに徐々に困難となりスピリチュアル・ペインの表出がみられた。本人の気持ちをできるだけ傾聴し，病棟にて担当看護師らと共に症例カンファレンスを行った。下肢のしびれや鈍痛の増強に対し，鎮痛補助薬としてキシロカイン®持続静注（1,000mg/日）を開始した。また，フェンタニル貼付剤を塩酸モルヒネ静注にローテーションした。レスキュー薬はアンペック®坐剤30mgとし，デキサメタゾン（デカドロン®）4mg/日の内服を開始した。鎮痛薬をバルーンジェクターに充填し，積極的に外泊を行った。痛みの増強に伴い，塩酸モルヒネ持続静注は200mg/日まで増量した。放射線治療を完遂後に緩和ケア病棟のある総合病院に転院とした。転院後4カ月目には再発巣の破綻による後腹膜膿瘍を来しドレナージ術が施行された。転院5カ月後からは疼痛コントロールのため，持続硬膜外ブロックが行われた。転院後10カ月間，緩和ケア病棟で安らかに過ごされ，家族に見守られながら永眠された。

## ◆◆ 考察

　右下肢痛と神経障害性疼痛を契機に診断された子宮頸がんIVB期症例を提示した。悪性腸腰筋症候群（malignant psoas syndrome；MPS）は腸腰筋へのがんの浸潤や転移により，鼠径部・大腿，膝の痛みが惹起される病態である。婦人科がんの後腹膜進展や，後腹膜リンパ節転移を来した場合に比較的多くみられる[1]。しかしながら，痛みの原因が明らかでない場合には診断が遅れる場合や，腸腰筋膿瘍との鑑別が必要なケースもみられる[2]。MPSの身体所見としては患側の第1～4腰椎領域の神経障害性疼痛を呈し，しばしば難治性の痛みを生じる。下肢を伸展すると痛みが増強し，腸腰筋の攣縮による股関節屈曲固定がみられることが多い[3]。患者は歩行時あるいは臥床時に股関節を屈曲させるようになり，自然に腸腰筋を伸展させない体位をとることが多い。このような症状を認めた場合には，CT検査を行うとともに神経障害性疼痛の評価を行う。神経障害性疼痛スクリーニング研究会による調査票では，合計点が9点を超えると感度70％，特異度76％で診断が可能とされ，本症例でも有効であった[4]。MPSに対する治療では，非オピオイド鎮痛薬，オピオイドによる治療の他に，抗けいれん薬，三環系抗うつ薬，デキサメタゾンの投与が有効であった症例が報告されている。また腸腰筋の攣縮に伴う痛みに対し，筋弛緩薬（ジアゼパム等）の投与が考慮される。筋攣縮が著しい場合には，リハビリテーション部門との連携で良肢位の確保を検討することも重要である[5]。

　進行婦人科がん患者では，神経障害性疼痛が発現する頻度は高く，侵害受容性疼痛と神経障害性疼痛の混在を念頭において治療を行うべきと考えられる。

●文献 ••••••••••••••••••••••••••••••••••••••••••••••••••••••••••••••••••••••••••••••••••••••••••••••

1）日本緩和医療学会緩和医療ガイドライン委員会 編. III章 推奨 >4特定の病態による痛みに対する治療 >6
悪性腸腰筋症候群による痛み. がん疼痛の薬物療法に関するガイドライン2014年版. 金原出版, 東京,
2014, pp253-257

2）Kalra N, Aiyappan S, Nijhawan R, et al. Metastatic carcinoma of cervix mimicking psoas abscess on
imaging: a case report. J Gynecol Oncol 2009; 20: 129-131

3）Stevens MJ, Atkinson C, Broadbent AM. The malignant psoas syndrome revisited: case report,
mechanisms, and current therapeutic options. J Palliat Med 2010; 13: 211-216

4）小川節郎. 第2章 診断 >3 痛みの診断. 小川節郎 編. 神経障害性疼痛診療ガイドブック. 南山堂, 東京,
2010, pp30-34

5）Agar M, Broadbent A, Chye R. The management of malignant psoas syndrome: case reports and
literature review. J Pain Sympton Manege 2004; 28: 282-293

# 大学病院で行う緩和医療
# 全人的ケアの重要性を再確認した子宮頸がんの1例

聖マリアンナ医科大学　産婦人科学　　三浦 彩子, 鈴木 直

**症例**　50代前半女性，3経妊 3経産

**既往歴**　特記事項なし

**現病歴**　約1年前から持続する水様性帯下を主訴に近医を受診。その際施行した子宮腟部頸管細胞診，子宮内膜細胞診に異常を認めたため，精査加療目的で当院紹介となった。

**内診・直腸診**　子宮鶏卵大 可動性良好，腟壁や子宮傍結合織への浸潤はなし。

**血液検査**　異常なし

**病理検査**　子宮腟部頸管細胞診 adenocarcinoma，子宮内膜細胞診 陽性，子宮頸管内組織診 mucinous adenocarcinoma

**骨盤MRI検査**　子宮頸部に限局した3.5cm×2cm大の腫瘍と右卵巣腫大を認めた。胸部から下腹部造影CT検査では遠隔転移なし，腫瘍マーカーはCA19-9 3,732U/mL，CA125 9.7U/mL，SCC 1.8ng/mLであった。

　以上から子宮頸がんⅠB1期と診断し，広汎子宮全摘出術，両側付属器切除術を施行。術後排尿障害を認めるも徐々に改善し第19病日に退院となった。

　病理組織検査の結果はmucinous adenocarcinoma，ly（＋），v（－），子宮傍結合織浸潤なし，断端は陰性，右閉鎖リンパ節と右卵巣に転移を認め，pT1bN1M0，術後再発高リスクであり同時化学放射線療法（CCRT）を施行した（全骨盤照射46.8Gy，ネダプラチン30mg/$m^2$を5回）。その後CTにて残存腫瘍なきことを確認し，外来にて経過観察とした。

　初回治療から1年4カ月経過した際の全身検索にて，傍大動脈リンパ節に再発を認め放射線治療（total 54Gy）を施行し，complete response（CR）を確認した。しかしながら初回治療から2年3カ月経過後，傍大動脈リンパ節に再再発を来しそれに伴い右水腎症を認め，腎機能障害が出現したため右尿管ステントを挿入した。再再発に対してCPT-11＋NDP療法（イリノテカン60mg/$m^2$，ネダプラチン80mg/$m^2$）を6サイクル施行したが，標的病変である傍大動脈リンパ節再発部に効果を認めず，さらに縦隔リンパ節の転移も新規に出現したことからprogressive disease（PD）と判断した。そこで化学療法レジメンを変更し，TC療法（パクリタキセル180mg/$m^2$，カルボプラチンAUC6）を6サイクル施行した。しかしながら，標的病変である傍大動脈リンパ節はさらに増大しPDと判断し，化

**図1-1　治療経過**

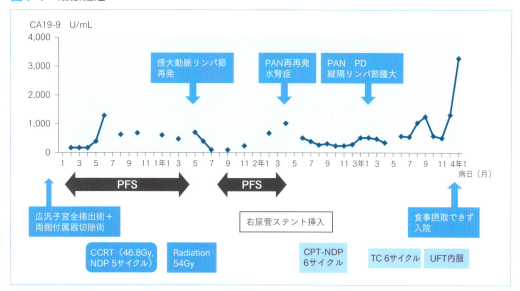

**図1-2　入院時腹部CT**

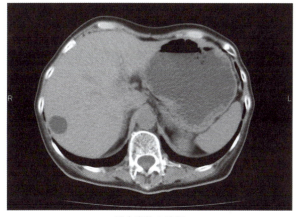

胃内容物の貯留

学療法レジメンを再度変更し，UFT® 600mg/日の経口投与を開始した。そして，UFT®の内服開始5カ月後に食事摂取困難，全身状態不良のため入院となった（図1）。

## ◆◆ 入院後の経過

　CT上，傍大動脈リンパ節腫大による腸閉塞と診断し，絶飲食，補液，経鼻胃管挿入，オクトレオチド300μg/日，NSAIDsの点滴を開始した。また，再発腫瘍による腰痛症状が出現したためNSAIDsと併用してフェンタニルの持続点滴を0.1mg/日から開始した。嘔気症状は改善したものの，食事摂取は困難であったことから上部消化管内視鏡検査，下部

**図2-1** 入院後の治療経過

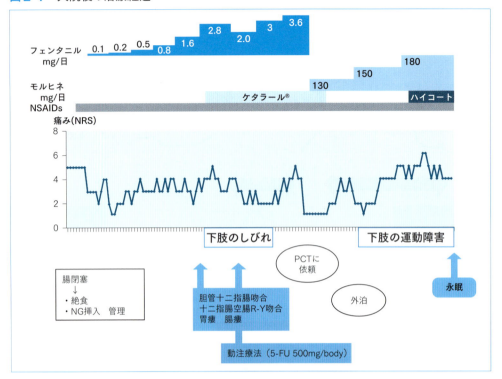

**図2-2** 腹部CT

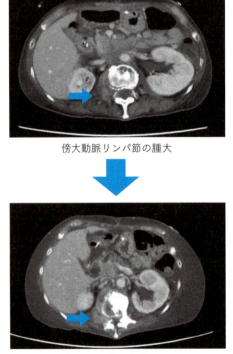

傍大動脈リンパ節の腫大

椎弓の破壊，脊髄浸潤

内視鏡検査，注腸検査を施行し手術の方針とした。術式は胆管十二指腸吻合，十二指腸空腸R-Y吻合，胃瘻造設，腸瘻造設を行い，術後5分粥まで摂取することができたが，食欲の改善はみられず点滴管理が必要であった。再発した傍大動脈リンパ節は腰椎（L1，L2）に浸潤し，疼痛の増強を認めたためゾレドロン酸（ゾメタ® 4mg）の点滴とフェンタニルの持続点滴に合わせて鎮痛補助薬であるケタミン（ケタラール® 75mg/日）を開始し，150mg/日まで増量し有害事象はみられなかったものの症状の軽快には至らず転移巣に対し動注療法（5-FU 500mg/body）を施行した。その頃より下肢のしびれ症状や浮腫が出現し精神的不安が増強したためpalliative care team（PCT）の介入を依頼した。

　動注療法やケタミンの使用にて一時的に疼痛は改善されるも，徐々に効果不十分となり，フェンタニルからモルヒネにオピオイドスイッチングを行った。モルヒネの使用により鎮痛を得ることができ，患者と家族の希望の外泊を行うことができた。しかし再発腫瘍は脊髄へ浸潤し，両側下肢の運動神経，感覚神経麻痺を来し，ステロイド（ハイコート4mg/日）の点滴を併用するも効果に乏しくperformance status（PS）は4に低下した。その後徐々に全身状態が悪化し，初回治療から4年4カ月で永眠された（図2）。

##  本症例における問題点とその対応

### ❶がん性疼痛

　がん性疼痛は進行がんの60～70％にみられる症状であり，その発生メカニズムから，①侵害受容性疼痛（体性痛および内臓痛），②神経障害性疼痛に分類される。本症例はこれらが混在していたと考えられ，特に腸閉塞や軽度腎機能障害等の合併に伴い使用薬が限られていたことから治療に難渋した。WHO方式がん疼痛治療法における「鎮痛薬の使用法」は，治療にあたって守るべき「鎮痛薬使用の5原則」と，痛みの強さによる鎮痛薬の選択ならびに鎮痛薬の段階的な使用法を示した「三段階除痛ラダー」から成り立っており[1]，これらを基本に治療薬の選択を行った。

　入院当初は傍大動脈リンパ節の転移巣の痛みならびに腸閉塞の痛みが中心であったため，NSAIDsの点滴（ロピオン50mg/回 3回/日）を定時で使用した。Numerical Rating Scale（NRS）は8から4程度まで改善するも，疼痛が持続したためフェンタニルの持続静注を開始した。腸閉塞であったこと，さらに軽度腎機能障害（Cre 1.19mg/dL）を認めたことから内服ではなく点滴から開始し，麻薬の種類は塩酸モルヒネではなくフェンタニルを選択した。また，神経障害性疼痛に対し，鎮痛補助薬のNMDA受容体拮抗薬であるケタラール®を75mg/日から開始し，3日毎に100mg/日，150mg/日に増量，骨痛に対してはビスホスホネート製剤（ゾメタ® 4mg）を投与した。しかし，NRS 3以下の疼痛管理はできず，放射線科医師と相談の上，局所治療としての動注化学療法を施行した結果，一時的にNRS 2程度までの改善を得ることができた。その後，再度疼痛は増悪しフェンタニルの増量にも反応せず，手術による腸閉塞の改善もみられたため，塩酸モルヒネへとオピ

オイドスイッチングした。スイッチングによって脊椎の痛みは一時改善を認めるも，脊髄浸潤による下肢症状（運動障害や感覚障害）が出現したことにより，再度疼痛のコントロールが困難となった。骨転移の疼痛緩和には放射線治療が有効であるが，本症例では既に初回再発の際に照射していたことから，再照射は不可能であった。近年，骨転移の疼痛に対して即効性を期待して interventional radiology（IVR）による治療（骨セメント療法や動注療法・動注塞栓療法，ablation 治療）も良い適応となっている[2]。本症例は神経症状を有していたため，動注化学療法によって一時的に症状の軽快が確認できた。

## ❷腸閉塞

腸閉塞は機械的腸閉塞と機能的腸閉塞に分類され，腹痛や腹部膨満感，嘔気・嘔吐症状が出現する。本症例は傍大動脈リンパ節転移に伴う機械的腸閉塞であると判断した。治療法の選択として，①保存的治療（経鼻胃管挿入，胃瘻造設），②薬物療法（オクトレオチド，コルチコステロイド），③手術療法，④消化管ステントの留置，が挙げられる。入院時は経鼻胃管挿入，オクトレオチドの点滴にて治療を開始し，嘔気や嘔吐症状は速やかに軽快したものの，長期留置に伴う苦痛や食事摂取ができないことによる苦痛がみられた。

がんに対する積極的治療が困難な状態で再度食事摂取が可能な状態にしたいと考え，消化器外科と消化器内科の医師に相談の上，上部消化管内視鏡検査，下部消化管内視鏡検査そして注腸検査を施行した。その結果，通過障害がさほど強くない所見から消化管ステントの適応外となり，一方，2カ月以上の予後が期待できたことから手術の方針となった。腹腔内は腸管膜に1〜2mm程度の播種病変を認め，また膵体部周囲は再発リンパ節の腫脹によって強い癒着を認めており，胆管十二指腸吻合ならびに十二指腸空腸 R-Y 吻合が施行され，胃瘻と腸瘻を造設して手術は終了となった。

術後，腸閉塞の所見は消失したものの食事は5分粥までしか摂取できず，原因精査のため施行した造影検査では通過障害が認められなかったが，手術や播種病変の影響による腸管蠕動の低下が著明であった。本症例は消化管の強い狭窄がなく，また放射線治療後であったことからステントの脱落や移動，穿孔のリスクがあると判断したため消化管ステントは適応外となった。しかしながら，手術と比較しステント挿入は患者自身の負担が少なく奏効率が80〜100％との報告[3]があることから，その適応を十分に検討した上で，本治療法は苦痛緩和における重要な治療となりうる。

## ❸脊髄浸潤

脊髄症状の多くは，がんが脊椎へ転移もしくは浸潤することにより機械的圧迫が生じ，神経症状が出現する。本症例は，痛みの次に感覚障害の苦痛が出現し，最後に運動障害がみられた。腰髄が障害された場合は両下肢の感覚運動障害や深部反射，自律神経ならびに骨髄臓器の機能障害を認め，特に T3 から L2 髄節へのがん浸潤が認められた場合は，体幹運動障害により座位保持が困難となる。浸潤の進行は症状の悪化とともに，易疲労感や不

随意運動が生じることもある。また，T1からL2の側角には交感神経の節前ニューロンが存在するため，自律神経が障害され，排尿障害や排便障害，起立性低血圧などが引き起こされる場合がある。

治療として，NSAIDsや麻薬などの鎮痛薬を使用するとともに，脊髄の浮腫軽減のためステロイドの投与，放射線治療（30Gy/10回もしくは4Gy/5回，8Gy/1回），手術療法（前方もしくは後方から腫瘍の掻爬後の内固定，椎弓切除術）などが一般的だが，本症例では放射線治療が以前の照射野に含まれていたこと，またPSや予後が不良であったことから手術の適応とならず，薬物療法が中心となった。

### ❹精神的苦痛

緩和ケアにおいて最も頻度の高い精神症状は適応障害，うつ病である。がん種や病期によっても異なるが，うつ病は3〜12％，適応障害は4〜35％に認められるとの報告もある[4]。本症例は入院当初，腸閉塞によって食事摂取が不可能となったこと，痛みが完全に排除できないことなどから不安を見せることもあったが，脊髄症状が出現し下肢の運動障害がみられるようになってから，患者がこれまで自分で行うことが可能であった日常生活（動作）ができなくなった時に，患者の心のつらさが最も強くなったように感じた。

「自分の生きている意味は何か？」，「トイレも自分で行けなくなり，周りの人に迷惑がかかる」と主治医に訴えることもあった。また，患者の状態が悪くなっていくと，子どもの面会も減少していき，家族も本人も病気の進行を受け止めることが難しくなっているように感じた。

以上より，患者が意思表出がより可能となるようにPCTの介入を依頼し，外泊の準備や家族との時間を過ごせるように調整した。さらに，ベッド上の時間が長くならないよう，また日中夜が逆転しないように，レスキュー薬を使いながら車椅子移動やリハビリなどを導入し，夜は睡眠導入薬を使用しながら入眠を図った。

## ◆◆ 本症例を振り返って

たった1カ所の転移巣がこれだけ多くの臓器を障害し，これだけ多くの苦痛を患者に与えることは，患者や家族に十分に説明したとしても，簡単に理解できる範囲を超えていたのかもしれない。

1960年に英国のCicely Saundersが，人の苦痛は「身体，精神，社会，そしてスピリチュアル」の4つで構成されていると表現しているが，まさに全人的ケアの重要性を実感した症例であった。「生きているのに食べられない」，「意識ははっきりしているのに歩けない」，「昨日できたことが今日はできなくなっている」というこれらの不安を，主治医として十分に受け止めることができていたか？　と何度も悩んだ。しかしながら，多方面からの評価や対応が必要であると考え，途中からPTCに介入してもらい，多職種での診療を

行ったことは有効であった。目の前の症状の対応のみではなく，もう一歩踏み込んで，患者や家族の病気への考えや目標を傾聴することは重要である。

●文献 ••••••••••••••••••••••••••••••••••••••••••••••••••••••••••••••••••••••••••••••••••••••••••••••••••••

1）Word Health Organization. Cancer pain relief. Second edition. With a guide to opioid availability. Word Health Organization, Geneva, 1996
2）Koike Y, Takizawa K, Ogawa Y, et al. Transcatheter arterial chemoembolization (TACE) or embolization (TAE) for symptomatic bone metastases as a palliative treatment. Cardiovasc Intervent Radiol 2011; 34: 793-801
3）日本緩和医療学会緩和医療ガイドライン作成委員会 編. がん患者の消化器症状の緩和に関するガイドライン2011年版. 金原出版, 東京, 2011, pp11, 28, 37, 67-70, 71-76
4）Akechi T, Okuyama T, Sugawara Y, et al. Major depression, adjustment disorders, and post-traumatic stress disorder in terminally ill cancer patients: associated and predictive factors. J Clin Oncol 2004; 22: 1957-1965

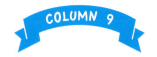

# 「婦人科腫瘍の緩和医療を考える会」

総合相模更生病院　産婦人科　**村上 優**（むらかみ まさる）

　1996年にWHOから『Cancer pain relief（がん疼痛からの解放）第2版』が出版され，WHO方式のがん疼痛治療法が日本でも広く普及した。さらに2007年，がん対策基本法により多くの病院で緩和ケアチームが設置され，どこでも緩和医療を受けることができる時代となった。日本緩和医療学会の会員数も飛躍的に増え，緩和医療ガイドラインも充実し麻薬の種類も多くなり，患者一人ひとりに合った質の高い緩和医療が可能になった。

## 医療用麻薬が患者に適切に届いていない現実

　日本における医療用麻薬消費量は，この20年間で20倍以上に増えている。しかし医療用麻薬の国際比較（100万人あたりの1日消費量）をみると，未だ日本はアメリカ・カナダ・ドイツ・オーストラリアの1/10以下と極めて少ない消費量にとどまっている（厚生労働省，2012年）。米国においてはオキシコドンなどが入手しやすいこともあり，2.8万人の年間麻薬中毒死があり社会問題となっている。必ずしも欧米と同じ麻薬消費量になることが目標ではないが，それにしても日本の麻薬消費量は少なすぎるように思う。

　その原因はどこにあるのか？「麻薬は最後に使うもの」「麻薬中毒になるから」など，麻薬に対する偏見はだいぶ少なくなってきた。しかし，患者側と医療者側のいずれにも麻薬の使用に関しては様々な意見があり，大病院であっても麻薬消費量が大きく異なる「施設間格差」があることも事実である。たとえ緩和ケアチームが充実しても，担当医が麻薬の使用に理解がなければ緩和治療の開始は遅いことになる。がんで苦しんでいる一人ひとりの患者に医療用麻薬が適切に届いていない現実が日本にあると思えてならない。

## 婦人科領域の緩和医療における実態調査と臨床試験

　婦人科医は緩和医療についても十分な知識と技術を修得し実践できることが求められることから，「NPO法人 婦人科腫瘍の緩和医療を考える会」が2012年11月に発足した。婦人科領域の緩和医療における実態調査と臨床試験，緩和医療の啓発・教育を行っている。WEBサイトを立ち上げ，冊子『JSGPM (Japanese Society of Gynecologic Palliative Medicine) Letter』を定期発刊し，総会・セミナーの報告やエッセイなど緩和医療の啓発に努めている。この会が最初に行ったのは，緩和医療の実態を把握して問題点・課題を検討することである。婦人科がん治療を多く行っている全国400施設での調査で，婦人科緩和医療における全国規模の調査は初めてだと思う。その中間報告によると，終末期患者の75％は婦人科医が担当し，痛みの評価シートを用いているのが50％，在宅に移行する

ため転院までに1カ月以上を要した例が25％，緩和的化学療法が50％に実施されている結果であった。この調査から，婦人科医は終末期にも多く関わり緩和医療にも関心が高いことがわかったが，痛みの評価シートの使用は約半数にとどまった。

チーム医療では同じ意識で患者の管理にあたるため，まず評価を行い治療目標を共有する必要がある。早期に痛みをコントロールするには評価シートは必須であり，初回治療後の効果判定には看護師・薬剤師の協力が欠かせない。また，評価シートを活用しても評価だけにとどまり実際の処方にまで至らない例など，様々な問題点もわかってきた。処方できるのは医師なのだから，再発患者の痛みに向き合わず無関心でいることは，患者の信頼を失うどころか犯罪に近いのではないだろうか。

臨床試験では，「婦人科がん患者における神経障害性疼痛とオピオイドの安全/有効性に関する研究」などを開始した。今後，婦人科がん緩和医療における多施設共同研究組織として新しい知見が得られることが期待される。

### 「緩和医療セミナー」の開催

日本癌治療学会や日本婦人科腫瘍学会の学術講演会に合わせて「緩和医療セミナー」を開催し，教育講演と疼痛管理困難症例検討会，さらに臨床試験や婦人科がん緩和治療実態調査の報告などを行っている。このセミナーの特徴は，教育講演の緩和医療専門医が症例検討会に参加する点で，問題点や治療のポイントなど具体的なアドバイスをもらえることが大変好評となっている。たとえば次のようなものである。

- オピオイドローテーションや神経ブロックなど，最良の方法と考え施行した結果，痛みなどが増悪してしまうことがある。医療者も患者も焦ってしまい，さらにあれこれ試行錯誤し，先が見えなくなることがある。このような場合には多職種チームで初心に帰り，アセスメントを行い，基本に戻ってみる。
- 患者にとって一番の不幸なことは主治医不在である。チームの見解が異なって一番困るのは患者である。チームはただの仲良しグループではない。それぞれの専門性を尊重しあい，誰もが臆することなく，患者さんとご家族のためにディスカッションし，よりよい方法を見出していくことがチーム医療の在り方であろう。緩和ケアチームは，主治医チームが安心して治療できるよう，患者さんが安心して治療を受けられるように協働することが職務と考えている。

JSGPM Letter Vol.1 No.1 より

### 婦人科医に求められる「聞く力」と「行動力」

症例検討会で浮き彫りになった問題の一つに，コミュニケーション不足がある。患者の希望をうまく捉えることができなかった例や，婦人科医から緩和ケアチームへの依頼時期が遅く十分な治療ができなかった例など，医師・看護師と患者・家族の関係にとどまら

ず，他職種とのコミュニケーションスキルがいま問われている。

　患者に痛みのない平穏な日常生活を家族と共に過ごしてもらうことが目標であるが，患者の希望も多様化してきており，患者と家族が納得する緩和医療のためには，婦人科医の「聞く力」と迅速な「行動力」が大切になってきた。緩和ケアチームとの連携においても施設によって大きく差があり，依頼基準や時期は様々で統一されていないのが現状であった。

　化学放射線療法に加えて分子標的療法，さらにチェックポイント阻害薬など免疫療法の進歩により，婦人科がんは生存期間の延長が比較的期待される時代となった。また，婦人科がん治療後に解離性大動脈瘤，脳梗塞などの併発症や糖尿病などの合併症を発症することも多くなった。しかし超高齢化社会になり，1つの大病院で診断から治療，そして再発・終末期に至るまで完結することは困難になりつつある。家族が希望しても，同じ病院での長期入院は不可能であり，在宅医療の医師はじめ様々な職種のサポートが必要となっている。

　そのコミュニケーションスキルとして，「SBAR」が役立っている。「SBAR」は米国海軍原子力潜水艦で迅速な報告のためにできたものであるが，多職種で働く環境での事故防止技術として医療安全にも応用されている。これは，現在困っている状況（Situation），その背景となる病状（Background），何が問題なのかの評価（Assessment），そして解決するためには何をすればよいのか（Recommendation）の4つの頭文字をとっている。個々の患者に最も適切な緩和医療を行い完結させるため，婦人科医のコミュニケーション能力が大変重要となってきた。

　「婦人科腫瘍の緩和医療を考える会」は発足後数年経過したばかりだが，婦人科領域における様々な症状や問題点について知識を共有し，有効な緩和治療対策を考えるための大きな勉強の場になっている。

# 略語一覧

| | | |
|---|---|---|
| ADL | activities of daily living | 日常生活動作 |
| ARDS | acute respiratory distress syndrome | 急性呼吸促迫症候群 |
| ASCO | American Society of Clinical Oncology | |
| BCAA | branched-chain amino acids | 分岐鎖アミノ酸 |
| BEV | bevacizumab | ベバシズマブ |
| CAM | complementary and alternative medicine | 補完代替療法 |
| CART | cell-free and concentrated ascites reinfusion therapy | 腹水濾過濃縮再静注法 |
| Ccr | creatinine clearance | クレアチニンクリアランス |
| CCRT | concurrent chemoradiotherapy | 同時化学放射線療法 |
| CCS | Communication Capacity Scale | |
| COPD | chronic obstructive pulmonary disease | 慢性閉塞性肺疾患 |
| COX | cyclooxygenase | |
| CPT | cisplatin | シスプラチン |
| CPT | complex physical therapy | 複合的理学療法 |
| CR | complete response | |
| Cre | creatinine | クレアチニン |
| CT | computed tomography | |
| DBI | diazepam binding inhibitor | |
| DHA | docosahexaenoic acid | ドコサヘキサエン酸 |
| DIC | disseminated intravascular coagulation | 播種性血管内凝固症候群 |
| DIP | drip infusion pyelography | 点滴静注腎盂造影法 |
| DOAC | direct oral anticoagulants | 直接作用型経口抗凝固薬 |
| DPC | Diagnosis Procedure Combination | |
| DRR | digitally reconstructed radiograph | デジタル再構成シミュレーション画像 |
| DRS | Delirium Rating Scale | せん妄評価尺度 |
| DVT | deep vein thrombosis | 深部静脈血栓症 |
| EPA | eicosapentaenoic acid | エイコサペンタエン酸 |
| FN | febrile neutropenia | 発熱性好中球減少症 |
| FPS | Face Pain Scale | |
| GABA | gamma amino butyric acid | |
| GFO | glutamine-fiber-oligosaccharide | グルタミン・水溶性ファイバー・オリゴ糖 |
| HADS | Hospital Anxiety and Depression Scale | |
| HBOC | hereditary breast and ovarian cancer | 遺伝性乳がん卵巣がん |
| IASP | International Association for the Study of Pain | 国際疼痛学会 |
| IMRT | intensity-modulated radiation therapy | 強度変調放射線治療 |
| ISL | International Society of Lymphology | 国際リンパ学会 |
| IVC | inferior vena cava | 下大静脈 |
| IVR | interventional radiology | |
| JCOG | Japan Clinical Oncology Group | 日本臨床腫瘍研究グループ |
| JGOG | Japanese Gynecologic Oncology Group | 婦人科悪性腫瘍研究機構 |
| JSGPM | Japanese Society of Gynecologic Palliative Medicine | 婦人科腫瘍の緩和医療を考える会 |
| LAO | long acting opioid | 徐放性製剤 |
| LMWH | low molecular weight heparins | 低分子量ヘパリン |
| LVEF | left ventricular ejection fraction | 左室駆出分画 |
| MA | megestrol acetate | |
| MAO | monoamine oxidase | モノアミン酸化酵素 |
| MBO | malignant bowel obstruction | 悪性消化管閉塞 |
| MLD | manual lymphatic drainage | 用手的リンパドレナージ |
| MPA | medroxyprogesterone acetate | |
| MPS | malignant psoas syndrome | 悪性腸腰筋症候群 |
| MRI | magnetic resonance imaging | |
| MSCC | malignant spinal cord compression | 脊髄圧迫 |
| MSW | medical social worker | メディカルソーシャルワーカー |

| | | |
|---|---|---|
| NAC | neoadjuvant chemotherapy | 術前化学療法 |
| NaSSA | noradrenergic and specific serotonergic antidepressant | ノルアドレナリン作動性・特異的セロトニン作動性抗うつ薬 |
| NCI | National Cancer Institute | 米国国立がん研究所 |
| NDP | nedaplatin | ネダプラチン |
| NMDA | N-methyl-D-aspartate | |
| NPO | non profit organization | |
| NRS | Numerical Rating Scale | |
| NSAIDs | non-steroidal anti-inflammatory drugs | 非ステロイド性抗炎症薬 |
| NST | nutrition support team | 栄養サポートチーム |
| OCP | opioid clinical pathway | オピオイドクリニカルパス |
| ONS | oral nutritional supplement | |
| PCA | patient controlled analgesia | |
| PCS | post-cancer treatment survival | |
| PCT | palliative care team | 緩和ケアチーム |
| PD | progressive disease | |
| PE | pulmonary embolism | 肺塞栓症 |
| PEG | percutaneous endoscopic gastrostomy | 経皮的内視鏡的胃瘻造設術 |
| PFS | progression free survival | 無増悪生存期間 |
| PIF | proteolysis inducing factor | たんぱく質分解誘導因子 |
| PLD | pegylated liposomal doxorubicin | リポソーム化ドキソルビシン |
| PPN | peripheral parenteral nutrition | 末梢静脈栄養法 |
| PS | performance status | |
| PTEG | percutaneous transesophageal gastro-tubing | 経皮経食道胃管挿入術 |
| PVC | peripheral venous catheter | 末梢静脈留置カテーテル |
| PVP | percutaneous vertebroplasty | 経皮的椎体形成術 |
| PVS | peritoneovenous shunt | 腹腔・静脈シャント |
| QOL | quality of life | 生活の質 |
| RF | radiofrequency thermocoagulation | 高周波熱凝固 |
| RFA | radiofrequency ablation | ラジオ波焼灼術 |
| ROO | rapid onset opioid | 即効性製剤 |
| SAAG | serum-to-ascites-albumin gradient | 血清ー腹水アルブミン差 |
| SAO | short acting opioid | 速放性製剤 |
| SD | stable disease | |
| SGA | subjective global assessment | 主観的包括的栄養評価 |
| SIADH | syndrome of inappropriate secretion of antidiuretic hormone | 抗利尿ホルモン不適合分泌症候群 |
| SLN | sentinel lymphnode | センチネルリンパ節 |
| SNRI | serotonin and norepinephrine reuptake inhibitors | セロトニン・ノルアドレナリン再取り込み阻害薬 |
| SPN | supplemental parenteral nutrition | 補完的中心静脈栄養 |
| SQiD | Single Question in Delirium | |
| SSRI | selective serotonin reuptake inhibitors | 選択的セロトニン再取り込み阻害薬 |
| SVCS | superior vena cava syndrome | 上大静脈症候群 |
| TEN | toxic epidermal necrolysis | 中毒性表皮壊死症 |
| TNF | tumor necrosis factor | 腫瘍壊死因子 |
| TPN | total parenteral nutrition | 中心静脈栄養法 |
| TRP | transient receptor potential | |
| UCP | uncoupling proteins | 脱共役たんぱく質 |
| VAS | Visual Analogue Scale | |
| VEGF | vascular endothelial growth factor | 血管内皮細胞増殖因子 |
| VRS | Verbal Rating Scale | |
| VTE | venous thromboembolism | 静脈血栓塞栓症 |
| WHO | World Health Organization | 世界保健機関 |
| 5-FU | 5-fluorouracil | フルオロウラシル |

今すぐ始めたい
婦人科がん領域における緩和医療の実践
定価（本体 6,400 円＋税）

2017年 4 月20日　第 1 版第 1 刷発行

編　集　　鈴木　直，藤村　正樹，
　　　　　宮城　悦子，東口　髙志

発行者　　福村　直樹

発行所　　金原出版株式会社
　　　　　〒113-0034 東京都文京区湯島2-31-14
　　　　　電話　編集　（03）3811-7162
　　　　　　　　営業　（03）3811-7184
　　　　　FAX　　　　（03）3813-0288
　　　　　振替口座　00120-4-151494
　　　　　http://www.kanehara-shuppan.co.jp/

©2017
検印省略
Printed in Japan

ISBN978-4-307-30130-5
印刷・製本／シナノ印刷
装丁・本文デザイン／朝日メディアインターナショナル

**JCOPY** ＜（社）出版者著作権管理機構 委託出版物＞
本書の無断複製は著作権法上での例外を除き禁じられています。複製される場合は、
そのつど事前に、（社）出版者著作権管理機構（電話 03-3513-6969，FAX 03-3513-
6979，e-mail : info@jcopy.or.jp）の許諾を得てください。

小社は捺印または貼付紙をもって定価を変更致しません。
乱丁，落丁のものはお買上げ書店または小社にてお取り替え致します。